AF464367

PUBLICATIONS DU *PROGRÈS MÉDICAL*

DU TRAITEMENT

DE

L'ÉPILEPSIE

(Hydrothérapie. — Arsenicaux. — Magnétisme minéral. — Sels de pilocarpine).

SUIVI D'UNE NOTE SUR L'INFLUENCE DES MALADIES INTERCURRENTES SUR LA MARCHE DE L'ÉPILEPSIE

15 figures dans le texte.

PAR

PAUL BRICON

DOCTEUR EN MÉDECINE DES FACULTÉS DE STRASBOURG, GENÈVE ET PARIS
EX-ASSISTANT D'ANATOMIE PATHOLOGIQUE

PARIS

Aux Bureaux du PROGRÈS MÉDICAL
6, rue des Écoles

A. DELAHAYE et E. LECROSNIER
LIBRAIRES-ÉDITEURS
Place de l'École-de-Médecine

1882

DU TRAITEMENT

DE

L'ÉPILEPSIE

DU MÊME AUTEUR :

Thèse de Strasbourg. — *Nouvelles recherches physiologiques sur les nerfs vaso-moteurs*, 1876.

PUBLICATIONS DU *PROGRÈS MÉDICAL*

DU TRAITEMENT

DE

L'ÉPILEPSIE

(Hydrothérapie. — Arsenicaux. — Magnétisme minéral. — Sels de pilocarpine).

SUIVI D'UNE NOTE SUR L'INFLUENCE DES MALADIES INTERCURRENTES SUR LA MARCHE DE L'ÉPILEPSIE

15 figures dans le texte.

PAR

PAUL BRICON

DOCTEUR EN MÉDECINE DES FACULTÉS DE STRASBOURG, GENÈVE ET PARIS
EX-ASSISTANT D'ANATOMIE PATHOLOGIQUE

PARIS

Aux Bureaux du PROGRÈS MÉDICAL
6, rue des Écoles

A. DELAHAYE et E. LECROSNIER
LIBRAIRES-ÉDITEURS
Place de l'École-de-Médecine

1882

INTRODUCTION

En abordant un sujet aussi vaste que celui du traitement de l'épilepsie, nous n'avons pas eu la prétention de l'épuiser. Nous avons cru devoir nous borner à l'étude de quelques médicaments soit anciens, soit nouveaux. Nous avions d'abord eu l'intention de faire ici l'historique du traitement de l'épilepsie ; nous y avons renoncé ; nous n'aurions eu, en effet, à moins de publier une étude spéciale sur ce sujet, que peu de choses à ajouter aux quelques pages que M. Delasiauve a consacrées à cette étude dans son *Traité de l'épilepsie*. La bibliographie du traitement, quoique encore incomplète, publiée dans l'ouvrage de Henning ne contient pas moins de 152 pages (1).

Toutes nos observations sont inédites et ont été rédigées d'après les notes très complètes que nous a fournies M. Bourneville. Nous avons eu quelquefois occasion de compléter ou de publier la suite d'observations faites sur des malades connus du public médical, par des travaux antérieurs, auxquels nous nous sommes alors contenté de renvoyer. Nous

(1) *Analecta litteraria epilepsiam spectantia*. — Lepsiœ ; 1798. in-8°.

avons cru cependant bien faire en relatant complètement quelques anciennes observations qui nous ont paru présenter un intérêt historique, telles que celles, par exemple, concernant l'épilepsie et publiées dans le rapport d'Andry et Thouret.

Sauf quelques rares exceptions provenant de l'inutilité de nos recherches, nous avons toujours remonté aux sources originales pour la vérification de l'exactitude de nos citations et nous avons pu quelquefois rectifier aussi des citations erronées reproduites sans cesse sur la foi et l'autorité de quelques auteurs.

Nous ne croyons pas devoir publier d'index bibliographique ; les noms des auteurs et les titres des ouvrages se trouvent dans le cours de notre travail.

Nous ne pouvons émettre dès maintenant des conclusions définitives sur l'efficacité des divers traitements employés à Bicêtre; nul n'ignore, en effet, que quelques mois sont à peine suffisants pour juger de l'action d'un traitement sur la marche d'une maladie telle que l'épilepsie.

Les traitements qui nous ont fourni des résultats encourageants seront encore continués; quelqu'autre poursuivra sans doute notre travail et dira, chose intéressante et trop souvent négligée, ce que sont devenus nos malades.

Nous n'avons pu apprécier sûrement l'influence de nos agents thérapeutiques sur les vertiges ; ceux-ci n'étaient pas relevés avant l'arrivée de M. Bourneville à Bicêtre, et, par suite, leur relevé en 1880 ne doit encore être considéré que comme approximatif.

Nous réclamons toute la bienveillance du lecteur pour ce travail, car, malgré tout le soin que nous y avons mis, nous craignons qu'il ne soit encore bien imparfait.

Nous ne saurions terminer sans exprimer à cette place, à M. Bourneville, toute notre reconnaissance ; nous le remercions sincèrement de l'accueil si bienveillant qu'il nous a fait ; c'est sous ses aupices et sous son habile direction que nous avons pu, pendant plus d'une année, travailler à la rédaction des quelques pages que nous consacrons à l'étude du traitement de l'épilepsie.

Nous avons trouvé des collaborateurs et des amis en MM. Bonnaire, Vuillamier, Buret, Dauge, Van Steenberghe, internes des années 1881 et 1882.

Nous n'avons eu aussi qu'à nous louer de nos rapports avec le personnel du service chez lequel nous avons trouvé la plus grande complaisance.

CHAPITRE Ier.

Du traitement de l'épilepsie par l'hydrothérapie.

Giannini (1), en 1805, avait déjà émis l'opinion que les *immersions* froides devaient être utiles pour combattre les paroxysmes de l'épilepsie. Priessnitz refusait de traiter les épileptiques. Fleury (1) a soigné à Bellevue, à Schwalheim, et à Mondorf un assez grand nombre d'épileptiques : « Nous n'avons pas guéri », dit-il, « les épilepsies anciennes, graves, paraissant se rattacher à une lésion organique du cerveau, accompagnées de troubles profonds de la sensibilité et de la motilité ; mais presque constamment, dans ces cas désespérés, nous avons rendu les accès moins fréquents et moins intenses ; souvent, nous avons prévenu et fait avorter l'attaque, en donnant une douche générale, la tête non comprise, au moment de l'apparition de l'aura ou de tout autre phénomène précurseur. . . . .

« *Nous croyons avoir guéri* quelques épilepsies s'étant développées chez des jeunes gens ou des adultes, sous l'influence accidentelle de causes pathogéniques plus ou moins probables : écarts de régime, abus

---

(1) Fleury. — *Traité thérapeutique et clinique d'hydrothérapie* ; 4e édition. Paris, 1875, p. 39, p. 633-637.

de boissons alcooliques, excès de coït ou de masturbation, émotions morales vives, etc., ou de causes inconnues. Nous n'affirmons pas, parce que, dans les cas de ce genre, les attaques ne se montrent ordinairement, au début et quelquefois pendant plusieurs années, qu'à de longs intervalles, et que nous n'avons pas pu suivre les malades pendant un temps suffisant pour acquérir une certitude absolue. »

Voici, selon Fleury, auquel nous avons déjà emprunté les renseignements qui précèdent, en quels termes s'exprime Becquerel : « Essayer de combattre une épilepsie ancienne et remontant à plusieurs années, ou même seulement à plusieurs mois, me semble une tentative rationnelle, et que le succès justifie peut-être. Je pense cependant qu'il y a peu de chances de succès en pareil cas ; on peut le tenter, mais sans beaucoup d'espoir. Mais quand l'épilepsie commence, quand on en est aux premières attaques, je pense qu'on peut espérer du succès. »

Becquerel rapporte deux observations : la première est relative à un jeune homme de 24 ans qui, pris à huit jours d'intervalle de deux accès d'épilepsie, fut soumis à un traitement hydrothérapique plusieurs mois de suite ; cinq ans après, le malade n'avait pas eu de nouvel accès. Dans le deuxième cas il s'agit d'un jeune homme qui eut à 15 jours d'intervalle deux accès d'épilepsie ; traité par l'hydrothérapie huit mois de suite, il n'eut plus d'accès ; après deux mois de séjour à Paris pendant lesquels il fit quelques excès, il fut pris d'un nouvel accès, traité à nouveau par les douches avec le même succès (observation publiée cinq mois après ce nouvel accès).

Fleury a publié l'observation d'un enfant de treize ans qui, à la suite d'une scarlatine compliquée d'albuminurie, eut une otalgie intense et présenta des accidents épileptiformes; un mois environ après le début des accidents il fut mis à un traitement hydrothérapique; trois mois après, l'état général s'était considérablement amélioré, toutefois quelques semaines plus tard, après la cessation du traitement, on observa plusieurs fois des symptômes se rapprochant du vertige épileptique. Fleury ajoute : « il y a quatre mois et demi maintenant qu'aucun symptôme nerveux n'a plus été observé. »

« En résumé, de tous les traitements préconisés contre l'épilepsie, l'hydrothérapie est », suivant Fleury, « celui qui présente les chances de succès les plus nombreuses et les plus sûres. »

Avant et après Fleury, divers auteurs ont parlé incidemment de l'hydrothérapie dans le traitement de l'épilepsie; nous allons en citer quelques-uns.

Frank (1) prétend que « les bains froids d'eau pluviale ou de mer, pris pendant l'été, et par *immersion* plutôt que par un long séjour dans l'eau, méritent d'être recommandés dans l'épilepsie nerveuse des adultes, lorsqu'il y a absence de pléthore. »

« La chute elle-même dans l'eau froide guérit une épilepsie. » (Eph. nat. cur. dec. 11, an IX, obs. 190.) (Citation de Frank.)

Rosenthal (2),dans son traité des maladies nerveuses, dit : « un séjour prolongé à la campagne, l'éloignement de toute stimulation de l'esprit et des sens, et un traitement hydrothérapique bien compris (frictions, demi-bains, affusions dorsales) font disparaître les attaques;

(1) *Traité de pathologie interne*, trad. de Bayle. Paris, 1838-1845, t. III, 382.

(2) *Traité clinique des maladies du système nerveux*, trad. Lubanski. Paris, 1878, p. 544.

je sais que ce résultat est possible dans beaucoup de cas. »

Marcé (1) s'exprime ainsi : « quant aux moyens hydrothérapiques, ils ont donné des résultats avantageux, surtout chez les individus débiles, anémiques, dont les fonctions cutanées s'exercent mal, et chez lesquels la digestion et l'assimilation restent languissantes; ils agissent alors non sur l'élément convulsif, mais sur l'ensemble de l'économie. »

Nothnagel (2) est un des auteurs qui ont le plus insisté sur l'utilité de l'hydrothérapie dans l'épilepsie.

« D'après ma propre expérience », dit-il, « je considère l'hydrothérapie (kalt-wassercuren) comme un remède très puissant dans le traitement de l'épilepsie; j'ai obtenu par ce moyen sinon une guérison complète, tout au moins une très notable amélioration; toutefois je ne saurais prétendre que ce résultat s'obtienne dans tous les cas; les malades chez lesquels je n'ai rien obtenu par ce traitement étaient atteints depuis longtemps d'épilepsie avec affaiblissement prononcé des facultés intellectuelles. On ne doit pas seulement se contenter du traitement hydrothérapique par frictions fait à domicile, mais il faut pendant six à douze semaines se soumettre à un traitement méthodique dans un établissement spécial; la direction du traitement doit être laissée au médecin de l'établissement; je considère en général les douches sur le dos et la tête et les douches en lame (sturzbäder) comme plutôt nuisibles qu'utiles. Pour le choix de l'établissement on doit avoir moins égard à la situation géographique qu'à l'habileté du médecin direc-

---

(1) *Traité pratique des maladies mentales*. Paris, 1852, p. 549.

(2) Ziemssen. — *Handbuch der speciellen Pathologie und Therapie*, — 12 B., *Krankheiten des nervensystems*, II, zweite Hälfte. — Nothnagel, art. *épilepsie*, p. 287-288 ; 1877, Leipzig.

teur. Une anémie trop prononcée serait une contre-indication du traitement hydrothérapique. »

« Les bains de mer et de rivière sont beaucoup moins actifs que l'hydrothérapie. »

Description des appareils hydrothérapiques. Manuel opératoire.

Avant de faire connaître les résultats obtenus à Bicêtre par l'hydrothérapie dans le traitement de l'épilepsie, nous croyons utile de décrire les appareils et le mode opératoire en usage; nous signalerons en même temps en quoi notre intallation et notre procédé opératoire diffèrent de ceux décrits par Fleury, le véritable maître en ces matières.

Appareils décrits par Fleury.	**Appareils en usage à Bicêtre.**
1° Douche en pluie verticale.	
La pomme d'arrosoir est placée à 2 mètres 25 au-dessus du sol sur lequel repose le malade; elle est unie par l'intermédiaire d'un robinet au tuyau d'eau qui l'alimente.	La pomme d'arrosoir est placée à 2 mètres 10 du sol.
Le tuyau, le robinet et le raccord doivent livrer passage à une colonne d'eau de 3 cent. 1/2 de diamètre.	Le tuyau, le robinet et le raccord donnent passage à une colonne d'eau de 3 centimètres de diamètre.
Le robinet est manœuvré à l'aide d'une branche de levier traversé par un poids suffisant pour amener sa fermeture. Le bras du levier muni de son poids est manœuvré à son tour par une corde qui, passant par deux poulies de renvoi fixées au plafond, vient s'adapter à une pédale correspondant au pied gauche de l'opérateur.	Le robinet situé à 1 mètre 60 de la pomme est manœuvré à l'aide d'une tige droite en cuivre (de 1 mètre 30) continuant le robinet et munie d'une poignée à sa partie inférieure; cette poignée placée à côté de la barre d'appui exige l'aide du malade ou d'un nouvel opérateur.

La surface de la pomme d'arrosoir est entièrement plane, faite d'une plaque de cuivre assez épaisse pour ne point fléchir et devenir convexe extérieurement sous le poids de l'eau ; elle a 22 centimètres et est percée de 262 trous disposés en circonférences concentriques. Le diamètre des trous est d'un millimètre.	La surface plane de la pomme d'arrosoir a 25 centimètres et est percée de 398 trous.
La hauteur de la pomme d'arrosoir ne doit pas dépasser 9-10 centimètres, raccord compris; lorsqu'elle est plus considérable, la douche ne s'arrête pas immédiatement après la fermeture du robinet.	La hauteur de la pomme d'arrosoir est de 14 centimètres. Le tuyau de raccord au robinet mesure 1 m. 60; aussi l'écoulement de l'eau dure-t-il encore 5 secondes sans la pomme et 1 m. 1/2 avec la pomme après la fermeture du robinet.

2° *Douche mobile en jet.*

Le robinet coudé est à 1 mètre 35 au-dessus du plancher sur lequel est placé l'opérateur et à portée de la main gauche de celui-ci ; à son extrémité s'adapte un tuyau de caoutchouc vulcanisé de 2 centimètres de diamètre ; le tissu de ce tuyau doit être très fort et contenir dans son intérieur une toile épaisse, afin qu'il ne se dilate pas sous la pression de l'eau; la longueur du tuyau est déterminée par la distance qui existe entre le mur ou le poteau d'appui et la main droite de l'opérateur; elle est ordinairement de 70-80 cent. L'extrémité libre du tuyau est munie d'un robinet a raccord où s'adaptent à volonté des lances de divers diamètres ; le diametre le plus usuel est de 13 millimètres.	Le robinet coudé est à un mètre, etc. Longueur du tuyau : 1 m. 10. Le diamètre de la lance est de 10 millimètres.
La température de l'eau doit être de + 8° à + 10° et ne jamais dépasser + 14°. Au-dessous de + 8° il n'y a plus de limites nécessaires, obligatoires.	La température de l'eau le 29 mars 1882 à 9 heures du matin est de + 10°. Le réservoir est placé de telle façon que, quand l'eau y a séjourné un certain temps, une nuit chaude d'été, par exemple,

Les meilleures douches sont celles qui sont fournies par un réservoir placé à 10 mètres au-dessus du sol, élévation qui correspond à peu de chose près à une pression d'une atmosphère.

sa température tend à s'équilibrer avec la température ambiante.

Le sous-sol du réservoir est à 4 m. 45; la hauteur du réservoir est de 2 mètres.

Manuel opératoire de Fleury.

Le malade tournant le dos à l'opérateur reçoit simultanément la douche en pluie et la douche mobile promenée sur toute la surface postérieure du corps.

Au bout de 15 secondes, la douche en pluie est arrêtée, et la douche mobile est continuée pendant 15 autres secondes.

Alors le malade se retourne, fait face à l'opérateur et reçoit la douche mobile pendant 30 secondes encore.

La durée totale de la douche générale en pluie et en jet est ordinairement d'une minute (1).

Manuel opératoire en usage à Bicêtre.

Le malade tourne le dos à l'opérateur, reçoit simultanément la douche en pluie et en jet, puis tournant très lentement sur lui-même, il présente successivement pendant quelques secondes le côté gauche du corps, la partie antérieure, le côté droit, puis le dos; le plus souvent les malades exécutent un deuxième tour sur eux-mêmes.

La douche en pluie est arrêtée, la douche mobile est continuée 15-20 secondes, le malade tournant le dos à l'opérateur.

Puis le malade se retourne et reçoit la douche mobile sur les pieds seulement, pendant 4-5 secondes.

Au début du traitement on donne d'habitude des douches très courtes : pluie et jet en éventail, 10 secondes ; jet en éventail, 10-20 secondes ; quelquefois cette durée n'est jamais dépassée, comme, par exemple, dans les cas d'épilepsie que nous désignerons, avec M. Bourneville, sous le nom d'ÉPILEPSIE APOPLECTIFORME OU COMATEUSE.

---

(1) Nous n'avons pas cité le livre de M. Beni-Barde; cet auteur croit que l'hydrothérapie doit être absolument rejetée du traitement de l'épilepsie quand celle-ci se présente sous la forme de grand mal, sans être compliquée d'aliénation mentale. — D'autres auteurs, comme Munde, Schedel, etc., ont, dans leurs traités d'hydrothérapie, consacré quelques lignes à l'épilepsie et se sont montrés plus ou moins favorables à l'emploi de cet agent dans le traitement de cette maladie.

Comme on peut le voir par le tableau ci-dessus, l'installation hydrothérapique du service est fort défectueuse. C'est ainsi que le robinet intermédiaire au tuyau d'alimentation et à la pomme d'arrosoir est à une distance assez grande de celle-ci (1 mètre 60) pour n'avoir sans doute jamais été dépassée. L'ingéniosité de l'ingénieur de l'assistance publique s'est encore révélée par une innovation tout aussi, si ce n'est plus heureuse; la branche du levier ordinairement en usage qui laisse à la disposition de l'opérateur la manœuvre du robinet adapté au tuyau d'alimentation de la pomme d'arrosoir, a été remplacée ici par une tige droite placée à 3 mètres environ du doucheur, de telle façon qu'elle nécessite l'aide du malade ou d'un second opérateur. Nous ajouterons qu'à Bicêtre la pression de l'eau est insuffisante, que la mauvaise situation du réservoir ne permet pas à certaines saisons de donner les douches à la température voulue, et qu'enfin l'aménagement des locaux balnéaires laisse fort à désirer; les douches sont situées dans la même salle que les bains, et cette salle est exiguë, les malades s'y habillent et déshabillent ; enfin, comme il n'y a pas de vestibule, que les besoins du service exigent l'ouverture fréquente des portes, il s'ensuit encore de nouveaux inconvénients.

L'insuffisance et l'imperfection de ce matériel ne nous ont sans doute pas permis d'obtenir de l'hydrothérapie tous les effets que nous aurions pu attendre d'une installation plus perfectionnée. Quant au mode opératoire, M. Bourneville s'est inspiré le plus possible de la méthode de L. Fleury.

OBSERVATION I.

Epilepsie idiopathique. — Onanisme. — Début à 3 ans. — Idiotie.— Erysipèle (mai 1881). — Amélioration notable.

Charm., Emile, 7 ans, entré à Bicêtre le 27 mai 1880 (service de M. BOURNEVILLE).

Renseignements fournis par sa mère (22 novembre 1880).—*Père*, 35 ans, palefrenier, colérique, n'aurait eu depuis son mariage d'autre maladie qu'un eczéma (?) presque généralisé, qui fut guéri en 15 jours à Saint-Louis (il y a 5 ans) ; il était quelque peu rhumatisant. [*Père*, cultivateur, bien portant, ainsi que la *mère* et deux *frères* ; l'un de ceux-ci a 2 enfants sains, l'autre 4 qui n'ont pas d'accidents nerveux ; cinq *sœurs* bien portantes, l'une a une fille jouissant d'une bonne santé, les autres n'ont pas d'enfants ; pas d'aliénés, pas d'épileptiques, pas de difformes, pas d'idiots, ni de suicides, ni de criminels dans la famille].

Mère, 24 ans, femme de ménage, auparavant domestique, bien portante, châtaine brune, grande, intelligente, est sujette à des douleurs névralgiques sans nausées ; elle est nerveuse, impressionnable, mais n'a jamais eu d'attaques de nerfs ni de syncopes. [*Père*, marchand de vins, sobre, bien portant ; *mère*, morte du choléra en 1865 ; une *sœur* bien portante a épousé un frère du père de notre malade et est la mère des quatre enfants dont il est parlé plus haut ; pas d'aliénés, etc.]

Consanguinité (Cousins germains). Deux enfants : 1° notre malade, 2° une fille, morte à 3 ans de broncho-pneumonie consécutive à la coqueluche.

Notre malade. Pendant la grossesse, sa mère s'est beaucoup fatiguée ; elle servait chez son père ; elle pense qu'il est né à 8 mois à peine (8 mois 1/2 au dire de la sage-femme); il était petit, chétif, cyanosé, jaunâtre ; il avait la tête allongée ; on croyait qu'il ne vivrait pas ; l'accouchement avait été facile et peu long ; il n'avait pas de circulaire autour du cou ; il a été élevé au sein par sa mère pendant 2 ans ; il aurait eu des bronchites pendant les trois premières années, mais jamais de *convulsions* ; il a marché à 20 mois, a commencé à parler vers un an ; la parole s'est développée comme chez les autres enfants et n'est devenue difficile pour certains mots que depuis un an. — Jusqu'à trois ans, il ne présentait rien d'extraordinaire, paraissait intelligent, mangeait seul et savait s'habiller, pourtant il a toujours pissé au lit ; depuis trois ans il est propre pour la défécation, sauf quand il est malade ; chez sa mère il avait un pantalon, ici à l'arrivée on lui aurait mis une robe de gâteux. — *Onanisme* même au maillot « il tire sa petite affaire comme si c'était du caoutchouc » ; il se touche moins le jour parce qu'il joue ; il tire sa verge et l'attire presque dans la poche de son pantalon, parfois il se touche derrière le monde. A trois ans, étant auprès de son père, il a eu sans cause connue un *premier accès* ; le second accès est venu un mois après ; chute subite sans cri (alors), cyanose, rigidité, pas de mouvements cloniques, pas d'écume, revenu à lui au bout d'un quart d'heure ; 3e accès un mois plus tard ; en un mot, la première année, accès mensuel. Dans la seconde année, les accès qui étaient *diurnes* seulement,sont devenus *diurnes* et *nocturnes* ; toutefois dans le jour il n'aurait que des étourdissements ; dans les quatre premiers mois, accès tous les 3 ou 4 jours ; envoyé en Savoie, d'avril à septembre 1880, il a continué à tomber ; de septembre à l'entrée, tous les jours étourdissements, accès nocturnes de deux en deux nuits, quelquefois trois nuits ; le maximum des accès en 24 heures a été de deux ; quant aux étourdissements, ils sont nombreux, 5 à 6 par jour ; il tombe et se relève de suite, sans perdre connaissance, et se blesse. Les accès auraient les caractères suivants : pas d'aura ; chute quelquefois en avant, le plus souvent en arrière, ainsi qu'en témoignent les cicatrices qui sillonnent l'occiput ; rigidité générale ; secousses cloniques des quatre membres ; léger ronflement ; un peu d'écume non sanguinolente ; durée : deux minutes ; il urine sous lui, mais ne défèque que rarement.

Il bave un peu en parlant, met ses bas, ses souliers, ses bretelles, mais ne sait pas s'agrafer ; il boutonne cependant son pantalon ; il mange seul avec la cuiller, la fourchette, mais ne sait pas se servir du couteau ; il a été quelque temps à l'école, il commençait à lire l'alphabet, ne sait pas compter ; il faisait quelques commissions ; il est affectueux pour son père et sa mère. Depuis six mois, l'intelligence n'aurait pas baissé, la parole seule aurait été modifiée ; *irascibilité ; impatiences*. Le sommeil est bon sans cauchemars ; Ch... n'est pas peureux.

Croûtes dans les cheveux, glandes au cou sans abcès, pas d'ophthalmies, etc ; coqueluche à 2 ans 1/2 ; pas d'autres maladies.

Traitement : bromure de potassium. Les parents attribuent la maladie à l'*onanisme*.

État actuel (1er décembre 1880). *Tête* volumineuse avec prédominance des parties postérieures ; le volume de la tête va régulièrement croissant d'avant en arrière :

Conférence horizontale.	54 1/2.
Diamètre antéro-postérieur.	18 1/2.
Diamètre bi-pariétal	14 1/2.
Diamètre bi-orbitaire.	10 1/2.

Le *oreilles* sont régulières, symétriques, bien ourlées. Le *front* est élevé, bombé ; sur chaque bosse frontale se trouve une cicatrice ; il n'y a pas d'asymétrie faciale appréciable. Les yeux sont bien fendus (en amande). L'iris est brun ; pas de strabisme ; les *cils* sont longs et bruns. Le *nez* est aquilin ; la *bouche* mesure 4 centimètres. Les *lèvres* sont minces, le menton est rond. Le *cou* moyen mesure 26 cent. ; — *glandes* rétro-sterno-cleïdo-mastoïdiennes. *Tronc* : symétrique ; *respiration* et *circulation* normales ; battements du cœur réguliers ; pouls 108.

L'*abdomen* est souple ; la rate et le foie sont normaux ; les arcades dentaires sont régulières (plusieurs dents sont cariées) ; voûte palatine, voile du palais et amygdales, rien de particulier; Ch... bave continuellement, l'appétit est bon ; pas de salacité ; selles régulières, quotidiennes, pas de constipation.

Les *membres supérieurs et inférieurs* sont bien conformés ; 2 cicatrices de vaccin au bras gauche, 1 à droite ; la marche est normale.

Organes génitaux : les testicules sont dans les canaux inguinaux ; le prépuce est très long ; onanisme fréquent.

La *peau* est bistrée ; ni éruptions, ni cicatrices, ni poils.

Sensibilité générale et spéciale normales.

L'*intelligence* est peu développée ; Ch... reconnaît les lettres ; il paraît avoir de la mémoire ; la parole est lente et traînante, parfois bégaiement.

10 *décembre* 1880. Cet enfant s'habille seul, mange seul, se lave et ne gâte pas.

1881. 3 *janvier*. Dans un vertige il est tombé de sa chaise et s'est cassé deux dents.

12 *janv. Eruption rubéolique*; l'affection semble avoir débuté, il y a cinq jours, c'est à cette époque qu'il a commencé à tousser, qu'il est devenu maussade: il n'a eu ni vomissements, ni épistaxis; l'éruption généralisée est principalement développée aux yeux et au menton; en ces endroits elle est légèrement boutonneuse; les plaques disposées en corymbes sur les membres, sont pâles, sans relief et espacées. L'enfant présente en plus, sur le front à gauche, une *plaie contuse*, résultat d'une *chute*. La langue saburrale laisse percevoir à travers son enduit, un piqueté rouge dû à l'érection des papilles. Anorexie; diarrhée visqueuse, jaune verdâtre, pas de météorisme. Ch... est endormi, abattu: il demande souvent boire. Des deux côtés de la poitrine, on constate de gros râles disséminés (bronchite); la toux est bruyante, éclatante; les yeux auparavant atteints de conjonctivite chronique, n'ont subi aucun changement; l'œil gauche est ecchymosé. T. R. 39°,8. Un accès dans la journée.

13 *janv*. L'éruption est essentiellement boutonneuse; elle est confluente en plaques à la base du thorax et à l'épigastre; très cohérente sur le reste du tronc, très peu sur les membres; fuliginosités labiales; léger coryza; pas d'épistaxis. A l'auscultation, respiration rude, sans râles; diarrhée depuis trois jours. Julep, eau de chaux: 60 gr.; laudanum de sydenham: trois gouttes. T. R. 40°. — *Soir* : 39°,4. Un accès dans la journée.

14 *janv*. Râles sous-crépitants surtout à droite; la diarrhée a un peu diminué. Badig. teinture d'iode; julep diacode avec rhum (30 gr.). T. R. 39°,6. — *Soir* : 38°,4.

15 *janv*. Gros râles sous-crépitants dans toute l'étendue de la poitrine; diarrhée très abondante, même traitement. T. R. 38°,8. Deux accès dans la nuit.

17 *janv*. Desquamation; la conjonctivite et le coryza ont disparu; à l'auscultation, la respiration est rude, surtout à droite, accompagnée de quelques râles seulement; il n'y a plus de diarrhée; la langue est détergée. T. R. 38°,8. — *Soir* : 40°.

18 *janv*. L'enfant dort; la respiration est calme. T. R. 39°,8. — *Soir* : 40°.

19 *janv*. Râles abondants; badig. avec la teinture d'iode.

20 *janv*. Les râles ont diminué.

22 *janv*. Respiration rude avec râles ronflants, surtout à droite. Badig. iode. T. R. 38°. — *Soir* : 39°.

24 *janv.* La température se maintient à 38° ; quelques râles, bon appétit ; cris fréquents.

25 *janv.* Suppression des badig. ; côtelettes ; vin de quinquina, sirop d'iodure de fer, huile de foie de morue.

26 *janv.* T. R.. 37°,8. — *Soir* : 37°,8.

27 *janv.* T. R. 37°,6. — *Soir* : 37°,8.

28 *janv.* T. R. 37°,4. — *Soir* : 37°,6.

1er *février.* Dans un accès, plaie de la bosse frontale gauche ; conjonctivite légère ; nombreuses adénites cervicales.

2 *fév.* Un accès de nuit.

3 *fév.* Huit accès dans la journée.

4 *fév.* Encore un peu de blépharite ; adénite sous-maxillaire depuis plusieurs jours ; apparition d'une plaque d'*herpès circiné* au niveau de la corne gauche de l'os hyoïde. Trois accès.

5 *fév.* Prostration à la suite des accès d'hier ; pâleur ; les muscles sont agités de secousses convulsives de peu d'étendue. T. R. 37°,8.

6-10 *fév.* Température invariable de 37°,6 ; la convalescence est assurée.

12 *fév.* *Impétigo* de toute la partie antérieure du cuir chevelu ; adénites cervicales.

25 *fév.* Conjonctivite oculo-palpébrale à droite ; gonflement palpébral interne. Cautérisation au nitrate d'argent.

3 *avril.* *Bronchite* (râles ronflants et sous-crépitants dans toute l'étendue de la poitrine ; toux grasse). Deux accès. T. R. — *Soir* : 40°,2.

4 *avril.* 39°,4. — *Soir* : 39°,6.

5 *avril.* T. R. 38°,8. — *Soir* : 38°,4, un accès.

6 *avril.* 37°,8. — *Soir* : 37°,8.

19 *avril.* Persistance de la conjonctivite avec blépharite ciliaire ; l'enfant est grognon, pleure sans motif ; il a dans les bras, les avant-bras et les mains de petites *secousses* qui se succèdent assez rapidement et, cela, qu'il soit couché ou dans la station verticale.

28 *avril*-18 *mai.* Inhalations d'oxygène, deux fois par jour, environ 2 litres (appareil Limousin.)

18 *mai.* T. R. 39°,6. — *Soir* : 41°. Huit accès.

19 *mai.* L'enfant est grognon ; la peau est chaude ; perte de l'appétit ; rien à l'auscultation et à la percussion, etc. ; deux selles ; la plaie de la bosse frontale est un peu rouge.

T. R. 40°,6. — *Soir*: 40°,2. 1 accès.

20 *mai*. Plaques d'érysipèle à la racine du nez, en avant de l'oreille gauche et à l'origine du cuir chevelu. Purgatif (huile de ricin) ; limonade vineuse. T. R. 39°,2; — *Soir* : 39°. 2 accès.

21 *mai*. T. R. 38° ; *Soir :* 38°,2. — 3 accès.

22 *mai*. L'érysipèle s'étend à la moitié droite du cuir chevelu et à l'oreille correspondante. T. R. 38°. — *Soir* : 39°,4. 3 accès.

23 *mai*. T. R. 40°,2. — *Soir :* 40°,6.

24 *mai*. T. R. 39°,6. — *Soir* : 39°.

25 *mai*. La rougeur a disparu, toutefois il s'est développé une collection purulente au-dessous d'une plaque impétigineuse sur la bosse frontale droite. — Peu d'appétit. — Pas de diarrhée. — L'enfant est assez gai le matin et l'après-midi. T. R. 38°,6. *Soir :* 38°,6.

26 *mai*. T. R. 38°,4. — *Soir :* 38°,4.

27 *mai*. T. R. 38°,2. 1 accès.

7 *juillet*. *Douches* (20 secondes).

3 *novembre*. *Suppression des douches*. — Deux bains salés par semaine.

25 *mars* 1882. L'enfant a eu ces jours-ci une *bronchite* légère compliquée de diarrhée qui a duré 5 à 6 jours, puis il est tombé dans un état d'assoupissement semi-comateux. Regard fixe ; indifférence ; parole nulle ; secousses fréquentes ; parfois vertiges accompagnés de secousses (*congestion méningitique*). Le matin, à gauche, respiration un peu soufflante avec légère submatité (julep ext. de quinquina, Bagnols, lait). Depuis trois jours amélioration notable ; la toux a diminué, l'appétit est revenu. (14 *mars*. T. R. *Soir* : 38°,4. 2 accès.—15 *m*., 38°,4 ; 38°,6. 2 accès. — 16 *m*., 38°,4 ; 38°,6. 1 accès. — 17 *m*., 38°,4 ; 39°. 3 accès. — 18 *m* , 39° ; 39°,2. 6 accès. — 19 *m*., 39°,1 ; 39°,6. 8 accès. — 20 *m*., 39°,4 ; 39°. 7 accès. — 21 *m*., 39° ; 39°,2. 6 accès. — 22 *m*., 39° ; 39°,2. 6 accès. — 23 *m*., 39° ; 39°. 5 accès. — 24 *m*., 39° ; 38°,6. 5 accès.

	1880		1881		1882	
	Accès.	Vertiges.	Accès.	Vertiges.	Accès.	Vertiges.
Janvier	—	—	31	7	25	»
Février	—	—	58	»	58	»
Mars	—	—	34	»	67	»
Avril	—	—	40	»	38	»
Mai	—	—	25	»	»	»
Juin	—	—	105	»	»	»
Juillet	—	—	**51**	»	»	»
Août	—	—	**8**	»	»	»
Septembre . .	—	—	**2**	»	»	»
Octobre. . . .	—	—	**5**	»	»	»
Novembre. . .	18	»	7	»	»	»
Décembre. . .	17	60	31	»	»	»
Totaux . . .	35	60	397	7	»	»

Poids. —	Novembre 1880 :	19 kil. 500 gr.	Taille :	1 m. 06.
—	31 Juillet 1881 :	19 kil. 700 gr.	—	1 m. 08.
—	Novembre 1881 :	20 kil. 350 gr.	—	—
—	31 Janvier 1882 :	20 kil. —	—	1 m. 08.

OBSERVATION II.

Epilepsie idiopathique. — Début à 10 ans (peur). — Accès nocturnes d'abord, ensuite nocturnes et diurnes, puis de nouveau seulement nocturnes. — Violences. — Intelligence faible. — Amélioration notable.

Blomach..., Joseph, 20 ans; entré à Bicêtre, le 22 février 1879 (service de M. BOURNEVILLE), sorti le 21 mars 1882.

Renseignements fournis par sa mère (17 mars 1882). — *Père*; 65 ans, forgeron, a quitté sa femme, il y a huit ans environ, (il s'était marié à 25 ans), sobre; sans être sujet aux migraines, il avait quelquefois des maux de tête attribués au feu de la forge; il n'était pas colérique; il n'a fait aucune grande maladie; il a été soldat, on ne croit pas qu'il ait eu de maladies vénériennes. [*Père* mort à 76 ans; — *mère* morte à 40 ans; « de chagrins causés par des pertes d'argent. » Un *frère* mort d'une fièvre typhoïde; trois *sœurs* ont l'une trois enfants, la seconde deux, la troisième trois; elles sont bien portantes ainsi que leurs enfants. Pas d'aliénés, pas d'épileptiques, d'apoplectiques, de difformes, de suicides ou de criminels dans la famille.]

Mère, 58 ans, domestique, cuisinière, brune, bien portante; elle a eu beaucoup de chagrins, d'ennuis parce que son mari l'a quittée quatre fois avant de l'abandonner définitivement; il s'en allait vivre avec d'autres femmes, 3, 4, 8 mois « chaque fois qu'il revenait, c'était un enfant. » Mariée à 20 ans, elle est devenue enceinte presque de suite; elle aurait eu des *migraines* avec vomissements durant la première grossesse, elles duraient toute la journée; elle n'en eut pas pendant les autres grossesses; dans l'intervalle elle en eut quelques-unes; elles ont disparu vers 30 ans; pas d'autres maladies. [*Père* mort à 87 ans d'une maladie de l'estomac, sobre; *mère* morte à 88 ans de vieillesse; grands parents maternels et paternels morts à un âge avancé; quatre *frères* bien portants ainsi que leurs enfants; quatre *sœurs* dont trois sont bien portantes ainsi que leurs enfants, la quatrième est morte de la poitrine vers 30 ans. Ni aliénés, etc.] Pas de consanguinité.

6 enfants : 1° garçon mort d'un chaud et froid à 28 ans après 18 mois de maladie (phtisie); 2° fille morte à 32 ans, trois semaines après un accouchement; 3° fille de 18 mois morte du choléra en 1849; 4° et 5° 2 autres filles bien portantes; aucun de ses enfants ou petits enfants n'a eu de convulsions ou de maladies nerveuses; 6° notre malade.

Notre malade. — Grossesse assez bonne, sauf une émotion vive au troisième mois (son mari, ayant reçu un contre-coup de marteau, aurait été pris d'un violent crachement de sang); elle était en assez bons termes à ce moment avec son mari qui ne la quittait sans rien dire qu'après ses accouchements. Accouchement à terme normal. L'enfant fut élevé au sein par sa mère jusqu'à 20 mois; propre à un an, il a marché à 9 mois et parlé librement à deux ans; envoyé à l'école à 5 ans, il apprenait bien, était docile, obéissant; il n'était pas colérique. Il a eu la rougeole vers trois ans, une varioloïde vers cinq ans (il avait été vacciné), et les oreillons après sa première sortie de Bicêtre; il n'a jamais eu de convulsions; pas d'autres maladies éruptives ou contagieuses ou manifestations strumeuses; toutefois vers 10 ans, quelques jours avant son *premier accès*, il aurait eu un *écoulement* de l'une des oreilles.

A 10 ans, l'enfant étant en Belgique, environ trois semaines avant la constatation d'une crise, un agent en bourgeois lui avait mis la main sur l'épaule, disant : « Je te tiens »; il y a eu attroupement, ses sœurs sont accourues ; l'agent croyait que c'était un enfant échappé de pension et qu'il recherchait; il a offert de l'argent à l'enfant qui a dit non: « Vous m'avez fait peur. » Sur le moment il se serait affaissé sans perdre connaissance ; on trouvait que depuis il avait pâli, qu'il avait les traits tirés ; de plus la peur lui avait donné la diarrhée. A cette époque, il couchait avec son frère; celui-ci se plaignait que Joseph remuait, lui donnait des coups ; la mère du malade le fit alors coucher auprès d'elle et bientôt elle s'aperçut un jour qu'il était comme mort, tout raide, la face pâle, bleue, froide ; auparavant on assure qu'il n'avait eu ni accidents, ni cauchemars, ni étourdissements ; quinze jours plus tard il eut une autre crise ; on en compta cinq dans la première année; dans la seconde les crises sont devenues plus fortes et plus fréquentes. Durant une année les accès ont été exclusivement *nocturnes*, puis ils sont devenus *nocturnes* et *diurnes ;* le maximum des accès en 24 heures a été de 29; il avait une *aura* ; il disait : « Maman, je crois que ça va me prendre, ça me fait mal dans le bras»; il demandait qu'on lui frottât les bras; dans la plupart des accès il ne prévenait pas. On nous décrit ainsi les accès : pas de cri ; tout à coup le corps était rigide ; secousses qui seraient plus fortes à *gauche* : pas de ronflement ; bave peu abondante ; pas de morsure de la langue ; parfois miction involontaire ; après les accès ni folie, ni automatisme.

Il est entré à Bicêtre, une première fois, le 27 février 1875 ; les accès étaient alors *nocturnes* et *diurnes*; l'intelligence n'avait pas sensiblement baissé : la mémoire était bonne : il était seulement devenu plus irascible. C'est à Bicêtre que les accès de jour ont disparu et ne se sont plus montrés que la *nuit* (les accès ont été en mars 1875, au nombre de 26 de jour, 55 de nuit ; en avril 61 et 33 ; en mai 50 et 36 ; en juin 16 et 39; en juillet 46 accès de nuit seulement : à partir de cette époque, les accès n'ont plus été que *nocturnes.*) Son caractère est resté le même ; il n'est pas devenu plus irascible, il est affectueux, poli, raisonne à peu près bien ; il ne se masturbe pas et n'a pas eu de rapports sexuels.

Traitement. — Bromure de potassium, vin de gentiane, sirop antiscorbutique.

Etat actuel (19 mars 1882.) — Tête assez forte, ronde ; saillie assez prononcée de la région occipitale ; front bas, très large ;

les bosses frontales sont peu apparentes ; il n'y a pas de pression latérale.

Circonférence de la tête	566 mill.
1/2 circonférence auriculaire. .	290 mill.
Diamètre occipito-frontal . . .	168 mill.
— bi-auriculaire	130 mill.

Arcades sourcillières peu saillantes. *Nez* aquilin, régulier. *Iris* brun, pas de lésions oculaires. *Oreilles* 0,06; égales, assez bien ourlées, lobule adhérent, un peu écarté. Régions malaires assez saillantes ainsi que les angles du maxillaire inférieur. *Menton* rond. *Bouche* assez grande ; *lèvres* très épaisses ; arcades dentaires très régulières au complet. *Voûte palatine* assez profonde, non ogivale ; *amygdales* assez volumineuses.

Cou, gros, court.

Tronc régulier, conique. *Rachis* : rien. *Membres supérieurs* et *inférieurs* bien conformés ; les mains sont fortes et courtes.

Système pileux et *peau* : cheveux noirs, abondants ; barbe naissante; poils abondants aux aisselles, rares sur les bras, très abondants au pénil et sur les membres inférieurs. Cicatrices sur le côté gauche de l'occipital ; une cicatrice de vaccin sur le bras droit, deux sur le gauche.

Organes génitaux bien conformés; onanisme rare; quelques rapports.

Sensibilité générale normale.

Ouïe et *vue* conservées, *odorat* et *goût* très obtus. La coloquinte est pour lui du sel, il en mettrait dans sa soupe.

Respiration normale ; il ne tousse pas d'habitude.

Circulation : cœur, battements réguliers; pouls : 72; muqueuses un peu pâles.

Digestion régulière : rate et foie normaux ; selles quotidiennes, volontaires.

Physionomie peu intelligente ; parole lente et traînante, un peu tremblante ; notions bornées ; il dit l'heure après réflexion et connaît les choses usuelles ; il additionne, mais ne sait pas la table de multiplication par cœur ; il sait le temps, mais il se trompe.

		1879		1880		1881	
		Accès.	Vertiges.	Accès.	Vertiges.	Accès.	Vertiges.
Deux traitements hydrothérapiques (chacun de 4 mois)	Juillet à Octobre.	102	—	49	3 (1)	30	»
Totaux annuels. . .		158	—	158	15	130	17

Ce malade a pris du bromure de potassium, de mai 1880 au 18 juin 1881.

Poids. — 20 Novembre 1879 : 50 kil. 500 gr.
— 17 Septembre 1880 : 49 kil. 900 gr.
— 31 Juillet 1881 : 51 kil. 400 gr.
— 31 Janvier 1882 : 50 kil. 200 gr.

Observation III.

Epilepsie idiopathique.— Onanisme.— Début à 11 ans. — Amélioration notable.

Pet... Edmond, 21 ans, entré à Bicêtre le 10 février 1878 (service de M. Bourneville), transféré à Châlons-sur-Marne, le 23 janvier 1882.

		1878		1879		1880		1881	
		Accès.	Vertiges.	Accès.	Vertiges.	Accès.	Vertiges.	Accès.	Vertiges.
Traitement hydrothérapique (4 mois).	Juillet à Octobre..	28	—	32	—	57	6	29	»
Totaux annuels..		79	—	78	—	129	13	99	6

Ce malade a pris du *bromure de potassium* depuis son entrée jusqu'au 4 septembre 1880, puis du *bromure de sodium*, de septembre 1880 à juin 1881.

(1) Une fois pour toutes, nous rappellerons qu'on ne peut savoir si, chez nos malades, les vertiges ont été plus fréquents en 1880 et en 1881 que dans les années précédentes ; on ne les comptait pas avant 1880 et même pour l'année 1880 la nomenclature est encore peu sûre.

Poids. —	20 Novembre 1879 :	61 kil.
—	16 Septembre 1880 :	60 kil.
—	31 Juillet 1881 :	59 kil. 500 gr.
—	1er Novembre 1881 :	62 kil. 700 gr.

L'amélioration a persisté jusqu'à ce jour (23 janvier 1882), époque du transfert.

Observation IV.

Epilepsie idiopathique.— Convulsions.—Début des accès à 19 mois.— Idiotie. — Gâtisme. — Amélioration notable.

Cantr... Henri, 17 ans, entré à Bicêtre, le 7 avril 1878 (service de M. Bourneville) (1).

		1878		1879		1880		1881	
		Accès.	Vertiges.	Accès.	Vertiges.	Accès.	Vertiges.	Accès.	Vertiges.
Premier traitement hydrothérapique (3 mois).	Septembre à Novemb..	13	—	6	—	6	»	»	»
Second traitement hydrothérapique (5 mois).	Juillet à Novemb..	30	—	13	—	8	»	00	00
	Totaux annuels.	56	—	35	—	21	»	23 (2)	»

Poids. —	20 Novembre 1879 :	40 kil.	Taille : 1 m. 45.
—	16 Septembre 1880 :	44 kil. 500 gr.	— 1 m. 46.
—	31 Juillet 1881 :	46 kil. 100 gr.	— 1 m. 47.
—	Décembre 1881 :	46 kil. 750 gr.	— —
—	31 Janvier 1882 :	49 kil. 200 gr.	— 1 m. 48.

(1) Seglas. *De l'influence des maladies intercurrentes sur la marche de l'épilepsie.* — Paris, 1881, p. 24.

(2) Ce malade n'a suivi aucun traitement avant d'être soumis à l'hydrothérapie. — Il a eu la Scarlatine en *Juin* 1881 (14) ; du 9 *Juin* à *Décembre*, il n'a eu ni accès ni vertiges ; en *Décembre* 1881, on a relevé 2 accès, en *Janvier* 1882, 2 vertiges, et en *Février*, rien.

Observation V.

Epilepsie idiopathique, — Début à 14 ans, à la suite de grande peur. — Récidive par suite de peur après deux ans d'interruption (25 mai 1880.) — Père et mère alcooliques. — Suicide du père par l'oxyde de carbone. — Amélioration très notable.

Miell... Paul, Ed., 18 ans, entré à Bicêtre le 2 juillet 1876 (service de M. Bourneville).

		1877		1878		1879		**1880**		**1881**	
		Accès.	Vertiges.	Accès.	Vertiges.	Accès.	Vertiges.	Accès.	Vertiges.	Accès.	Vertiges.
1er traitement hydrothérapique (7 mois).	Juin à Décembre.	2	—	0	—	0	—	5 (1)	12	—	—
2e traitement hydrothérapique (7 mois).	Mai à Novembre.	2	—	0	—	0	—	10	14	0	0
Totaux annuels.		6	—	0	—	0	—	10	14	0	3

Poids. —	20 Novembre 1879 :	40 kil. 500 gr.	Taille :	1 m. 40.
—	16 Septembre 1880 :	46 kil. 200 gr.	—	1 m. 52.
—	31 Juillet 1881 :	47 kil. 100 gr.	—	1 m. 54.
—	31 Janvier 1882 :	48 kil. 800 gr.	—	1 m. 56.

Observation VI.

Epilepsie idiopathique. — Onanisme. — Mendicité. — Excès de boisson. — Borgne. — Amélioration assez notable après le second traitement.

Remeli... Frédéric, 17 ans, entré à Bicêtre le 24 juillet 1875 (service de M. Bourneville).

(1) A eu en mai 1880, 5 accès et 2 vertiges; la récidive a eu lieu à la suite d'une peur. — Nouvelle interruption de deux mois et demi, puis un accès le 12 octobre après une bataille avec un de ses camarades.

		1876		1877		1878		1879		1880		1881	
		Accès.	Vertiges.	Accès.	Vertiges.	Accès.	Vertiges.	Accès.	Vertiges.	Accès.	Vertiges.	Accès.	Vertiges.
1er traitement hydrothérap. (3 mois).	Sept. à Nov.	21	—	22	—	27	—	31	—	**33**	»	—	—
2e traitement hydrothérap. (6 mois).	Juin à Nov.	38	—	55	—	62	—	66	—	73	»	**57**	»
Totaux annuels.		69	—	88	—	117	—	127	—	146	1	118	6

Poids. — 20 Novembre 1879 : 39 kil. 900 gr. Taille : 1 m. 38.
— 16 Septembre 1880 : 42 kil. 500 gr. — 1 m. 43.
— 31 Juillet 1881 : 45 kil. 500 gr. — 1 m. 46.
— 31 Janvier 1882 : 47 kil. 400 gr. — 1 m. 47.

Observation VII.

Epilepsie idiopathique. — Convulsions fréquentes de six mois à un an. — Début à un an. — Aura.— Père alcoolique.— Sœur aliénée.— Amélioration assez notable.

Franç... Eugène, Lé..., 15 ans, entré à Bicêtre le 24 mai 1880 (service de M. Bourneville) (1).

		1880		1881	
		Accès.	Vertiges.	Accès.	Vertiges.
1er traitement hydrothérarapique (3 mois).	Juin. . . . Juillet. . . Août . . .	112	1	»	»
	Septembre à Novembre. .	**101**	»	—	—
2e traitement hydrothérapique (6 mois).	Mai à Octobre. . .	197	1	**169**	**5**
Totaux annuels. . .		249	1	303	5

Poids. — 26 Mai 1880 : 30 kil. 400 gr. Taille : 1 m. 32.
— 16 Septembre 1880 : 32 kil. 700 gr. — 1 m. 33.
— 31 Juillet 1881 : 34 kil. 50 gr. — 1 m. 37.
— 31 Janvier 1882 : 39 kil. 200 gr. — 1 m. 40.

(1) Voir pour ce malade l'observation VI du chapitre de l'aimant.

Observation VIII.

Epilepsie idiopathique. — Convulsions de 1-4 ans. — Etourdissements, puis accès à 8 ans. — Père alcoolique (absinthe, étourdissements). — Grand'mère paternelle alcoolique, morte folle. — Mère et sœur nerveuses. — Frère idiot. — Amélioration notable.

Comm..., Maurice, 12 ans, entré à Bicêtre le 6 mars 1880 (service de M. Bourneville).

Renseignements fournis par sa mère (15 mars 1880.) *Père*, sous-brigadier à la Préfecture de Police, mort à l'âge de 44 ans, en 1876, est tombé par accident dans la Seine; on croit qu'il a eu un étourdissement; il se grisait de temps à autre « après son service » : — « il avait la monomanie de l'absinthe, » il n'était pas violent; — un an ou deux avant sa mort, il aurait eu des *étourdissements* attribués à ce qu'au lieu d'être appelé au dehors pour son service, il restait au bureau. [*Père*, cordonnier, mort à 60 ans d'un catharre pulmonaire. — *Mère*, alcoolique, morte folle à la Salpêtrière à 60 ans. — Un *frère*, bien portant, sans enfants; pas d'autres aliénés, pas de paralytiques, pas d'épileptiques, ni de criminels dans la famille.]

Mère, couturière, 44 ans, mariée à 20 ans; d'une intelligence ordinaire, d'une santé passable, elle a eu beaucoup d'ennuis pour élever ses enfants depuis la mort de son mari; elle est nerveuse, colérique, pleure facilement, mais n'a jamais eu d'attaques de nerfs, de syncopes ou de migraines. [*Père*, menuisier, sobre, mort empoisonné accidentellement après avoir mangé de la morue qui avait refroidi dans une casserole de cuivre, il eut des douleurs abdominales, des coliques, des vomissements verdâtres; la mort ne survint qu'au bout de 4 semaines. — *Mère*, morte à 40 ans, assassinée par un individu, qui, après son veuvage, voulait l'épouser (l'ayant surprise dans un bois aux environs de Chartres, il l'avait accablée de coups). — *Grand-père* maternel mort à 87 ans. — *Grand' mère* maternelle bien portante, 67 ans : — 4 *sœurs*, l'une morte de la poitrine, sans enfants; les trois autres sont bien portantes ; l'une a eu à 40 ans une grossesse gémellaire, elle avait déjà eu sept ou huit enfants dont trois sont seuls vivants. — Pas d'aliénés, etc., dans la famille.]

Pas de consanguinité. — 11 enfants : 1° Garçon mort en nourrice de *convulsions* au moment de la dentition à 14 mois. — 2° Fille morte des suites d'une chute. — 3° Garçon mort à 10 mois en nourrice, on ne sait de quoi. — 4° Fille, 20 ans, bien portante, intelligente, a eu une *hémichorée* à gauche, mise en correction à Saint-Michel, elle en serait sortie pour entrer à Lourcine ; elle n'avait que des pediculi pubis ; c'est là où elle aurait été déflorée ; depuis lors, elle a couru et a eu la chaude-pisse ; elle est menteuse, invente des histoires ; elle a travaillé comme couturière, puis dans une brasserie ; elle a eu un enfant ; elle est hystérique, facile à hypnotiser, mais n'a pas eu de crises nerveuses. — 5° Garçon, 18 ans, sculpteur sur bois, d'un caractère changeant, a eu quelques *convulsions* ; est intelligent. — 6° Fille, 17 ans, intelligente, d'une bonne conduite, a eu beaucoup de *convulsions* à l'époque de la dentition. — 7° Garçon, 15 ans, est « à moitié idiot, » n'a pu apprendre à lire, sait à peine signer son nom, a eu des *convulsions* (1). — 8° Une fausse couche. — 9° Notre malade. — 10° Une fille, 6 ans, intelligente, bien portante, a eu des *convulsions*. — 11° Une fille morte en deux jours, à 18 mois, du croup.

Notre malade. Conception : il n'y aurait pas eu de rapports sexuels au moment des ivresses ; grossesse régulière ; son mari qui la battait quelquefois parce qu'elle lui adressait des reproches, l'a frappée aussi pendant les grossesses et même pendant les couches ; « les voisins sont venus plus d'une fois. » L'accouchement normal eut lieu à terme. — *Convulsions* vers un an, puis de temps à autre jusqu'à 4 ans. — Apparition des *étourdissements* à 8 ans. — On le mit aux enfants malades pendant deux mois (bromure de potassium) ; il n'avertissait

(1) Note fournie par M. Magnan : Comm. Louis, 16 ans, entre une première fois à Sainte-Anne le 6 juillet 1881. Ce malade, faible d'esprit, était très excité au moment de son entrée ; il déclamait, parlait de tuer, de se tuer. Il s'est calmé peu à peu et a pu sortir le 18 octobre après un séjour de 3 mois 1/2. Il est rentré 1 mois 1/2 après, le 1er décembre 1881, encore excité comme la première fois, il voulait constamment se jeter par la fenêtre. Il est adonné à l'onanisme, il est impulsif et se montre parfois violent contre son entourage.

pas, restait debout, laissait tomber ce qu'il avait dans les mains, avait les yeux hagards, balbutiait, pâlissait; le tout durait quelques secondes; quand il prenait du bromure de potassium, les étourdissements étaient accompagnés d'émission involontaire d'urine; il n'avait pas de grands accès; les étourdissements survenaient à n'importe quelle heure; on a noté quelques manifestations scrofuleuses, une varioloïde très-légère (il avait été vacciné), une rougeole à 2 ou 3 ans et enfin une fièvre muqueuse. — Il est allé à l'école, a appris à lire et un peu à écrire; en classe, lorsqu'il était pris, ses camarades disaient: « tiens, voilà Comm..., qui rêve. »

Dans les crises le corps était raide, la face violette, les lèvres étaient bleues; Comm... tombait à terre sans se blesser. La mère de l'enfant ne sait à quoi attribuer ses étourdissements; à l'école, il aurait été battu par les frères, au point qu'il avait le dos tout bleu, la peau écorchée.

Etat actuel (4 mars 1882). — L'enfant est assez bien constitué, toutefois les tibias présentent une courbure à concavité interne; le système musculaire est passablement développé.

Tête ovale, proéminence de l'occipital en arrière et surtout à droite de la ligne médiane, au-dessus se trouve un méplat; crâne natiforme avec rigole transversale, les deux bosses antérieures sont principalement accentuées; cheveux blonds. — *Front* étroit, bas; les bosses frontales n'offrent rien de particulier, les gouttières sus-orbitaires sont très prononcées et se prolongent jusque vers l'angle interne de l'œil, la partie externe est très large et mesure près de 1 cent. 1/2; les arcades sourcillières ne sont pas proéminentes.

Grande circonférence	49 cent.
De la racine du nez à la protubérance.	31 cent.
Diamètre antéro-postérieur	16.2.
Grand diamètre transversal	13.2.
Petit diamètre transversal.	10.1/2.

Oreilles légèrement écartées du crâne et largement ourlées à la partie supérieure; le lobule est presque entièrement adhérent. *Face* arrondie; joues pleines, les yeux sont bleus; normaux; les cils longs sont châtains. La *bouche* mesure 4 cent. 1/2; les lèvres sont normales: l'inférieure est plus épaisse et un peu plus proéminente. Le *menton* est divisé par une légère fossette : la partie gauche est fuyante et beaucoup moins proéminente que la droite.

Cou (26 cent. 1/2) petit, bien conformé. *Tronc* symétrique, muscles pectoraux assez développés ; le mamelon droit paraît plus rapproché de la ligne médiane que le gauche. — *Respiration* et *circulation* : l'auscultation et la percussion ne décèlent aucune lésion ; les battements du cœur sont réguliers ; pouls : 72. *Abdomen* souple ; foie et rate normaux. *Digestion* : les arcades dentaires sont régulières ; 12 dents, une cariée au maxillaire inférieur et au maxillaire supérieur ; (dentition complète. — 12 ans), les incisives inférieures sont sillonnées longitudinalement ; les canines supérieures sont tronquées, comme usées à leur sommet ; amygdales hypertrophiées, luette assez longue, effilée ; l'appétit est bon, selles quotidiennes et volontaires.

Pas de déviation du *rachis*. *Organes génitaux* : les testicules sont petits, descendus ; le prépuce est long et recouvre le gland (pas de phimosis.)

L'*anus* est normal ; les fesses sont fermes (quelques petites cicatrices sans caractère).

Les *membres supérieurs* sont normaux (3 cicatrices de vaccin à droite, 4 à gauche) ; la phalangette du petit doigt à droite est en demi-flexion ; l'os à sa partie supérieure semble présenter une légère exostose, l'ongle normal présente une courbure à concavité antérieure ; l'enfant dit s'être cogné, il y a 3 ou 4 ans, contre le bord d'une cheminée.

Les membres inférieurs sont assez bien conformés (incurvation des tibias ci-dessus signalée), on y remarque quelques petites cicatrices (4).

Sensibilité générale et spéciale : normales.

Le *réflexe tendineux* est peu prononcé.

Le dynamomètre donne à droite : 25.

— à gauche : 25.

Les facultés intellectuelles paraissent intactes ; on n'observe pas d'embarras de la parole.

20 *octobre* 1880. — *Douches.*

8 *novembre.* — 8 capsules de *bromure de camphre* le soir.

30 *nov.* — Cessation des *douches*.

30 *avril* 1881. — Les capsules de bromure de camphre ont été prises régulièrement. — 3 *capsules* à partir de ce jour et *douches*.

4 juillet 1881. — L'enfant a fait des progrès remarquables à l'école ; il lit et écrit convenablement.

12 décembre.— Suppression des *douches.*

	1880		1881		1882	
	Accès.	Vertiges.	Accès.	Vertiges.	Accès.	Vertiges.
Janvier	—	—	»	140	2	3
Février.	—	—	»	49	0	0
Mars.	43	»	»	57	0	0
Avril	39	28	»	43	»	»
Mai.	38	112	**2**	**21**	»	»
Juin	»	166	**3**	**2**	»	»
Juillet	»	293	**1**	**17**	»	»
Août	»	276	»	**2**	»	»
Septembre . .	**1**	239	»	**2**	»	»
Octobre	»	139	»	»	»	»
Novembre .	**1**	**151**	»	»	»	»
Décembre . . .	»	258	»	»	»	»
Totaux. . . .	122	1660	6	363	2	3

Poids. — 1er mars 1880 : 21 kil. 250 gr. Taille 1 m. 19.
— 16 sept. 1880 : 24 kil. 300 gr. Taille 1 m. 22.
— 31 juillet 1881 : 25 kil. 100 gr. Taille 1 m. 24.
— 31 janvier 1882 : 31 kil. 600 gr. Taille 1 m. 26.

Ce malade a donc eu, de mai à octobre 1881, de rares accès (6), et des vertiges (44), beaucoup moins nombreux que dans les mois précédents; le traitement hydrothérapique combiné avec le traitement par le bromure de camphre a d'abord produit une diminution des accès et des vertiges, puis la cessation complète et des uns et des autres, d'octobre à décembre. En janvier 1882, on a relevé 2 accès et 3 vertiges ; si donc le bromure de camphre dont l'emploi est surtout indiqué dans les cas où les vertiges très nombreux constituent presque toute la maladie (1), a contribué à l'amélioration considérable dont jouit ce malade, il paraît aussi évident que le traitement hydrothérapique a été un adjuvant utile (ni accès, ni vertiges pendant les trois derniers mois du traitement mixte).

(1) Bourneville. *Recherches cliniques et thérapeutiques sur l'épilepsie et l'hystérie*. Paris, 1876, p. 42-50. — Hublé. *Recherches clin. et thérap. sur l'épilepsie*. Paris, 1881, p. 7-53.

Observation IX.

Epilepsie idiopathique. — Débilité mentale. — Onanisme. — Excitation maniaque. — Amélioration notable.

Mart..., Charles, 19 ans, entré à Bicêtre le 4 mai 1873 (service de M. Bourneville).

		1878		1879		**1880**		**1881**	
		Accès.	Vertiges.	Accès.	Vertiges.	Accès.	Vertiges.	Accès.	Vertiges.
1er traitement hydrothérapique (6 mois)	juillet à décembre.	67	—	60	—	**52**	»	»	»
2e traitement hydrothérapique (5 mois)	juin à octobre.	50	—	55	—	45	1	**26**	»
Totaux annuels		99	—	113	—	107	1	80	»

Ce malade, soumis d'abord à un traitement par le bromure de potassium, prend du *bromure de sodium* depuis *juillet* 1880.

Poids. —	20 novembre 1879 :	48 kil. 100 gr.	Taille, 1 m. 59.
—	16 septembre 1880 :	51 kil. 200 gr.	— 1 m. 62.
—	31 juillet 1881 :	56 kil. 500 gr.	— 1 m. 65.
—	31 novembre 1881 :	56 kil.	
—	31 janvier 1882 :	57 kil. 100 gr.	— 1 m. 67.

L'amélioration a surtout porté sur les mois de traitement hydrothérapique.

Observation X.

Epilepsie idiopathique. — Convulsions de 3-4 ans. — Début à 4 ans. — Accès nocturnes d'abord, puis diurnes et nocturnes. — Pyromanie. — Kleptomanie. — Amélioration notable.

Vien..., Gustave, 10 ans, entré à Bicêtre le 15 octobre 1879 (service de M. Bourneville).

		1879		1880		1881	
		Accès.	Vertiges.	Accès.	Vertiges.	Accès.	Vertiges.
1er traitement hydrothérapique (2 mois)	septembre à octobre	—	—	99	»	—	—
2e traitement hydrothérapique (7 mois)	juin à décembre.	—	—	265	1	3	»
Totaux annuels. . . .		39	»	395	1	55	»

Ce malade aurait, au dire de sa mère, pris avant son entrée du bromure de potassium qui aurait plutôt aggravé son état. —Depuis novembre 1880, il a été soumis de nouveau à un traitement par le bromure. — En février, mars et avril 1881, il n'a eu que 7 accès; en mai : 6 accès ; depuis la cessation des douches à maintenant : 0 accès.

Poids. —	20 novembre 1879 :	21 kil. 600 gr.	Taille,	1 m. 15.
—	1er août 1880 :	21 kil. 500 gr.		
—	16 septembre 1880 :	23 kil. 200 gr.	—	1 m. 17.
—	31 juillet 1881 :	21 kil. 800 gr.	—	1 m. 20.
—	31 janvier 1882 :	23 kil. 900 gr.	—	1 m. 35.

OBSERVATION XI.

Epilepsie idiopathique. — Accès de manie. — Démence.— Amélioration.

Dar..., Henri, 42 ans, entré à Bicêtre le 10 janvier 1872 (service de M. BOURNEVILLE).

		1876		1877		1878		1879		1880		1881	
		Accès.	Vertiges.	Accès.	Vertiges.	Accès.	Vertiges.	Accès.	Vertiges.	Accès.	Vertiges.	Accès.	Vertiges.
Deux traitements hydrothérapiques de 3 mois chacun.	juillet à sept.	18	—	15	—	20	—	34	—	28	10	28	»
Totaux annuels . .		55	—	65	—	95	—	138	—	136	11	119	2

Les douches ont été prises régulièrement, mais imparfaitement.

Poids. — 20 novembre 1879 : 46 kil. 900 gr.
— 16 septembre 1880 : 51 kil.
— 31 juillet 1881 : 48 kil. 300 gr.
— 31 octobre 1881 : 49 kil.
— 31 janvier 1882 : 48 kil. 600 gr.

Pendant les deux traitements hydrothérapiques, le malade n'a pas eu de périodes d'excitation.

OBSERVATION XII.

Epilepsie idiopathique. — Amélioration.

Dem..., Gustave, A..., 21 ans. entré à Bicêtre le 2 octobre 1875 (service de M. BOURNEVILLE).

		1876		1877		1878		1879		1880		1881	
		Accès.	Vertiges.	Accès.	Vertiges.	Accès.	Vertiges.	Accès.	Vertiges.	Accès.	Vertiges.	Accès.	Vertiges.
1er traitement hydrothérapique (4 mois).	Juillet à octobre.	4	—	4	—	3	—	7	—	**3**	**3**	—	—
2e traitement hydrothérapique.	Juin à décemb.	6	—	12	—	7	—	7	—	3	3	**1**	(1) **19**
Totaux annuels . .		16	—	25	—	11	—	14	—	5	15	5	20

Poids. — Novembre 1879 : 60 kil. 300 gr.
— 16 septembre 1880 : 61 kil. 200 gr.
— 31 juillet 1881 : 62 kil.
— 31 janvier 1882 : 62 kil. 500 gr.

(1) Pour les vertiges, voir note p. 19.

Observation XIII.

Epilepsie idiopathique. — Amélioration.

Ballos..., Paul, Fr..., 24 ans, entré à Bicêtre le 4 avril 1875 (service de M. Bourneville).

	1875		1876		1877		1878		1879		1880		**1881**	
	Accès.	Vertiges.	Accès.	Vertiges.	Accès.	Vertiges.	Accès.	Vertiges.	Accès.	Vertiges.	Accès.	Vertiges.	Accès.	Vertiges.
Traitement hydrothérap. (4 mois). juin à sept.	14	—	20	—	14	—	19	—	30	—	22	6	**14**	**4**
Totaux annuels. .	34	—	59	—	48	—	60	—	69	—	64	15	63	14

Poids. — 20 novembre 1879 : 78 kil. 500 gr.
— 16 septembre 1880 : 76 kil. 200 gr.
— 11 juillet 1881 : 75 kil. 700 gr.
— Octobre 1881 : 76 kil. 400 gr.
— 31 janvier 1882 : 78 kil. 500 gr.

Il y avait déjà en 1880 une légère diminution par rapport à 1879. (1)

Observation XIV.

Epilepsie idiopathique.—Affaiblissement des facultés intellectuelles.— Amélioration.

Bourden..., Emile, 17 ans, entré à Bicêtre le 26 janvier 1878 (service de M. Bourneville).

(1) Pour les vertiges, voir note 1, page 19.

		1878		1879		1880		**1881**	
		Accès.	Vertiges.	Accès.	Vertiges.	Accès.	Vertiges.	Accès.	Vertiges.
Traitement hydrothérapique (7 mois).	Mai à novembre.	92	—	147	—	153	1	**130**	**3**
Totaux annuels. . . .		180	—	235	—	266	3	259	4

Poids. — 20 novembre 1879 : 47 kil. 800 gr.
— 16 septembre 1880 : 51 kil.
— 31 juillet 1881 : 53 kil. 650 gr.
— 31 janvier 1882 : 54 kil. 100 gr.

Observation XV.

Épilepsie idiopathique. — Onanisme. — Début à 14 ans. — Syphilis en octobre 1881 (1). — Amélioration.

Legr..., Etienne, 17 ans, entré à Bicêtre le 10 février 1881 (service de M. Bourneville).

		1881		**1882**	
		Accès.	Vertiges.	Accès.	Vertiges.
Traitement hydrothérapique (11 mois). Avril 1881. — Février 1882.	*Janvier*. . . .	—	—	**1**	»
	Février.	»	1	**1**	»
	Mars	1	3	0	0
	Avril.	»	»		
	Mai.	»	»		
	Juin	**1**	»		
	Juillet	**1**	»		
	Août	**1**	»		
	Septembre (2). .	**1**	»		
	Octobre.	**1**	»		
	Novembre . . .	»	»		
	Décembre. . . .	»	»		
	Totaux. . .	6	4		

Poids : Février 1881 : 49 kil. 800 gr. Taille : 1 m. 53.
— 31 Juillet 1881 : 57 kil. 750 gr. — 1 m. 55.
— 31 Janvier 1882 : 52 kil. 700 gr. — 1 m. 55.

(1) Traitement antisyphilitique depuis cette époque.
(2) Interruption du 8 septembre au 17 octobre (29 sept. : un accès. — 5 oct. : 1 accès).

L'oncle de ce malade a fourni les renseignements suivants sur les accès de son neveu avant son entrée à Bicêtre : Accès assez rares et peu forts la première et la seconde année; depuis, deux accès environ par mois ; du 27 novembre au 10 février 1881 : neuf accès ; le plus long intervalle aurait été de trois semaines.

Observation XVI.

Epilepsie idiopathique.— Amélioration pendant la durée du traitement.

Pl..., François, 52 ans, entré le 15 janvier 1875 (service de M. Bourneville).

	1875 Accès.	1875 Vertiges.	1876 Accès.	1876 Vertiges.	1877 Accès.	1877 Vertiges.	1878 Accès.	1878 Vertiges.	1879 Accès.	1879 Vertiges.	1880 Accès.	1880 Vertiges.	**1881** Accès.	**1881** Vertiges.
Traitement hydrothérapique (4 mois). Juill. à Oct.	2	—	21	—	10	—	18	—	29	—	26	6	**19**	**3**
Totaux annuels..	10	—	43	—	38	—	55	—	76	—	62	8	102	3

Poids. — 20 Novembre 1879 : 69 kil. 500 gr.
— 16 Septembre 1880 : 59 kil. 400 gr.
— 31 Juillet 1881 : 59 kil. 200 gr.
— 1er Novembre 1882 : 63 kil. 200 gr.
— 31 Janvier 1882 : 65 kil. 500 gr.

Observation XVII.

Epilepsie idiopathique. — Amélioration.

Berte..., Joseph, 33 ans, entré à Bicêtre le 25 juillet 1873 (service de M. Bourneville).

Deux traitements hydrothérapiques (3 mois chacun) :

	1874		1875		1876		1877		1878		1879		1880		1881	
	Accès.	Vertiges.	Accès.	Vertiges.	Accès.	Vertiges.	Accès.	Vertiges.	Accès.	Vertiges.	Accès.	Vertiges.	Accès.	Vertiges.	Accès.	Vertiges.
Juillet à Sept. .	8	—	18	—	18	—	23	—	31	—	40	—	**50**	**4**	**32**	»
Totaux ann.	62	—	107	—	103	—	91	—	106	—	151	10	140	6	136	00

Ce malade prend du *bromure de potassium* depuis dix ans environ.

Poids. — 20 Novembre 1879 : 61 kil. 800 gr.
— 16 Septembre 1880 : 62 kil. —
— 31 Juillet 1881 : 62 kil. 500 gr.
— Octobre 1881 : 61 kil. —
— 31 Janvier 1882 : 62 kil. —

Observation XVIII.

Epilepsie idiopathique (?) — Début à 20 ans. — Affaiblissement notable à gauche sans trouble de la sensibilité. — Périodes d'excitation. — Hallucinations de la vue. — Affaiblissement des facultés intellectuelles. — Suicides d'un oncle maternel et de deux cousins. — Amélioration.

Corl..., Albert, 42 ans, entré à Bicêtre le 12 mai 1876 (service de M. Bourneville).

		1876		1877		1878		1879		1880		1881	
		Accès.	Vertiges.	Accès.	Vertiges.	Accès.	Vertiges	Accès.	Vertiges.	Accès.	Vertiges.	Accès.	Vertiges.
Traitement hydrothérap. (4 mois).	Juillet à Octob.	14	—	25	—	30	—	26	—	29	»	**19**	**2**
Totaux annuels. .		23	—	64	—	58	—	72	—	114	1	57	4

Janvier 1882 : 12 accès.
Février 1882 : 12 accès ; 1 vertige.

Ce malade a pris du bromure de zinc en 1879 ; il a pris d'avril

1880 au 16 janvier 1881 du *bromure de potassium*; il n'a pas présenté de périodes d'excitation pendant le traitement hydrothérapique.

Poids. —	19 Novembre	1879 :	52 kil.	700 gr.
—	Septembre	1880 :	56 kil.	700 gr.
—	31 Juillet	1881 :	53 kil.	300 gr.
—	31 Octobre	1881 :	54 kil.	500 gr.
—	31 Janvier	1882 :	54 kil.	100 gr.

OBSERVATION XIX.

Epilepsie idiopathique. — Spermatorrhée. — Hypocondrie. — Amélioration légère.

Caze..., Pierre, 35 ans, entré à Bicêtre le 13 septembre 1877 (service de M. BOURNEVILLE).

		1878		1879		1880		1881	
		Accès.	Vertiges.	Accès.	Vertiges.	Accès.	Vertiges.	Accès.	Vertiges.
Traitement hydrothérapique (2 mois).	Août à Septembre.	18	—	13	—	11	1	8	»
Totaux annuels. . .		109	—	103	—	91	20	92	12

La spermatorrhée (1) aurait disparu à la suite des douches. Ce malade a pris du bromure de potassium jusqu'à août 1881.

Poids. —	20 Novembre	1879 :	57 kil.	700 gr.
—	16 Septembre	1880 :	56 kil.	900 gr.
—	31 Juillet	1881 :	56 kil.	800 gr.
—	Octobre	1881 :	57 kil.	800 gr.
—	31 Janvier	1882 :	58 kil.	700 gr.

(1) Voir Fleury, *loc. cit.*, p. 1033-1063.

Observation XX.

Épilepsie idiopathique. — Légère amélioration pendant le traitement.

Lamouch..., Paul, 20 ans, entré à Bicêtre le 24 septembre 1875 (service de M. Bourneville).

	1876		1877		1878		1879		1880		1881	
	Accès.	Vertiges.	Accès.	Vertiges.	Accès.	Vertiges.	Accès.	Vertiges.	Accès.	Vertiges.	Accès.	Vertiges.
Traitement hydrothérap. (3 mois). Juillet à Sept. .	9	—	4	—	5	—	1	—	4	»	3	»
Totaux annuels.	23	—	19	—	22	-	8	—	17	»	18	1

Ce malade a pris du bromure de potassium jusqu'au 8 février 1881.

Poids. —	20 Novembre	1879	: 57 kil. 800 gr.
—	16 Septembre	1880	: 57 kil. 700 gr.
—	31 Juillet	1881	: 56 kil. 900 gr.
—	Octobre	1881	: 56 kil. 700 gr.
—	31 Janvier	1882	: 57 kil. 200 gr.

Observation XXI.

Épilepsie idiopathique. — Début à un an. — Depuis l'âge de 3 ans accès fréquents. — Légère amélioration consécutive.

Bontem..., Désiré, 13 ans, entré à Bicêtre le 23 mai 1881 (service de M. Bourneville).

		1881		1882	
		Accès.	Vertiges.	Accès.	Vertiges.
Traitement hydrothérapique (6 mois). Juin. — Novembre.	Janvier . . .	—	—	1	»
	Février . . .	—	—	4	»
	Mars	—	—	1	»
	Avril	—	—		
	Mai.	3	»		
	Juin	**3**	»		
	Juillet . . .	**3**	»		
	Août	**5**	»		
	Septembre .	**7**	»		
	Octobre. . .	**7**	»		
	Novembre .	**1**	»		
	Décembre. .	1	»		
	Totaux annuels. . .	30	»		

Avant son entrée à Bicêtre, la plus longue rémission aurait été de 8-10 jours.

Poids. — Mai 1881	: 30 kil. 600 gr.	Taille :	1 m. 35.
— 31 Juillet 1881	: 30 kil. 600 gr.	—	1 m. 36.
— 31 Janvier 1882	: 33 kil. 400 gr.	—	1 m. 36.

Observation XXII.

Épilepsie idiopathique. — Début à 10 ans. — Scrofule. — Légère amélioration.

Bettf..., Désiré, 22 ans, entré à Bicêtre le 29 mai 1876 (service de M. Bourneville).

		1876		1877		1878		1879		1880		1881	
		Accès.	Vertiges.	Accès.	Vertiges.	Accès.	Vertiges.	Accès.	Vertiges.	Accès.	Vertiges.	Accès.	Vertiges.
1er traitement hydrothérap. (3 mois).	Juillet à Sept. .	5	—	3	—	9	—	12	—	**14**	**2**		
2e traitement hydrothérap. (5 mois).	Mai(1) à Sept. .	5	—	6	—	14	—	25	—	22	2	**19**	**1**
Totaux annuels.		9	—	21	—	33	—	56	1	56	5	50	3

(1) *Bromure de potassium* jusqu'à mai 1881.

Janvier 1882 : 9 accès ; 1 vertige.
Février 1882 : 6 — 1 —

Poids. —	20 Novembre	1879 :	54 kil. 700 gr.
—	16 Septembre	1880 :	54 kil. 200 gr.
—	21 Mai	1881 :	55 kil. 500 gr.
—	31 Juillet	1881 :	58 kil. 100 gr.
—	Octobre	1881 :	55 kil. 900 gr.
—	31 Janvier	1882 :	57 kil. —

Observation XXIII.

Epilepsie idiopathique. — A trois ans 1/2 deux crises suivies d'hémiplégie droite qui a disparu complètement 8 mois après. - Début à 12 ans. — Affaiblissement des facultés intellectuelles. — Onanisme. — Père alcoolique. — Amélioration légère.

Bl..., Jean, 16 ans, entré à Bicêtre le 18 mai 1880 (service de M. Bourneville).

Renseignements fournis par sa mère (31 mai 1881). — *Père*, 40 ans, ouvrier portemonnaietier, d'habitude bien portant, a quitté sa femme depuis 4 ans ; — il était violent et battait sa femme principalement à la suite des excès de boisson (vin, eau-de-vie surtout) qu'il faisait fréquemment ; — dès le début du mariage (27 ans et elle 15 ans) il se grisait, peu après il la battait ; — en 1871, il a été condamné à 5 ans de prison ; il avait été pris à l'ambulance Saint-Sulpice [1] ; il a été à Belle-Isle, puis à Brest ; — à son retour il est resté 3 ou 4 mois avec sa femme ; il buvait, proférait des menaces et ne voulait pas travailler. [*Père*, marchandeur à la ferraille, *mère*, blanchisseuse, tous deux bien portants et sobres ; — cinq *frères* tous célibataires et jouissant d'une bonne santé ; quelques-uns font des excès de

(1) De tous ceux qui s'y trouvaient quatre seulement ont été épargnés ; il avait enfoncé son bonnet de coton jusqu'au menton ; on le crut mort ; un autre était renfermé dans une armoire ; on ignore quel a été le nombre des fusillés ; les plus malades étaient descendus sur des chaises et massacrés dans la cour.

boisson. Pas d'aliénés, pas d'épileptiques, pas de difformes, ni de suicides ou de criminels dans la famille.]

Mère, 29 ans, cannière, est sujette depuis la maladie de son enfant, et après des émotions surtout, à des maux de tête occipitaux et frontaux accompagnés par instant d'une sensation d'étourdissements; — quand son enfant avait des accès, elle craignait de tomber; — elle est restée, l'année dernière, 15 jours à Saint-Louis pour une affection cutanée, qui aurait été attribuée à une peur (elle avait été renversée par une voiture) : elle est très impressionnable, pleure facilement; mais elle était autrefois très gaie; elle aurait eu deux *attaques de nerfs*, une dans chacune de ses deux premières grossesses. — Pas de grandes maladies. — [*Père,* émailleur, mort à 50 ans, d'une maladie de poitrine; sa *mère* est morte à 78 ans; — *mère,* brodeuse, morte à 50 ans d'un asthme, peu nerveuse, son père est mort de *paralysie*, en un jour; sa mère est morte jeune; une *tante* maternelle est devenue *folle* à 27 ans. — Pas d'autres aliénés, etc.]. — Pas de consanguinité.

Trois enfants et trois fausses couches — 1° Notre malade, 2° fausse couche à 3 mois à la suite d'une vive colère, 3° garçon mort à 2 ans 1/2 d'une *méningite*; a eu des *convulsions* très fortes à plusieurs reprises, 4° fausse couche à 4 mois environ (chute dans un escalier), — 5° garçon mort à 18 mois, en un jour, de *convulsions,* — 6° fausse couche de 3 mois (dispute avec son mari qui avait voulu la mettre à la porte).

Notre malade : au moment de la conception, le père n'était pas ivre; comme ils n'étaient pas mariés, il cachait ses ivresses; (plus tard, étant pris de boisson, il eut des rapports fréquents, ce qui a pu agir sur la mort des autres enfants (?). Grossesse accidentée (mariage un mois après l'accouchement); elle était chez ses parents qui lui faisaient des reproches; pas d'excès de boisson, elle buvait seulement durant les trois premiers mois beaucoup de café (5-6 tasses). — L'accouchement à terme fut naturel. — L'enfant élevé au sein par sa mère a été sevré à 10 mois parce qu'il avait un eczéma (face, bras); il a marché à un an et parlé à 2 ans 1/2; il a été propre de bonne heure, n'a jamais eu de convulsions, ni de manifestations scrofuleuses, sauf des engelures l'hiver dernier seulement; il a eu la rougeole dans la première enfance et une varioloïde assez forte à 10 ans, celle-ci n'a pas laissé de cicatrices (il avait été vacciné), pas d'autres maladies. — Vers trois ans son père l'aurait enivré; il aurait eu la nuit suivante des convulsions qui auraient duré de 10 à 20 minutes, on ne saurait dire si elles étaient plus marquées à gauche qu'à droite; à 3 ans 1/2 : peur; son père ivre en tapant sur une table aurait renversé du kirsch et une lampe à pétrole, le tout se serait enflammé; cette scène aurait vivement impressionné l'enfant qui aurait eu deux crises ainsi caractérisées : il disait : « maman, je tombe », perdait connaissance, puis sans avoir eu de convulsions, s'endormait; — il fut conduit aux enfants malades, où il serait resté deux mois; pendant son séjour à l'hôpital, il se serait développé une *paralysie du côté droit* (bras et jambe); il fut ensuite envoyé à Berck dès que la marche fut de nouveau possible; à son retour (18 mois après) il marchait comme s'il n'avait rien eu.

A l'école il apprenait difficilement, sa mémoire était mauvaise, mais moins qu'aujourd'hui; d'un caractère gai, mais obstiné, il était taquin et un peu en dessous, comme son père. A 12 ans étant à l'hippodrome, il eut *peur* et eut là son *premier accès*; avant il n'avait jamais eu d'étourdissements. — Le deuxième accès est survenu trois à quatre mois après le premier, le troisième, deux ou trois mois ensuite, puis les accès se répétèrent tous les mois ou toutes les six semaines. — On lui a fait boire du sang de bœuf (il y a quatre mois), les accès sont devenus plus fréquents, tous les 5 ou 6 jours; ils se produisent toujours le matin au lever, il dit : « maman, je vais tomber», il perd connaissance, sans avoir poussé de cri; rigidité générale, puis secousses du bras et de la jambe du côté droit; écume non sanguinolente; il n'urine pas sous lui.

Il était redevenu sale après ses accès mais il n'urine plus dans son pantalon ni au lit que depuis le commencement de l'année. Il est devenu plus méchant, plus taquin, plus obstiné depuis le début de l'épilepsie; la mémoire a baissé. — Étourdissements préalables. — Pas de céphalalgie. —Pas de folie après les accès. — Onanisme depuis deux ans. — Les convulsions cloniques portent seulement sur le côté droit.

Traitement. — Il a pris des pilules (?); du bromure de potassium.

L'enfant interrogé dit que les accès reviendraient toutes les semaines environ et souvent plusieurs fois par semaine; il fait de lui-même une distinction de ses accès en vrais et faux, en ce sens que certaines fois, ce matin, par exemple, il n'a fait, suivant son expression, « que paraître tomber; » dans cette catégorie d'accès les convulsions seraient moins fortes, il n'y aurait pas de stupeur consécutive et il conserverait le souvenir des personnes qui ont été présentes; il affirme, par exemple, avoir gardé le souvenir des personnes qui ont assisté à son accès de ce matin ; au contraire, dans les vrais accès, il n'aurait souvenir de rien, se mordrait la langue, etc.

Etat actuel. — Le faciès est celui d'un enfant de 8-10 ans; la *tête* présente comme caractère principal une prédominance très notable de la partie postérieure ; les bosses pariétales sont extrêmement saillantes ainsi que la bosse occipitale ; le vertex est aplati :

Diamètre occipito-frontal.	18 cent.
Diamètre bi-pariétal	15 cent.
Circonférence horizontale du crâne . . .	527 mill.
D'un tragus à l'autre par la base du front.	27 cent.
D'une oreille à l'autre	30 cent.

La *face* pâle est assez pleine; le *front* assez irrégulier, peu élevé et étroit, bombé vers sa partie supérieure, est très fuyant vers les parties latérales (de la partie moyenne des sourcils); il existe une dépression sourcillière assez accentuée.

Pas de déformation notable des *oreilles* ; le tragus est rudimentaire; le lobule peu développé. — Les *yeux* sont gris, sans aucune expression de rudesse; pas de strabisme ; le *nez* est camard, la *bouche* est petite, mesure 5 cent. Cou moyen, 12 cent. de circonférence. Le tronc est symétrique, bien conformé. Foie, rate normaux.

Respiration, circulation et digestion, rien de particulier.

La voûte palatine ne présente pas de profondeur exagérée ; le voile du palais n'est peut-être pas tout à fait symétrique ; l'arcade du côté droit paraît un peu moins large que la gauche ; il semble que le voile se soit abaissé légèrement à droite. — Luette effilée. — La langue ne présente aucune trace de morsure ; la plupart des dents de lait persistent et sont en bon état.

Organes génitaux : La verge est bien conformée, mais il n'y a qu'un testicule descendu dans les bourses, le droit. On trouve par la palpation le testicule gauche inclus dans un pli de la peau au niveau du canal inguinal ; la pression en ce point ne produit pas de douleur vive ; l'enfant indique lui-même que ce testicule qui est manifestement plus petit que le droit n'est jamais descendu.

Les membres supérieurs et inférieurs sont bien conformés, bien musclés (1 cicatrice de vaccin au bras droit, 2 au bras gauche ; quelques cicatrices sans caractères aux extrémités inférieures. — 1 cicatrice à la fesse gauche).

La *peau* est glabre ; les cheveux, les sourcils sont d'un blond cendré.

La *sensibilité générale* est normale. *Réflexe tendineux* peu développé.

La vue est plus faible à droite qu'à gauche ; à 20 cent. de distance, Bl... dit voir comme dans un brouillard. — Les autres sens spéciaux sont normaux.

Le sommeil est régulier entrecoupé de temps à autre de quelques rêves ; l'enfant raconte à ce propos qu'il lui arrivait autrefois de rêver qu'il pissait contre un arbre et qu'il pissait au lit à ce moment ; cet accident lui est arrivé pour la dernière fois au nouvel an ; auparavant il se renouvelait environ tous les deux mois.

Dynamomètre	. . . .	46 à droite.
—	. . . .	30 à gauche.

1880 3 *septembre*. *Douches*.

14 *octobre*.—Bl... a pris régulièrement ses douches ; pas de changement ; un peu colérique, se bat assez souvent. Son père est venu le voir 3 ou 4 fois ; au dire de la mère, il lui donnerait de mauvais conseils, entre autres de ne pas travailler, qu'il le fera sortir et qu'ils iront ensemble trafiquer et jouer dans les foires. Dents : 1 canine et 2 molaires de lait.

8 *novembre*. — Suspension des *douches*.

Bromure de sodium.—1 gr. jusqu'au 15 nov. ; 2 gr. jusqu'au 20 nov. ; 3 gr. jusqu'au 25 et 4 gr. jusqu'au 30.

20 *nov*. — Est menteur, têtu, grossier.

1881. 4 *avril*. — Querelles fréquentes. — *Douches*.

8 *octobre*. — Se trouvant seul, le 27 sept. au dortoir avec l'infirmier D..., celui-ci se serait livré sur lui à des actes de pédérastie : si l'on en croit l'enfant, il n'y aurait eu ni intromission, ni mouillage.

12 *décembre*. — Suppression des *douches*, continuation du *bromure de sodium*

Traitement hydrothérap. (8 mois). Avril. — Novembre.

	1880		1881		1882	
	Accès.	Vertiges.	Accès.	Vertiges.	Accès.	Vertiges.
Janvier . .	—	—	»	»	»	»
Février . . .	-	-	»	»	»	»
Mars . .	—	—	»	»	»	»
Avril. . .	—	--	2	»		
Mai	1	»	1	»		
Juin	»	»	3	»		
Juillet . .	1	»	1	»		
Août	3	»	2	»		
Septembre .	5	»	»	»		
Octobre . .	3	»	1	»		
Novembre .	2	»	3	»		
Décembre. .	»	»	1	»		
Totaux annuels. . .	15	»	14	»		

Poids. — 18 Mai 1880 : 29 kil. Taille : 1 m. 34.
— 16 Septembre 1880 : 33 kil. 200 gr. — 1 m. 35.
— 31 Juillet 1881 : 38 kil. 700 gr. — 1 m. 41.
— 31 Janvier 1882 : 43 kil. 200 gr. — 1 m. 45.

Observation XXIV.

Epilepsie idiopathique. — Début à 8 ans. — Crâne natiforme. — Accès surtout nocturnes. — Manie. — Onanisme. — Affaiblissement des facultés intellectuelles. — Légère amélioration.

Schad..., Philippe, 17 ans, entré à Bicêtre le 16 mars 1874 (service de M. Bourneville).

Traitement hydrothérapique (3 mois) :

	1874		1775		1876		1877		1878		1879		1880		1881	
	Accès.	Vertiges.	Accès.	Vertiges.	Accès.	Vertiges.	Accès.	Vertiges.	Accès.	Vertiges.	Accès.	Vertiges.	Accès.	Vertiges.	Accès.	Vertiges.
Août à Oct.	26	—	20	—	35	—	35	—	26	—	29	—	87	»	**75**(1)	»
Tot. ann.	183	—	136	—	132	—	188	—	150	—	121	—	331	2	324	3

Janvier 1882 : 51 accès ; 00 vertiges.
Février 1882 : 1 — 00 —
Mars 1882 : 24 — » — (2).

(1) A pris les douches irrégulièrement sauf les deux derniers mois.
(2) *Bromure d'Ethyle* du 9-25 février et du 10-31 mars 1881. (1 accès le 12 et le 13.)

Ce malade a pris du bromure de potassium jusqu'en novembre 1881 ; du chloral à doses croissantes (1 à 5 gr.) du 5 novembre à février 1882, puis du *bromure de potassium*. Du 8-16 mars 1881 il a eu un érysipèle de la face (0 accès de jour, 12 accès de nuit).

Pendant la durée du traitement hydrothérapique les périodes d'excitation semblent avoir été de moindre durée.

Poids. —				
Poids. —	20 Novembre 1879 :	29 kil. 500 gr.	Taille :	1 m. 30.
—	16 Septembre 1880 :	33 kil. 200 gr.	—	1 m. 31.
—	31 Juillet 1881 :	33 kil. 600 gr.	—	1 m. 36.
—	Décembre 1881 :	35 kil. 50 gr.	—	»
—	31 Janvier 1882 :	35 kil. 400 gr.	—	1 m. 36.

OBSERVATION XXV.

Epilepsie idiopathique. — Début à 11 ans. — Légère amélioration consécutive.

Jeaun..., Victor, entré à Bicêtre le 24 février 1881 (service de M. BOURNEVILLE).

		1881 Accès.	1881 Vertiges.	1881 Accès.	1881 Vertiges.
Traitement hydrothérapique (6 mois). Juin. — Novembre.	Janvier	—	—	1	»
	Février . . .	»	»	1	»
	Mars	4	9	1	»
	Avril	3	4		
	Mai	2	»		
	Juin . . .	**2**	**1**		
	Juillet . . .	**6**	»		
	Août	**4**	»		
	Septembre	**3**	»		
	Octobre . .	**2**	»		
	Novembre .	**2**	»		
	Décembre. .	»	»		
	Totaux . .	28	14		

Ce malade a pris du *bromure de potassium* jusqu'au 10 novembre 1881.

Poids. —	Mars 1881 :	26 kil. 300 gr.	Taille :	1 m. 35.
—	31 Juillet 1881 :	25 kil.	—	1 m. 36.
—	31 Janvier 1882 :	28 kil. 200 gr.	—	1 m. 38.

Observation XXVI.

Epilepsie idiopathique. — Onanisme. — Début à 9 ans. — Père et mère morts phtisiques. — Légère amélioration.

Lepellet..., Pierre, 18 ans, entré à Bicêtre le 14 mars 1879 (service de M. Bourneville).

		1879		1880		**1881**	
		Accès.	Vertiges.	Accès.	Vertiges.	Accès.	Vertiges.
Traitement hydrothérapique (4 mois)	Août à Novemb..	11	—	10	12	**17**	»
Totaux annuels.		24	—	41	26	56	12

Ce malade prend du *bromure de camphre* depuis janvier 1881.

Poids. — 20 Novembre 1879 : 61 kil. 300 gr. Taille : 1 m. 49.
— 16 Septembre 1880 : 63 kil. 900 gr.
— 31 Juillet 1881 : 64 kil. 300 gr. — 1 m. 56.
— 31 Janvier 1882 : 65 kil. 300 gr. — 1 m. 57.

L'amélioration a porté principalement sur les vertiges qui ont disparu durant le traitement. M. Bourneville a insisté devant nous sur l'importance de cette diminution des vertiges au point de vue du pronostic, car ce sont surtout les vertiges qui hâtent la déchéance intellectuelle.

Observation XXVII.

Epilepsie idiopathique. — Convulsions fréquentes dans l'enfance. — Début à 8 ans (peur.) — Paralysie passagère à droite après les accès. — Affaiblissement des facultés intellectuelles. — Légère amélioration.

Lebr..., Alfred, 12 ans, entré à Bicêtre le 21 juin 1880 (service de M. Bourneville).

		1880		1881	
		Accès.	Vertiges.	Accès.	Vertiges.
Premier traitement hydrothérapique (2 mois).	Octobre à Novembre. . .	**44**	»		
Deuxième traitement hydrothérapique (5 mois).	Juin à Novembre	133	81	**148**	**4**
	Totaux annuels. . .	156	81	255	4

Avant son entrée à Bicêtre le maximum des accès en 24 heures a été de 5 ; le plus long intervalle de 2 jours ; en juin et juillet 1880 ce malade a eu 54 accès ; en août et septembre 1880: 35 accès.

Ce malade prend du *sirop de picrotoxine* depuis le mois de décembre 1880.

Poids. —	23 Juin	1880 : 27 kil. 800 gr.	Taille :	1 m. 31.
—	16 Septembre	1880 : 28 kil. 800 gr.	—	1 m. 32.
—	31 Juillet	1881 : 29 kil. 200 gr.	—	1 m. 34.
-	31 Janvier	1882 : 30 kil. 700 gr.	—	1 m. 36.

Dans ce cas, comme dans le précédent, ce sont les vertiges qui ont diminué.

Observation XXVIII.

Épilepsie idiopathique. — Hypocondrie. — Tentatives de suicides. — Violences. — Kleptomanie. — Insuccès.

Lef..., Paul, 24 ans, entré à Bicêtre le 13 mai 1878 (service de M. Bourneville).

		1878		1879		1880		1881	
		Accès.	Vertiges.	Accès.	Vertiges.	Accès.	Vertiges.	Accès.	Vertiges.
Premier traitement hydrothérapique (4 mois).	Juillet à Octobre. . .	25	—	24	—	**40**	**8**		
Deuxième traitement hydrothérapique (6 mois).	Mai à Octobre. . .	41	—	41	3	68	14	**84**	**1**
	Totaux annuels . .	44	—	67	6	129	34	157	6

Ce malade a pris du *bromure de potassium* jusqu'en juin 1881.

Poids. —	20 Novembre	1879	: 50 kil
—	16 Septembre	1880	: 47 kil. 700 gr.
—	31 Juillet	1881	: 50 kil. 200 gr.
—	Novembre	1881	: 51 kil. 200 gr.
—	31 Janvier	1882	: 53 kil. 100 gr.

Même remarque que pour les observations XXVI et XXVII.

Observation XXIX.

Epilepsie idiopathique. — Début à 15 ans. — Affaiblissement des facultés intellectuelles. — Mère migraineuse. — Père, mère, sœur, morts de tuberculose pulmonaire. — Même état.

Mall..., Auguste, 17 ans, entré à Bicêtre le 5 janvier 1881 (service de M. Bourneville).

		1881		1882	
		Accès.	Vertiges.	Accès.	Vertiges.
	Janvier. . .	7	»	5	»
	Février. .	7	»	10	»
	Mars. . . .	5	»	7	»
Traitement hydrothérapique (8 mois). Avril. — Novembre.	*Avril* . .	**10**	»		
	Mai . . .	**8**	»		
	Juin . . .	**10**	»		
	Juillet. . .	**6**	»		
	Août . . .	**6**	»		
	Septembre.	**8**	»		
	Octobre . .	**6**	»		
	Novembre.	**8**	»		
	Décembre .	3	»		
Totaux annuels. . .		84	»		

Poids. —	Janvier 1881	: 47 kil. 800 gr.	Taille :	1 m. 61.
—	31 Juillet 1881	: 52 kil. 250 gr.	—	1 m. 61.
—	31 Janvier 1882	: 53 kil. 700 gr.	—	1 m 65.

Observation XXX.

Epilepsie idiopathique. — Imbécillité congénitale. — Onanisme dès l'enfance. — Incontinence d'urine héréditaire. — Etourdissements de 9-14 ans. — Accès à 14 ans. — Même état.

Led..., Henri, 18 ans, entré à Bicêtre le 19 mars 1879 (service de M. Bourneville).

		1879		**1880**		1881	
		Accès.	Vertiges.	Accès.	Vertiges.	Accès.	Vertiges.
Premier traitement hydrothérapique (6 mois).	Juillet à Décemb.	27	—	**17**	1	—	—
Second traitement hydrothérapique (6 mois).	Juin à Novemb.	30	—	21	1	**25**	**1**
Totaux annuels. . .		35	•	40	1	36	1

Poids. —	20 Novembre 1879 :	55 kil. 500 gr.	Taille :	1 m. 55.
—	16 Septembre 1880 :	59 kil. 700 gr.	—	1 m. 62.
—	31 Juillet 1881 :	61 kil. 850 gr.	—	1 m. 65.
—	31 Janvier 1882 :	63 kil. 700 gr.	—	1 m. 65.

Observation XXXI.

Epilepsie idiopathique. — Début à 15 ans. — Stupeur. — Affaiblissement des facultés intellectuelles. — Père alcoolique. — Mère migraineuse. — Crises nerveuses chez un cousin maternel. — Pas d'amélioration.

Demytten..., Joseph, 18 ans, entré à Bicêtre le 26 avril 1880 (service de M. Bourneville) ; transféré à l'asile de Froidmont (Belgique), le 1 octobre 1881.

		1880		1881	
		Accès.	Vertiges.	Accès.	Vertiges.
Premier traitement hydrothérapique (6 mois).	Juillet à Décembre. . . .	**58**	**84**	—	—
Deuxième traitement hydrothérapique (3 mois).	Juin à Septembre . . .	36	42	**47**	**45**
	Totaux annuels. . . .	86	87	71	56

Poids. —	28 Avril 1880	52 kil. 500 gr.	Taille :	1 m. 55.
—	16 Septembre 1880	61 kil.	—	1 m. 60.
—	26 Janvier 1881	61 kil. 800 gr.	—	1 m. 61.
—	21 Juin 1881	57 kil. 100 gr.	—	1 m. 63.
—	31 Juillet 1881	60 kil. 750 gr.	—	1 m. 63.

Observation XXXII.

Epilepsie idiopathique. — Secousses. — Vertiges très fréquents. — Roulements. — Tournoiements. — Affaiblissement des facultés intellectuelles. — Insuccès.

Harp..., Georges, 17 ans, entré à Bicêtre le 2 juillet 1872 (service de M. Bourneville) (1).

	1873		1874		1875		1876		1877		1878		1879		**1880**		**1881**	
	Accès.	Vertiges.	Accès.	Vertiges.	Accès.	Vertiges.	Accès.	Vertiges.	Accès.	Vertiges.	Accès.	Vertiges.	Accès.	Vertiges.	Accès.	Vertiges.	Accès.	Vertiges.
1er tr. hyd. (2 m). Sept. à Oct.	123	—	37	—	20	—	19	—	11	—	22	—	149	40	**104**	**677**	»	»
2e tr. hyd. (7 m.) Mai à Nov.	270	—	97	—	68	—	61	—	51	—	77	—	416	47	348	1403	**765**	**2215**
Tot. ann.	511	—	164	—	90	—	90	—	79	—	110	—	459	57	628	2005	995	3048

(1) Voir pour ce malade l'observation II du chapitre de la pilocarpine.

Poids. —	20 Novembre 1879 :	28 kil. 300 gr.	Taille :	1 m. 37.
—	16 Septembre 1880 :	34 kil.	—	1 m. 42.
—	31 Juillet 1881 :	39 kil. 800 gr.	—	1 m. 48.
—	31 Janvier 1882 :	35 kil. 700 gr.	—	1 m. 50.

OBSERVATION XXXIII.

Epilepsie idiopathique.— Convulsions de 1 à 7 ans. — Etourdissements à 13 ans. — Premier accès à 15 ans. — Insuccès.

Brab..., Théophile, 17 ans, entré à Bicêtre le 3 octobre 1879 (service de M. BOURNEVILLE) ; sorti le 14 décembre 1879, rentré le 17 juillet 1881.

		1881		1882	
		Accès.	Vertiges.	Accès.	Vertiges.
	Janvier . .	—	—	19	7
	Février. .	—	—	14	8
	Mars. . . .	—	—	7	12
	Avril . . .	—	—		
Traitement hydrothérapique	Mai	—	—		
(4 mois).	Juin	—	—		
Août. — Novembre.	Juillet . .	5	—		
	Août . . .	**10**	**7**		
	Septembre	**12**	**16**		
	Octobre . .	**25**	**3**		
	Novembre.	**19**	**4**		
	Décembre .	14	16		
	Totaux annuels. . .	85	46		

Poids. —	20 Novembre 1879 :	47 kil. 900 gr.	Taille :	1 m. 55.
—	17 Juillet 1881 :	49 kil. 600 gr.	—	1 m. 59.
—	31 Janvier 1882 :	56 kil. 600 gr.	—	1 m. 60.

OBSERVATION XXXIV.

Epilepsie idiopathique. — Périodes d'excitation.— Hypocondrie. — Insuccès.

Périg..., Jean, 33 ans, entré à Bicêtre le 2 octobre 1880 (service de M. BOURNEVILLE).

		1871		1880		1881	
		Accès.	Vertiges.	Accès.	Vertiges.	Accès.	Vertiges.
Traitement hydrothérapique (4 mois)	Juillet à Octob..	18(1)	—	4(2)	—	**37**	**5**
Totaux annuels. . .		39	—			82	6

Ce malade a eu moins de périodes d'excitation pendant la durée du traitement hydrothérapique.

Poids. — Octobre 1880 : 64 kil. 400 gr.
— Novembre 1881 : 65 kil. 400 gr.
— 31 Janvier 1882 : 63 kil. »

Observation XXXV.

Epilepsie idiopathique. — Idiotie complète. — Paraplégie. — Affaiblissement des facultés intellectuelles. — Insuccès.

Cont..., Léon, 14 ans, entré à Bicêtre le 3 juillet 1875 (service de M. Bourneville) (3).

		1875		1876		1877		1878		1779		1880		1881	
		Accès.	Vertiges.	Accès.	Vertiges.	Accès.	Vertiges.	Accès.	Vertiges.	Accès.	Vertiges.	Accès.	Vertiges.	Accès.	Vertiges.
Traitement hydrothérapique (4 mois).	Juill. à Octob.	8	—	85	—	96	—	211	—	200	—	166(4)	»	**222**	»
Totaux annuels.		38	—	152	--	268	—	691	—	634	1	791	»	740	»

Janvier 1882 : 9 accès.
Février — 61 accès.

(1) Périg... est entré et sorti six fois depuis 1866 ; il n'a, avant 1880, fait un séjour un peu prolongé à Bicêtre que de 1870-72 (avril). En comparant l'année 1871 à 1881 on voit que la maladie a suivi une marche progressive.

(2) Octobre seulement.

(3) Voir *Progrès médical*, n° 13, 9e année, 26 mars 1881 : Bourneville et d'Olier, *Recherches sur l'action physiologique et therapeutique du bromure d'éthyle dans l'épilepsie et l'hystérie.*

(4) Année pendant laquelle ce malade a été soumis aux inhalations de bromure d'éthyle.

Poids. —	20 Novembre 1879	: 24 kil. 500 gr.	Taille :	1 m. 23.
—	15 Septembre 1880	: 33 kil. 200 gr.		
—	31 Juillet 1881	: 34 kil. 700 gr.	—	1 m. 28.
—	Novembre 1881	: 30 kil. 450 gr.		
—	31 Janvier 1882	: 33 kil. 700 gr.	—	1 m. 33.

Observation XXXVI.

Epilepsie idiopathique. — Excès de boisson. — Début à 32 *ans. — Syphilis à* 36 *ans. — Hernie. — Insuccès.*

Maud..., Henri, 46 ans, entré à Bicêtre le 2 avril 1872 (service de M. Bourneville).

Traitement hydrothérapique (3 mois) :

	1872		1873		1874		1875		1876		1877		1878		1879		1880		1881	
	Accès.	Vertiges.	Accès.	Vertiges.	Accès.	Vertiges.	Accès.	Vertiges.	Accès.	Vertiges.	Accès.	Vertiges.	Accès.	Vertiges.	Accès.	Vertiges.	Accès.	Vertiges.	Accès.	Vertiges.
Juillet à Septembre...	1	—	2	—	1	—	0	—	1	—	10	—	2	—	2	—	2	»	3	»
Tot. annuels.	5	—	7	—	8	—	12	—	3	—	17	—	7	—	10	•	13	»	15	»

Poids. —	20 Novembre 1879	: 51 kil. 700 gr.
—	16 Septembre 1880	: 54 kil.
—	31 Juillet 1881	: 55 kil.
—	Octobre 1881	: 52 kil. 700 gr.
—	31 Janvier 1882	: 52 kil. 400 gr.

Observation XXXVII.

Epilepsie jacksonnienne. — A 10 *ans, compression de la tête entre un trottoir et une voiture ; plaie étendue. — Début* 3 *à* 4 *mois après cet accident.— Aura du bras gauche.— Tentative de suicide. — Pédérastie passive. — Syphilis en octobre* 1881. *— Insuccès.*

Gaut..., Henri, 15 ans, entré à Bicêtre le 7 mai 1879 (service de M. Bourneville).

		1879		1880		1881	
		Accès.	Vertiges.	Accès.	Vertiges.	Accès.	Vertiges.
Traitement hydrothérapique (8 mois).	Mai à Décemb.	57	—	61	4	**70**	**20**
Totaux annuels. . .		57	—	85	4	85	22 (1)

Poids. — 20 Novembre 1879 : 41 kil. 300 g.. Taille : 1 m. 39.
— 16 Septembre 1880 : 44 kil. 500 gr. — 1 m. 46.
— 31 Juillet 1881 : 50 kil. 850 gr. — 1 m. 52.
— 31 Janvier 1882 : 51 kil. 700 gr. — 1 m. 55.

Les accès qui avaient un peu diminué dans le courant de l'été ont été plus nombreux depuis l'apparition de la syphilis ; — traitement antisyphilitique.

Observation XXXVIII.

Convulsions depuis la naissance jusqu'à 2 ans. — Cauchemars de 7-9 ans. — Epilepsie à 12 ans 1/2. — Hystéro-épilepsie à 13 ans. — Epilepsie et hystéro-épilepsie de 13-17 ans. — Depuis l'âge de 17 ans épilepsie. — Affaiblissement des facultés intellectuelles. — Insuccès.

Duv..., Victor, 33 ans, entré à Bicêtre le 8 avril 1880 (service de M. Bourneville) (2).

		1880		1881	
		Accès.	Vertiges.	Accès.	Vertiges,
Traitement hydrothérapique (5 mois).	Mai à Septembre.	38	3	**43**	»
Totaux annuels. . . .		61	3	112	2

Avril 1880, mai 1881 : bromure de potassium.

---

(1) En décembre 1881 on a compté comme vertiges (20) les *crampes* du bras gauche. — Voir l'observation complète de ce malade, au chapitre de l'aimant (Obs. III).

(2) Voir pour l'observation de ce malade : D'Olier, *De la coexistence de l'hystérie et de l'épilepsie.* Paris 1881 (extrait des *Annales médico-psychologiques*, p. 17-18).

Poids. —	16 Septembre	1880 :	69 kil.
—	31 Juillet	1881 :	67 kil. 300 gr.
—	12 Octobre	1881 :	66 kil. 500 gr.
—	31 Janvier	1882 :	67 kil. 500 gr.

Observation XXXIX.

Epilepsie idiopathique. — Convulsions, puis accès dès la première enfance. — Vertiges nombreux. — Etat de mal vertigineux. — Pyromanie. — Insuccès.

Courch..., Jules, 11 ans, entré à Bicêtre le 22 juillet 1880 (service de M. Bourneville).

		1880		**1881**		1882	
		Accès.	Vertiges.	Accès.	Vertiges.	Accès.	Vertiges.
	Janvier . .	—	—	1320	11	2069	573
	Février . .	—	—	1214	14	1826	»
	Mars. . . .	—	—	1233	5	1329	287
	Avril . . .	—	—	1251	7	1074	558
Traitement hydrothérapique (6 mois). Mai. — Octobre.	*Mai. . . .*	—	—	**1740**	**200**		
	Juin . . .	—	—	**1757**	»		
	Juillet .	293	»	**1892**	**365**		
	Août . . .	1149	»	**1862**	»		
	Septembre	1038	»	**2008**	»		
	Octobre (1).	1269	»	**1925**	**475**		
	Novembre.	1875	11	1964	»		
	Décembre .	1606	»	1838	»		
Totaux annuels. . .		7230	11	20024	1077		

Traitements divers : Bromure de camphre, bromure de zinc, élixir polybromuré, etc. (2).

Poids. —	Juillet	1880 :	24 kil. 250 gr.	Taille :	1 m. 19.
—	16 Septembre	1880 :	23 kil. 230 gr.	—	1 m. 23.
—	31 Juillet	1881 :	24 kil. 700 gr.	—	1 m 23.
—	31 Janvier	1882 :	27 kil.	—	1 m. 25.

(1) Erysipèle de la face du 28 octobre-2 novembre 1880 (persistance des accès et des vertiges). — Voir l'observation complète de ce malade dans la thèse de Morlot, *Sur une forme grave de l'épilepsie* ; Paris, 1881 ; p. 34-39.

(2) Voir pour ce malade l'observation V du chapitre de la pilocarpine.

Observation XL.

Epilepsie idiopathique. — Excès de boisson (1871). — *Début en* 1872. *Hernie inguinale droite. — Accès de manie. — Insuccès.*

Fourn..., François, 32 ans, entré à Bicêtre le 27 février 1875 (service de M. Bourneville).

	1875		1876		1877		1878		1879		1880		**1881**	
	Accès.	Vertiges.	Accès.	Vertiges.	Accès.	Vertiges.	Accès.	Vertiges.	Accès.	Vertiges.	Accès.	Vertiges.	Accès.	Vertiges.
Traitement hydrothérapique (5 mois). Mai à Sept...	7	—	10	–	12	—	19	—	23	—	20	2	**25**	»
Totaux annuels.	13	—	32	—	28	—	56	—	45	»	51	2	62	»

Ce malade prend du *bromure de potassium* depuis plusieurs années.

Poids. — 20 Novembre 1879 : 66 kil. 400 gr.
— 16 Septembre 1880 : 65 kil. 400 gr.
— 21 Juillet 1881 : 63 kil. 600 gr.
— Octobre 1881 : 63 kil. 300 gr.
— 31 Janvier 1882 : 60 kil. 300 gr.

Observation XLI.

Epilepsie idiopathique. — Vertiges à 6 *ans. — Accès* 2 *mois plus tard. — Accès sans période de stertor. — Balancement particulier. — Père alcoolique. — Grand-père alcoolique et cancéreux. — Mère migraineuse. — Deux sœurs mortes de méningite. — Insuccès.*

Mul..., Albert, 9 ans, entré à Bicêtre le 19 avril 1880 (service de M. Bourneville).

	1880		**1881**	
	Accès.	Vertiges.	Accès.	Vertiges.
Traitement hydrothérapique (6 mois). Juin à Novembre.....	25	»	**93**	**9**
Totaux annuels...	200	»	216	12

Ce malade prend du *bromure de potassium* depuis son entrée.

Poids. —	21 Avril	1880 : 18 kil.	Taille :	1 m. 10.
—	16 Septembre	1880 : 20 kil. 700 gr.	—	1 m. 16.
—	31 Juillet	1881 : 21 kil. 50 gr.	—	1 m.
—	31 Janvier	1882 : 22 kil. 900 gr.	—	1 m. 18.

Observation XLII.

Epilepsie idiopathique. — Démence. — Insuccès.

Car..., Alexandre, 40 ans, entré à Bicêtre le 6 mai 1874 (service de M. Bourneville).

Traitement hydrothérapique (5 mois) :

	1874		1875		1876		1877		1778		1879		1880		**1881**	
	Accès.	Vertiges.	Accès.	Vertiges.	Accès.	Vertiges.	Accès.	Vertiges.	Accès.	Vertiges.	Accès.	Vertiges.	Accès.	Vertiges.	Accès.	Vertiges.
Mai à Sept.	125	—	188	—	131	—	87	—	100	—	173	—	235	58	**373**	**81**
Tot. an.	272	—	450	—	388	—	320	—	309	—	320	9	522	187	759	116

Ce malade, actuellement au *bromure de potassium*, prenait auparavant du *bromure de camphre* à cause de ses vertiges.

Poids. —	20 Novembre	1879 : 61 kil. 500 gr.
—	16 Septembre	1880 : 59 kil. 300 gr.
—	31 Juillet	1881 : 62 kil.
—	Octobre	1881 : 61 kil. 600 gr.
—	31 Janvier	1882 : 63 kil. 700 gr.

Observation XLIII.

Epilepsie apoplectiforme. — Convulsions d'un seul côté du corps, de 18 mois à 6 ans. — Crises plus éloignées de 6-10 ans. — Accès généralisés à 10 ans. — Consanguinité. — Insuccès.

Parin..., Auguste, 12 ans, entré à Bicêtre le 23 avril 1881 (service de M. Bourneville).

		1881		1881	
		Accès.	Vertiges.	Accès.	Vertiges.
Traitement hydrothérapique (6 mois). Juin. — Novembre.	Janvier. . .	—	—	11	2
	Février. . .	—	—	10	»
	Mars	—	—	4	»
	Avril	—	—		
	Mai.	3	»		
	Juin	**7**	»		
	Juillet . . .	**10**	»		
	Août. . . .	**8**	»		
	Septembre .	**6**	»		
	Octobre . .	**9**	»		
	Novembre .	**11**	**2**		
	Décembre. .	8	»		
	Totaux (1). . .	62	2		

Ce malade est soumis à un traitement par les purgatifs depuis le 27 mai.

Poids. — Avril 1881 : 49 kil. 300 gr. Taille : 1 m. 49.
— 31 Juillet 1881 : 50 kil. — 1 m. 50.
— 31 Janvier 1882 : 53 kil. 700 gr. — 1 m. 53.

Observation XLIV.

Epilepsie idiopathique. — Convulsions dans l'enfance. — Congestion cérébrale à 3 ans. — Vertiges à 7 ans. — Premier accès à 12 ans. Affaiblissement léger des facultés intellectuelles. — Mère hystérique. — Insuccès.

Delam..., Justin, 18 ans, entré à Bicêtre le 9 mars 1881 (service de M. Bourneville).

(1) Avant son entrée à Bicêtre, accès au moins toutes les semaines ; le maximum des accès a été de 1 ou 2 en 24 heures ; le plus long intervalle depuis un an : 3 semaines.

		1880		1881		1882	
		Accès.	Vertiges.	Accès.	Vertiges.	Accès.	Vertiges.
	Janvier . . .	—	—	—	—	1	»
	Février .	—	—	—	—	1	»
	Mars	7	»	6	»	2	»
	Avril	5	»	1	»	3	»
Traitement hydrothérapique	*Mai*	1	»	**29**	»		
(7 mois)	*Juin* . . .	3	»	**6**	»		
	Juillet . . .	5	»	**1**	»		
Avril. — Octobre.	*Août*	5	»	**47**	»		
	Septembre .	3	»	**21**	»		
	Octobre . . .	3	»	**16**	»		
	Novembre . .	2	»	»	»		
	Décembre . .	1	»	»	»		
	Totaux. . .	35	»	131	»		

Ce malade a pris du *bromure d'arsenic* pendant un temps indéterminé ; — depuis février 1881, il est soumis à un traitement par les *purgatifs.*

Poids. —	Mars 1881 :	54 kil.	Taille :	1 m. 67.
—	31 Juillet 1881 :	56 kil. 700 gr.	—	1 m. 67.
—	Novembre 1881 :	58 kil. 600 gr.		
—	31 Janvier 1882 :	59 kil. 700 gr.	—	1 m. 67.

Observation XLV.

Epilepsie apoplectiforme. — Accouchement au forceps. — Début à 12 ans 1/2, peu de jours après la mort de son père. — Accès nocturnes d'abord, puis nocturnes et diurnes. — Onanisme. — Affaiblissement des facultés intellectuelles. — Instabilité. — Violences. — Guérison. — Rechute. — Mère migraineuse. — Même état.

Lév..., Jacob, 17 ans, entré à Bicêtre le 19 novembre 1879 (service de M. Bourneville).

		1878		1879		1880		1881		1882	
		Accès.	Vertiges.	Accès.	Vertiges.	Accès.	Vertiges.	Accès.	Vertiges.	Accès.	Vertiges.
	Janvier. . .	12	—	3	—	93	»	»	»	9	»
	Février. . .	8	—	10	—	27	»	»	»	10	5
Traitement	Mars	5	—	10	—	»	»	»	»	21	»
	Avril. . . .	7	—	13	—	»	»	»	»	28	»
hydrothérapiq.	Mai.	3	—	29	—	»	»	»	»		
	Juin	1	—	13	—	»	»	**4**	»		
(6 mois).	*Juillet*. . .	5	—	31	—	»	»	**4**	»		
	Août. . . .	1	—	39	—	»	»	**2**	»		
Juin. — Nov.	*Septembre*.	3	—	17	—	»	»	**5**	»		
	Octobre . .	4	—	...	—	»	»	**15**	»		
	Novembre .	4	—	30	—	»	»	**10**	»		
	Décembre .	5	—	39	—	»	»	**9**	»		
	Totaux. . .	58	—	234	—	120	»	49	»		

Ce malade prend du *bromure de potassium* depuis janvier 1880; il suit un traitement par les *purgatifs* depuis le mois de janvier 1880.

Poids. — 20 Novembre 1879 :	46 kil. 500 gr.	Taille :	1 m. 52.
— 16 Septembre 1880 :	54 kil.	—	1 m. 59.
— 31 Juillet 1881 :	60 kil. 450 gr.	—	1 m. 63.
— 31 Janvier 1882 :	61 kil. 100 gr.	—	1 m. 67.

L'hydrothérapie a été employée aussi chez plusieurs malades atteints *d'épilepsie hémiplégique* consécutive à une atrophie cérébrale de l'enfance.

Nous n'entrerons pas dans des détails au sujet de cette forme de l'épilepsie qui a été l'objet d'un travail de M. Bourneville (1), fait surtout avec les observations du service de M. Charcot et à laquelle notre ami M. Vuillamié, sur les conseils de notre maître commun consacre sa thèse.

Nous nous bornerons à un simple sommaire.

---

(1) *Iconographie de la Salpêtrière*, t. II, p. 1-19.

OBSERVATION XLVI.

Convulsions à 18 mois. — Hémiplégie droite. — Accès d'épilepsie. — Mère nerveuse. — Viol (1869). — Grossesse accidentée (attaques d'hystérie). — Amélioration.

Cabo..., Léon, 12 ans, entré à Bicêtre le 3 août 1877 (service de M. BOURNEVILLE).

		1877		1878		1879		1880		1881	
		Accès.	Vertiges.	Accès.	Vertiges.	Accès.	Vertiges.	Accès.	Vertiges.	Accès.	Vertiges.
1er traitement hydrothérapique (3 mois).	Septemb. à Novemb.	25	—	2	—	8	—	7 (1)	»		
2e traitement hydrothérapique (6 mois).	Mai à Décembr.	38	—	10	—	23	—	12	»	5	»
Totaux annnels. . .		38	—	25	—	87	—	20	—	7	»

Poids. — 20 Novembre 1879 : 23 kil. 500 gr. Taille : 1 m. 09.
— 16 Septembre 1880 : 25 kil. 500 gr. — 1 m. 14.
— 31 Juillet 1881 : 25 kil. 150 gr. — 1 m. 18.
— 31 Janvier 1882 : 21 kil. 700 gr. — 1 m. 21.

OBSERVATION XLVII.

Convulsions dans l'enfance. — Hémiplégie gauche à 6-7 ans. — Inertie intellectuelle. — Érysipèle de la face (2). — Père bègue. — Cousine germaine bègue. — Une sœur de la mère bègue (3 enfants dont l'aîné seul est bègue, et un autre est hémiplégique sans épilepsie). — Quelques frères et sœurs, convulsions. — Amélioration légère.

Soula..., Jean, 19 ans, entré à Bicêtre le 6 novembre 1871 (service de M. BOURNEVILLE).

(1) En juillet et août 1880 il n'a pas eu un seul accès ; l'amélioration semble dater de cette époque.

(2) Pas d'accès pendant la durée de l'érysipèle (24 février — 3 mars 1880). — Voir thèse Seglas, *loc. cit.*, p. 40.

Traitement hydrothérapique (4 mois) :

	1872		1873		1874		1875		1876		1877		1878		1879		1880		**1881**	
	Accès.	Vertiges.	Accès.	Vertiges.	Accès.	Vertiges.	Accès.	Vertiges.	Accès.	Vertiges.	Accès.	Vertiges.	Accès.	Vertiges.	Accès.	Vertiges.	Accès.	Vertiges.	Accès.	Vertiges.
Juillet à Octobre...	36	—	1	—	10	—	3	—	9	—	6	—	5	—	7	—	14	»	**10**	»
Tot. annuels.	62	—	16	—	34	—	12	—	12	—	10	—	11	—	22	—	28	1	25	1

Janvier 1882 : 1 accès ; 1 vertige.
Février — 00 — 00 —

Poids. —	Novembre	1879 :	50 kil. 100 gr.	Taille :	1 m. 55.
—	16 Septembre	1880 :	50 kil. 800 gr.	—	1 m. 63.
—	31 Juillet	1881 :	52 kil. 100 gr.	—	1 m. 61.
—	Janvier	1882 :	62 kil. 400 gr.	—	1 m. 63.

OBSERVATION XLVIII.

Convulsions à 15 mois. — Hémiplégie gauche. — Vertiges à 2 ans 1/2. — Contracture à 7 ans. — Accès d'épilepsie à 7 ans. — Affaiblissement des facultés intellectuelles. — Frère épileptique. — Amélioration.

Dart..., Pierre, 13 ans, entré à Bicêtre le 1er avril 1881 (service de M. BOURNEVILLE).

		1881		1882	
		Accès.	Vertiges.	Accès.	Vertiges.
	Janvier...	—	—	11	»
	Février...	—	—	17	»
	Mars....	—	—	12	»
	Avril....	62	»		
	Mai....	90	»		
	Juin....	104	»		
Traitement hydrothérapique (4 mois). Juillet. — Octobre.	*Juillet*...	**120**	»		
	Août....	**27**	»		
	Septembre.	**6**	»		
	Octobre..	**49**	»		
	Novembre.	17	»		
	Décembre.	6	»		
	Totaux...	481	»		

De 7-8 ans, ce malade a eu un accès mensuel ; de 8-10 ans,

un accès tous les 15 jours; de 10-11 ans, un accès tous les 2-3 jours; depuis 11 ans, accès quotidiens sans un jour de répit (8 maxim.).

Poids. —	Avril 1881 :	21 kil. 400 gr.	Taille :	1 m. 27.
—	31 Juillet 1881 :	24 kil. 500 gr.	—	1 m. 27.
—	31 Janvier 1282 :	24 kil. 500 gr.	—	1 m. 28.

Observation XLIX.

Hémiplégie gauche. — Premier accès d'épilepsie à 5 ans 9 mois. — Amélioration.

Dum..., Alexandre, 12 ans, entré à Bicêtre le 22 décembre 1879 (service de M. Bourneville).

		1880		1881	
		Accès.	Vertiges.	Accès.	Vertiges.
Traitement hydrothérapique (2 mois).	Septembre à Octobre.	66	48	104	»
	Totaux annuels. . .	516	83	494	»

Poids. —	24 Décembre 1879 :	23 kil.	Taille :	1 m. 23.
—	16 Septembre 1880 :	24 kil. 500 gr.	—	1 m. 25.
—	31 Juillet 1881 :	25 kil. 600 gr.	—	1 m. 27.
—	31 Janvier 1882 :	25 kil. 300 gr.	—	1 m. 27.

Ce malade a pris du bromure de sodium du 2 novembre 1880 au 30 août 1881 ; — vin de gentiane, sirop d'iodure de fer (1).

Observation L.

Convulsions à 2 ans 1/2. — Hémiplégie droite. — Contracture. — Vertiges, puis accès d'épilepsie en 1877. — Amélioration.

Col..., Gaston, 22 ans, entré à Bicêtre le 1er décembre 1877 (service de M. Bourneville).

(1) 26 mai — 6 juin 1881 : — pneumonie ; pas d acces.

		1878		1879		1880		1881	
		Accès.	Vertiges.	Accès.	Vertiges.	Accès.	Vertiges.	Accès.	Vertiges.
Traitement hydrothérapique (4 mois).	Juin à Septembre .	193	—	357	—	20	»	**30**	»
Totaux annuels. . .		759	—	1142	28	307	2	89	»

Ce malade prend du *bromure de potassium* depuis son entrée.

Poids —	Novembre	1879 : 47 kil.
—	16 Septembre	1880 : 58 kil. 900 gr.
—	31 Juillet	1881 : 59 kil. 700 gr.
—	Octobre	1881 : 58 kil. 700 gr.
—	31 Janvier	1882 : 53 kil. 500 gr.

M. Bourneville nous a fait remarquer que l'hydrothérapie donnée en même temps que le bromure de potassium semblait avoir pour résultat : 1° d'atténuer la diminution du poids qui accompagne souvent l'administration du bromure de potassium ; 2° de supprimer ou d'atténuer considérablement les effets du bromure qui souvent augmente les vertiges.

Observation LI.

Convulsions à 5 ans. — Hémiplégie droite. — Onanisme. — Premier accès d'épilepsie à 1 an 1/2. — Amélioration douteuse.

Doucer..., Réné, 16 ans, entré à Bicêtre le 20 juin 1879 (service de M. Bourneville).

		1879		1880		1881	
		Accès.	Vertiges.	Accès.	Vertiges.	Accès.	Vertiges.
Premier traitement hydrothérapique (3 mois).	Juillet à Octobre	335	—	**167**	**5**		
Deuxième traitement hydrothérapique (6 mois).	Juin à Novembre . . .	381	—	255	7	**326**	**3**
Totaux annuels .		457	—	936	10	775	24

Ce malade prend du *bromure de potassium* depuis le 8 novembre 1880. — Pendant le second traitement hydrothérapique, ce malade n'a été soumis qu'au jet.

Poids. —	20 Novembre 1879 : 60 kil. 600 gr.	Taille :	1 m. 62.
—	16 Septembre 1880 : 60 kil. 200 gr.	—	1 m. 64.
—	31 Juillet 1881 : 58 kil. 200 gr.	—	1 m. 64.
—	31 Janvier 1882 : 63 kil. 700 gr.	—	1 m. 65.

OBSERVATION LII.

Convulsions. — Hémiplégie gauche, trois jours après la naissance. — Onanisme. — Epilepsie à 14 ans. — Spermatorrhée. — Même état.

Greg..., Gustave, 22 ans, entré à Bicêtre le 7 janvier 1876 (service de M. BOURNEVILLE).

		1876		1877		1878		1879		**1880**		**1881**	
		Accès.	Vertiges.	Accès.	Vertiges.	Accès.	Vertiges.	Accès.	Vertiges.	Accès.	Vertiges.	Accès.	Vertiges.
1er Traitement hydrothérap. (8 mois).	Mars à Octobre.	66	—	45	—	55	—	71	—	**111**	**95**		
2e Traitement hydrothérap. (8 mois).	Mai à Décemb.	67	—	49	—	56	—	58	—	75	5	**95**	**13**
Totaux annuels. .		106	—	69	—	94	—	93	—	148	95	161	18

Poids. —	20 Novembre 1879 : 63 kil. 300 gr.
—	16 Septembre 1880 : 64 kil.
—	31 Juillet 1881 : 63 kil. 200 gr.
—	31 Janvier 1882 : 64 kil. 100 gr.

Observation LIII.

Convulsions à 2 ans. — Hémiplégie gauche. — Epilepsie. — Athétose. — Hémianesthésie gauche complète. — Père migraineux. — Insuccès.

Bar..., Charles, 16 ans, entré à Bicêtre le 18 novembre 1878 (service de M. Bourneville).

		1879		**1880**		**1881** (1)	
		Accès.	Vertiges.	Accès.	Vertiges.	Accès.	Vertiges.
Premier traitement hydrothérapique (3 mois).	Septembre à Novembre . . .	13	—	**15**	»		
Deuxième traitement hydrothérapique (7 mois).	Mai à Novembre . . .	44	—	33	»	**43**	»
	Totaux annuels. . .	75	—	55	»	73	»

Ce malade prend des capsules de *bromure de camphre* et du vin de gentiane depuis le 30 mars 1880.

Poids. —	Novembre 1870 :	36 kil. 100 gr.	Taille :	1 m. 45.
—	16 Septembre 1880 :	33 kil. 900 g..	—	1 m. 47.
—	31 Juillet 1881 :	41 kil.	—	1 m. 50.
—	31 Janvier 1882 :	49 kil. 700 gr.	—	1 m. 51.

Observation LIV.

Convulsions à 9 mois. — Hémiplégie gauche. — Etourdissements à 5 ans. — Puis accès d'épilepsie. — Onanisme. — Même état.

Schw..., Camille, 16 ans, entré à Bicêtre le 8 mai 1875 (service de M. Bourneville).

(1) Pneumonie du 14-21 janvier 1881 ; pas d'accès.

	1876		1877		1878		1879		1880		**1881**	
	Accès.	Vertiges.	Accès.	Vertiges.	Accès.	Vertiges.	Accès.	Vertiges.	Accès.	Vertiges.	Accès.	Vertiges.
Traitement hydrothérapique (4 mois). Juillet à Octobre.	82	—	159	—	171	—	421	—	157	1	**230**	»
Totaux annuels. .	200	—	451	—	605	—	1077	—	777	3	751	10

Traitement par le bromure d'Ethyle du 3 juin au 31 juillet 1880 (117 : 112 accès) ; — par le *bromure de potassium* depuis le 7 décembre 1880.

Poids. — Novembre 1879 : 26 kil. 600 gr. Taille : 1 m. 28.
— 16 Septembre 1880 : 27 kil. — 1 m. 31.
— 31 Juillet 1881 : 28 kil. 300 gr — 1 m. 34.
— 31 Janvier 1882 : 29 kil. 500 gr. — 1 m. 35.

En résumé, sur 46 malades atteints d'épilepsie idiopathique ou apoplectiforme et soumis à un traitement régulier et assez prolongé, nous avons obtenu 29 améliorations en y comprenant Dog.., dont nous publions l'observation (page 97) au chapitre sur le *bromure d'arsenic*, et qui paraît avoir été amélioré sous l'influence du traitement hydrothérapique (17 de ces malades améliorés n'avaient pas d'autre traitement); dans dix cas l'amélioration a été notable (trois de ces malades seulement suivaient un traitement mixte) et dans dix autres elle n'a été que légère (pour six de ceux-ci traitement mixte).

17 malades (traitement mixte pour huit d'entre eux seulement) n'ont retiré aucun bénéfice du traitement par les douches; il en est de même chez trois autres de nos malades soumis à un traitement mixte (*bromure d'arsenic* et *douches*) ; le nombre de nos insuccès se trouve ainsi porté à 20. D'autres épileptiques du service ont pris des douches, mais pendant un temps trop court, ou ne sont à Bicêtre que depuis trop peu de temps (Lecorn., par exemple, dont il est question au chapitre sur *l'ai-*

mant) pour qu'il soit possible de juger de l'action de cette médication sur la marche de la maladie.

Nous ferons encore remarquer que, parmi les malades classés comme non améliorés, quelques-uns cependant ont eu, soit une légère diminution des vertiges (tels sont les malades des Obs. XXXVIII et XL), soit un moins grand nombre d'accès pendant l'année du traitement que l'année précédente (Obs. XXX, XXXI et XXXV); chez un autre (Obs. XXXIV) les accès de *manie* auxquels il est sujet ont diminué de fréquence et de durée.

Les malades améliorés des Obs. XI et XVIII sujets à de fréquents accès de *manie*, n'en ont pas eu durant le traitement hydrothérapique ; chez le malade de l'Obs. XXI les périodes d'excitation ont été plus courtes. Le malade de l'Obs. XIX a vu disparaître sa *spermatorrhée* sous l'influence des douches.

Tous les malades améliorés et soumis exclusivement à l'hydrothérapie ont augmenté de *poids*, à l'exception de deux (Obs. XX et XXII) dont, du reste, l'amélioration n'a été que légère ; ceux mêmes chez lesquels le traitement exclusif a échoué ont aussi augmenté de poids à l'exception d'un seul (Obs. XXXV).

Tous les malades améliorés ou non, soumis à un traitement mixte (à l'exception du *bromure de potassium*) ont subi une augmentation de *poids* sauf Mart. (Obs. IX), un de nos deux malades prenant du *bromure de sodium*.

	Poids.	
	Augmentation.	Diminution.
Enfants améliorés. . . .	Obs. XXIV.	Obs. II (1). Obs. X. Obs. XXV.
Enfants non améliorés. .	Obs. XLI. Obs. XLV. (1).	
Adultes améliorés. . . .	Obs. XVIII.	Obs. XVII. Obs. XXVIII. Obs. L (2).
Adultes non améliorés. .		Obs. XXXVIII. Obs. XL. Obs. XLII.

Renseignements insuffisants sur deux enfants.

Sur 15 malades qui prenaient du *bromure de potassium* et les *douches*, 9 ont diminué de poids, 4 ont augmenté de poids, 2 sont douteux.

Neuf malades atteints d'*épilepsie hémiplégique infantile* ont été soignés par l'hydrothérapie ; cinq ont été améliorés, trois n'en ont certainement retiré aucun bénéfice, un est douteux. Nous ferons observer pour cette classe de malades, chez lesquels l'épilepsie, à une certaine époque, tend à la guérison et finit par guérir complètement (Bourneville), que l'amélioration a pu coïncider avec le début de la marche décroissante de la maladie.

C'est à Bicêtre, croyons-nous, et par M. Bourneville, que l'hydrothérapie a été employée pour la première fois sur une grande échelle, d'une façon régulière et méthodique. Les résultats sont encourageants, puisque sur 58 malades nous avons enregistré 34 améliorations, 23 insuccès et un cas douteux (3).

---

(1) Augmentation de poids pendant le second traitement hydrothérapique, le bromure de potassium ayant été supprimé.

(2) Soumis en outre à un traitement par les purgatifs.

(3) Depuis le 1er avril 1882 il y a dans le service 60 enfants, 34 adultes qui prennent des douches.

CHAPITRE II.

De l'emploi des arsenicaux dans l'épilepsie.

§ I. ARSÉNIATES.

Les différentes préparations arsenicales ont été employées depuis longtemps dans le traitement de l'épilepsie. Les médecins qui ont administré l'arsenic dans cette maladie, ont le plus souvent fait usage de l'acide arsénieux, ou de l'arsénite de potasse sous forme de liqueur de Fowler. Edward Alexander (1), médecin à Halifax, aurait guéri avec cette solution, une épilepsie datant de cinq mois. — Duncan senior (2), (d'Edimbourg) aurait aussi obtenu le même succès dans un cas d'épilepsie.

Harles relate deux observations : l'une lui avait été communiquée par Cl. Hoffmann et l'autre lui était personnelle ; quoiqu'elles soient loin d'être concluantes, nous en donnons ici le résumé

Le malade d'Hoffmann était un jeune homme de 22 ans; il était devenu épileptique à la suite d'une vive frayeur; pendant trois ans il eut de violents accès se répétant plusieurs fois par jour (jusqu'à 12 et 18 fois), principalement dans les mois de décembre et janvier. La valériane,

---

(1) Christ. Fried. Harles. — *De arsenici usu in medicina* ; Norimbergœ ; — Schrag, 1881, p. 22 et 324.
(2) Harles, *loc. cit.*, p. 324.

les feuilles d'oranger et quelques autres antispasmodiques diminuèrent la fréquence des accès, mais sans cependant les supprimer. Depuis deux ans, les accès étaient devenus et plus forts et plus fréquents; la médication antispamodique produisit de nouveau une amélioration, mais chaque matin le malade avait un accès, précédé d'un léger frisson et suivi de céphalalgie et de stupeur; il fut mis à l'élixir arsenical d'Hoffmann avec une infusion de valériane et de menthe poivrée; le succès de ce traitement fut tel que dans l'espace de *quatre jours* (!) les accès disparurent complètement et ne revinrent plus (1).

Dans l'observation de Harles il s'agit d'une jeune paysanne de 20 ans, devenue épileptique depuis trois ans à la suite d'une vive frayeur; les accès très fréquents se répétaient souvent deux ou trois fois par jour, mais cependant *séparés quelquefois par des rémissions de plusieurs jours*; elle prit d'abord une infusion de valériane avec de l'eau de laurier-cerise, puis fut soumise à la médication arsenicale (12 à 15 gouttes de liqueur de Fowler deux et trois fois par jour). Huit jours après, son père tout joyeux annonça à Harles que les accès étaient devenus *moins forts et plus rares*; durant la *seconde semaine* du traitement il n'y en eut point; mais la jeune fille se refusa à continuer l'usage des préparations arsenicales, et quelques semaines ensuite Harles apprit que les *accès avaient reparu* (2).

Quoi qu'en aient dit Trousseau et Pidoux (3), nous nous

(1) Harles, *loc. cit.*, p. 132, 324 et 325.

(2) Harles, *loc. cit.*, p. 325 et 326 ; cet auteur est d'avis que dans l'épilepsie il est nécessaire de prescrire des doses d'arsenic beaucoup plus fortes que dans toute autre maladie. — Voir encore dans Harles les p. 207-208.

(3) La monographie d'Harles rapporte quatre cas de guérison d'épilepsie par l'arsenic. L'un a été observé par Edward Alexander,

refusons à considérer ces deux faits comme des exemples de guérison d'épilepsie par la médication arsenicale ; en supposant qu'Hoffmann et Harles aient eu affaire à de véritables épileptiques, ce que le peu de détails contenus dans leurs observations ne nous permet pas d'affirmer ; nous ne saurions voir dans le premier cas qu'une guérison d'épilepsie déjà en voie d'amélioration et coïncidant avec le début du traitement arsenical; et dans le second cas qu'une de ces rémissions auxquelles était sujette la malade.

Oberreich (1) loue les effets curatifs de l'arsenic dans l'épilepsie, mais sans observations personnelles à l'appui. Rayer (2) s'exprime ainsi : « appelé moi-même, plusieurs fois, à traiter cette affreuse maladie (l'épilepsie), et trop souvent témoin de sa déplorable résistance, je n'ai cependant essayé la solution de Pearson que chez deux malades sujets à de fréquents accès depuis plusieurs années, et ce remède a échoué, comme plusieurs autres que j'avais déjà employés. Je me propose cependant de poursuivre ces essais. S'il est une maladie dans laquelle les *opérative effects* des préparations arsenicales doivent être pris en moindre considération, et contre laquelle il est permis de prescrire un remède énergique à haute dose, assurément, c'est l'épilepsie. »

médecin anglais, l'autre par Duncan, un troisième par Hoffmann, un quatrième enfin par l'auteur lui-même. *Les deux derniers faits surtout* semblent *assez probants* ; mais que conclure de deux faits, surtout quand il s'agit d'épilepsie? (Trousseau et Pidoux ; *traité de thérapeutique*, 6e édit. Paris, 1858. p. 320). — Tous les auteurs qui ont écrit sur l'arsenic, n'ayant cité ces faits de guérison que d'après Trousseau et Pidoux, nous avons cru qu'il serait peut-être utile de reproduire les deux observations d'Harles et d'Hoffmann qui n'ont pas été traduites ou résumées, du moins à notre connaissance, depuis l'article de Rayer (article *Arsenic*, p. 365, *du Dict. de médecine et de chirurgie pratiques*. T. III. Paris. 1829).

(1) Oberreich, *Umriss der Arzneimittellehre*. Leipzig 1803, p. 219.

(2) Rayer, *loc. cit.*, p. 364-365.

D'après Orfila, Biett aurait traité six épileptiques par les préparations arsenicales: chez aucun d'eux, il n'aurait pu obtenir de guérison complète, mais dans trois cas il y aurait eu une amélioration remarquable caractérisée par l'éloignement des accès (1).

Frank (2) cite comme ayant employé l'arsenic dans l'épilepsie, Pearson (*N. ausserl. Abh. für pr. Arzte*, 13 B. p. 572, v. med.comm. von Edimbourg, 2 déc. 3 B. p. 233; — potasse arseniquée, d'un 20° à un 40° de grain); Brugnatelli, (in *Bibl. fisica*, T. XIV); Masius, (Beob. üb. d. Wirks. d. Valerianœ u. d. Arsenicks in der Epilepsie, v. Hufelands Journal, mars 1813, p. 43).

Ronzier-Jolly (3) a essayé l'arsenic chez un malade atteint d'épilepsie depuis deux ans, et qui avait eu recours, mais en vain, à toutes les médications. Dans ce cas, une aura précédait l'accès ; elle partait du mollet gauche ; le malade parvenait très souvent à arrêter toute manifestation épileptique par une compression circulaire sur le membre correspondant, au moment où l'aura se faisait sentir. L'acide arsénieux fut administré pendant plus de deux mois ; dès le début, cette médication donna de l'espoir : les accès perdirent de leur intensité et de leur durée, et, dans quelques-uns, la perte de connaissance ne fut pas complète, ce qui ne s'était jamais produit auparavant, mais bientôt tout revint au même point.

Millet a essayé l'arsenic dans quatre cas d'épilepsie qui avaient été traités par les différents moyens généra-

---

(1) *Dictionnaire de médecine en 30 vol.*, 2e édit. t. IV, Paris, 1833, art. *Arsenic*, p. 27. Dans ce même article, Orfila attribue à Duncan et à Harles des observations authentiques (!) de guérison de l'épilepsie.

(2) *Traité de path. interne*, trad. Bayle, t. III ; Paris, 1838-1845, p. 373, Cet auteur déconseille l'usage de ce médicament. Nous n'avons pu nous procurer les ouvrages qu'il cite.

(3) *Bulletin général de thérapeutique*, t. LVII, 1857, p. 322.

lement en usage; tous les quatre s'étaient développés chez des sujets jeunes à la suite de frayeur. L'arsenic employé d'abord à la dose de un milligramme par jour et porté successivement jusqu'à celle de trois et quatre centigrammes dans les vingt-quatre heures, n'a jamais occasionné le moindre amendement (1).

Rosenthal (2), dans les quelques pages qu'il a consacrés à l'épilepsie, dit que la liqueur de Fowler, donnée à la dose de 5 à 10 gouttes par jour, sur un morceau de sucre, agit favorablement sur la forme de la maladie (3).

§ II. DU BROMURE D'ARSENIC.

I. *Chimie et toxicologie.*

Le bromure d'arsenic est un corps solide qui cristallise en prismes allongés; il entre en fusion vers + 20° et bout à 220°.

Il se décompose en *acide arsénieux* et en *acide bromhydrique* quand on le met en contact avec une grande quantité d'eau (4).

Ce corps s'obtient, d'après Serullas, qui le premier l'a étudié, en ajoutant de l'arsenic en poudre à du brome.

---

(1) A. Millet (de Tours). — *De l'emploi thérapeutique des préparations arsenicales* ; 2e édition, pages 105 et 106 ; Paris, Savy, 1865.

(2) Rosenthal. — *Traité clinique des maladies du système nerveux*, traduction de l'allemand sur la 2e édition par le Dr Lubanski, p. 545, Masson, 1878.

(3) M. Bonnet, directeur de l'asile de Châlons-sur-Marne, emploierait avec succès dans le traitement de l'épilepsie la liqueur de Fowler (10 gouttes) associée à la teinture d'aloès (2 gr.). (Communication orale).

(4) Pelouze et Frémy. — *Traité de chimie générale*; 2e édition, page 510, 1854.

La combinaison a lieu avec dégagement de chaleur et de lumière ; on chauffe ensuite à 220° ; le produit distille. Nicklès le prépare en faisant agir l'arsenic sur une solution de brome dans le sulfure de carbone, le bromure d'arsenic étant soluble dans ce liquide, cristallise par l'évaporation (1).

A l'*air libre* le bromure d'arsenic laisse échapper des vapeurs d'*acide bromhydrique* et dépose des cristaux d'*acide arsénieux* (2).

Barthez (3) a étudié les effets toxiques du bromure d'arsenic, mais il ne rapporte qu'une seule expérience ; il a fait tomber dans la gueule d'un lapin une goutte de bromure d'arsenic ; à l'instant l'animal a poussé un cri aigu ; il est mort quatre heures après.

Nous nous abstiendrons de parler des *propriétés physiologiques* des arsenicaux ; cette question a déjà été traitée nombre de fois et nous n'aurions aucun fait nouveau à signaler ; nous renvoyons donc le lecteur aux ouvrages spéciaux et aux monographies sur l'arsenic (4).

---

(1) Wurtz. — *Dict. de chimie*, t. I. p. 397, art. arsenic.

(2) Rabuteau. — *Traité de chimie*, voir aussi les traités de chimie de Berzelius, Thénard et les travaux de Serullas et de Nicklès dans les *comptes rendus de l'Académie des sciences*.

(3) Barthez. — *Thèse inaug.*, août, Paris, 1828, d'après Cazenave, *Dict. de médecine* en 30 vol. art. *brome*, t. VI, p. 21, 2ᵉ édit., 1834.

(4) Pour la bibliographie ancienne le lecteur consultera avec fruit la monographie de Harles, déjà citée; pour les travaux modernes, nous le renvoyons aux index bibliographiques publiés à la fin de la thèse de M. Lolliot (*Etude physiologique de l'arsenic* ; Paris, Asselin 1868) et les articles des Dictionnaires. Consulter encore la bibliographie de Fréd. Henning : *Analecta litteraria epilepsiam spectantia* ; Lipsiæ, 1798. Cet auteur cite encore parmi les auteurs ayant employé l'arsenic dans l'épilepsie Collen (W.), *Anfangsgr. d. Arzneiw.* Th. III. Leipz. 1874. p. 185. (Arsenici efficaciam in febribus intermittentibus considerans, in epilepsia quoque non exiguum de eo sperat emolumentum, p. 121.)

II. *Usages thérapeutiques spécialement dans le traitement de l'épilepsie.*

Il est facile de comprendre pourquoi le bromure d'arsenic n'est pas encore entré dans le domaine de la thérapeutique, si l'on réfléchit à sa facile décomposition.

The Canadian Journal of medical science (1877, p. 52) ayant publié que le Dr Th. Clemens (de Francfort-sur-Mein), employait depuis vingt ans le *bromure d'arsenic*, dans le traitement de diverses maladies, entre autres dans celles du système nerveux, et dans l'épilepsie en particulier, et cela avec des résultats étonnants, M. Bourneville eut l'idée de l'essayer, d'abord à la Salpêtrière dans le service de M. Charcot et dans celui de M. Delasiauve (1878-79), puis à Bicêtre dans son service (1879-1881).

En raison des faits avancés et publiés par M. Clemens, M. Bourneville, tout en reconnaissant que ce produit ne pouvait être employé que difficilement en thérapeutique sans décomposition en acide arsénieux et en acide bromhydrique, l'administra donc à quelques-uns de ses malades, en choisissant de préférence ceux qui étaient atteints d'une affection de la peau.

M. Clemens avait publié en 1855, puis en 1859, différents articles sur la cure de quelques maladies (syphilis invétérée, etc.) par l'*arsenigsaure Bromkali* (1) comme il appelait alors la composition dont il se servait et dont nous donnons plus loin la formule. Ce n'est qu'en 1876 (2)

---

(1) *Allgemeine medicinische Central zeitung.* — Dr Th. Clemens (Frankfurt a M.) — Bromarsenik gegen Epilepsie mit Erfolg angewandt. —Berlin, 24 mai 1876, n° 42, 45e année, p. 510.

(2) *Das Arsenigsaure Bromkali dargestellt und angewandt von*

qu'il publia les résultats qu'il avait obtenus dans la cure de l'épilepsie par sa « *liqueur arsenicale* bromée » (on verra plus tard que ce dernier nom nous semble plus justifié que celui de *Bromarsenik*, *bromure d'arsenic*, qui figure en tête et dans le corps de l'article); dans le cours de trente années ce médecin aurait vu survenir dans presque tous les cas, une notable amélioration, mais il n'aurait observé que deux cas de guérison complète (« *d. h. Aufhören aller Anfälle* »); dans nombre de cas d'épilepsie avec idiotie et malformations crâniennes il aurait vu, par l'emploi du bromure d'arsenic, les accès s'abaisser de 20 à 2 et 4 par jour; contrairement à ce qui arrive dans le traitement par le bromure de potassium, tous ses malades auraient subi une notable augmentation de poids (1).

M. Clemens donne la préférence à sa préparation sur la liqueur de Fowler, dont la composition, à son avis, est incorrecte, irrationnelle et peu sûre (2).

III. *Administration et doses.*

M. Bourneville a administré le bromure d'arsenic de deux manières différentes :

1° *En pilules*. Ce mode d'administration est défectueux, le bromure d'arsenic se décompose à l'air libre en acide arsénieux et acide bromhydrique.

Dr Th. Clemens in Franckfurt a. M. Deutsche Klinik, nos 10, 11, 12. 5, 12, 19 März 1859, pages 95, 106 et 117.

(1) M. Clemens n'a pas publié les observations des malades épileptiques qu'il a traités.

(2) Quoique la préparation de M. Clemens ne contienne sans doute pas de bromure d'arsenic (qu'on ne peut préparer en présence de l'eau), nous avons cru ne pouvoir nous dispenser d'en parler dans ce travail, les cas de guérison et d'amélioration obtenus, dit-on, par son emploi et attribués dans différents recueils à l'action du bromure d'arsenic ayant été l'origine des essais entrepris par M. Bourneville.

2° *En potion* (1). On préparait d'abord une solution ainsi composée :

Bromure d'arsenic.	10 gr.
Eau distillée.	1,000 gr.

Chaque gramme de cette solution équivaut donc à un centigramme de bromure d'arsenic. On donnait alors dans un julep à chaque malade autant de grammes de cette solution que de centigrammes prescrits. Les doses quotidiennes n'ont jamais dépassé 0 gr. 10 de bromure d'arsenic, soit 10 grammes de la solution équivalant à 0 gr. 0314 d'acide arsénieux. On débutait toujours par de faibles doses augmentées progressivement tous les cinq jours ou toutes les semaines de 0 gr. 01. De temps à autre, on administrait un purgatif et l'on recommençait par de faibles doses avant d'atteindre les doses maxima.

La solution arsenicale de M. Clemens, liquor arsenici bromati Clemens, solution d'*arsenite de potasse* bromée, liqueur de Clemens, est ainsi formulée.

Rp. Acidi arsenicosi } aã 0 gr. 10.
Kali carbonici }
In vitrum cylindricum probatorium immissis affunde.
Aquæ distillatæ guttas 5 et calefac, ut liquor limpidus efficiatur quem dilue, ut liquor sit ponderis, 10. 0.
aquæ distillatæ, q. s.tum admisce
Bromi 0 gr. 20 (guttas 4).
Sepone per diem unum, tum liquorum dispensa.
Doses : 2-5 gouttes le matin et le soir dans un verre d'eau sucrée (maladies chroniques de la peau et syphilis invétérée) ». (2)

Chaque gramme contient 0 gr. 02 de brome sous diverses combinaisons et 0 gr. 01 d'acide arsénieux.

Cette liqueur récemment préparée est d'un jaune

---

(1) C'est sous cette forme que le bromure d'arsenic a été donné à Bicêtre.

(2) Dr Hermann Hager. — *Handbuch der pharmaceutischen Praxis* ; Berlin, 1882. Julius springer, t. I, p. 474.

brun; elle est caustique et elle dégage une forte odeur de brome ou d'hypobromite; après quelque temps elle se décolore (la combinaison du brome avec l'arsénite de potasse devenant avec le temps toujours plus complète et plus intense, selon M. Clemens) (1).

Le *bromure d'arsenic*, corps éminemment instable et si facilement décomposable au contact de l'air et de l'eau, administré en potion ou en pilules ne nous a donc donné qu'une préparation arsenicale, renfermant principalement de l'acide arsénieux associé à une solution d'acide bromhydrique dans l'eau (2).

Quant à la préparation de M. Clemens, c'est la liqueur de Fowler à laquelle il a été ajouté une certaine quantité de brome (3) au lieu d'alcoolat de mélisse.

Il résulte de ces considérations que le bromure d'arsenic n'a pas encore, à notre connaissance, pu être utilisé en thérapeutique. Les seuls essais faits pour l'introduire dans le traitement des maladies l'ont été par M. Bourneville (4).

---

(1) Cette décoloration est sans doute due à ce que les hypobromites très instables, sont rapidement transformés en bromures et bromates incolores.

(2) Les effets physiologiques de l'acide bromhydrique n'ont été, croyons-nous, encore étudiés que par Steinauer (*Untersuchungen über die physiologische Wirkung der Brompräparate. — Virchow's. Arch.*, 1873, liv. IX, pages 65-113). Les symptômes toxiques seraient : chute du pouls, fréquence de la respiration, paralysie des muscles volontaires, perte de l'excitabilité réflexe et arrêt du cœur en diastole. Cet acide est inusité en thérapeutique.

(3) Parmi les principaux auteurs qui ont fait usage du brome en thérapeutique, nous citerons : Pourché : *Observations sur l'emploi du brome et de l'hydrobromate de potasse dans la scrofule et le goître, — ephémérides méd. de Montpellier*, t. VIII, 1828, pages 45-54. — Barthez : *thèse inaug.*, Paris, août 1828. — Franck : *de efficacia bromi interna experimentis illustrata.* Berolini, 1829. — Naumann, *Handbuch der med. klinik*, 2 B., p. 50. — Prieger : *Casper's wochens*, 1833. — Fournet : *bulletin de thérapeutique*, Paris, 1838, pages 87-94. — Ozanam : *compte rendu de l'Académie des sciences*, 1856, voir aussi les articles des différents *dictionnaires* au mot *brome*. Les doses de brome employées ont varié de 2 à 45 gouttes par jour.

(4) Si l'on en croit M. Camboulives (*Manuel pratique de théra-*

Quoique le titre de nouvelles recherches sur l'action des arsenicaux sur la marche de l'épilepsie serait plus logique que celui que nous avons choisi, nous continuerons, dans le cours de ce travail, à nous servir du terme de bromure d'arsenic pour désigner la solution arsenicale dont il a été fait usage à Bicêtre.

Observation I.

Epilepsie idiopathique. — Début à 14 ans.

Lall..., Auguste, L., 33 ans, entré à Bicêtre le 12 décembre 1864 (service de M. Bourneville).

Traitement. — 29 juin 1880 : 0 gr. 02 de bromure d'arsenic. — 5 juillet : 0 gr. 03. - 10 juillet : 0 gr. 04. — 9 au 11 septembre : suspension. — 10 septembre : purgatif. — 11 septembre : 0 gr. 02, cette dose a été portée progressivement à 0 gr. 04. — 29 décembre : 0 gr. 05. — 1er janvier 1881 : 0 gr. 06. — 2 mai : purgatif. — 3 mai : 0 gr. 03; la dose a été ensuite augmentée de 0 gr. 01 toutes les semaines jusqu'à 0 gr. 08. — A partir du 1er juillet, la dose a été diminuée progressivement jusqu'à 0 gr. 03. — 15 octobre : suppression du médicament.

Le malade pendant toute la *durée du traitement* n'a eu ni vomissements, ni diarrhée, ni éruptions. Le médicament a été assez bien supporté et le seul accident qu'il ait produit a été un *larmoiement* avec coryza dont le début remonte à la fin de décembre 1880; ce larmoiement a persisté avec la même intensité jusqu'à la fin du traitement; il existe encore maintenant, mais a beaucoup diminué; à diverses reprises, il a été accompagné d'une légère conjonctivite qui n'a plus reparu depuis la fin d'octobre 1881. L'appétit a toujours été excellent.

Poids. —	20 Novembre	1879 :	55 kil. 500 gr.
—	16 Septembre	1880 :	57 kil. 700 gr.
—	31 Juillet	1881 :	57 kil. 700 gr.
—	31 Janvier	1882 :	56 kil. 300 gr.

peutique, Paris, 1880, p. 626), le bromure d'arsenic entre avec la picrotoxine dans la composition des dragées antiépileptiques de Gélineau.

	1877		1878		1879		1880		1881		1882	
	Accès.	Vertiges.	Accès.	Vertiges.	Accès.	Vertiges.	Accès.	Vertiges.	Accès.	Vertiges.	Accès.	Vertiges.
Janvier. . . .	5	»	7	»	9	»	12	»	**12**	1	12	1
Février. . . .	7	»	6	»	12	»	16	»	**15**	1	17	»
Mars	10	»	9	»	9	»	11	»	**13**	»	12	»
Avril	5	»	15	»	11	»	20	»	**17**	»	15	»
Mai.	6	»	6	»	14	»	10	1	**10**	2		
Juin	7	»	5	»	11	»	13	»	**15**	»		
Juillet	3	»	8	»	18	»	**9**	»	**14**	»		
Août	4	»	6	»	9	»	**7**	»	**12**	»		
Septembre. .	7	»	11	»	16	»	**13**	»	**8**	»		
Octobre. . . .	6	»	10	»	13	»	**9**	1	13	»		
Novembre . .	7	»	8	»	14	»	**11**	2	10	1		
Décembre . .	8	»	11	»	13	»	**10**	2	17	»		
Totaux. . .	75	»	102	»	149	»	141	6	156	6		

Durée du traitement : 494 jours.

En comparant une année de traitement aux années précédentes du 1er juillet au 30 juin, nous trouvons pour 1880-81 (année de traitement) : 141 *accès* et 10 *vertiges*. Durant la même période de 1879-80 on a compté : 165 accès et 1 vertige ; en 1878-79 : 120 accès et en 1877-78 : 83 accès. Les accès ont donc diminué de 24. Cette diminution a encore plus d'importance, si l'on remarque que, d'après la marche des accès durant les trois années précédentes, il y avait augmentation d'une année sur l'autre : 37 accès de plus en 1878-79 qu'en 1877-78, 45 accès de plus en 1879-80 qu'en 1878-79 (les accès ayant presque doublé en deux ans). Les vertiges ont été un peu plus nombreux pendant la période du traitement, l'amélioration a principalement porté sur les six premiers mois (83 accès en 1879, 59 en 1880 ; différence : 24) ; les six mois suivants donnent le même chiffre en 1880 et en 1881 : 82. — Depuis la suppression du médicament, la maladie semble avoir repris sa marche ascendante, car nous trouvons pour les trois derniers mois de 1881 : 40 accès, soit une augmentation de 10 accès sur les trois derniers mois de 1880 (30 accès) (1).

(1) Voir dans la thèse de M. Martial Hublé : *Recherches cliniques*

Observation II.

Epilepsie idiopathique. — Début en 1870 pendant le siège; frayeur le jour de l'affaire de la gare aux bœufs.

Jacquem..., Avit., Cl., 37 ans, entré à Bicêtre, le 6 décembre 1872 (service de M. Bourneville).

Traitement. — 17 juillet 1880 : 0 gr. 03 de bromure d'arsenic; la dose a été progressivement portée à 0 gr. 06. — 2 mai 1881 : purgatif. — 3 mai : 0 gr. 04; la dose a été augmentée de 0 gr. 01 tous les 5 jours jusqu'à 0 gr. 08 — 15 octobre : suppression du médicament.

Poids. — 29 Novembre 1879 : 53 kil.
— 18 Septembre 1880 : 53 kil. 500 gr.
— 25 Juillet 1881 : 55 kil. 700 gr.
— 16 Août 1881 : 54 kil. 300 gr.
— 31 Janvier 1882 : 54 kil. 600 gr.

	1877		1878		1879		1880		1881		1882	
	Accès.	Vertiges.	Accès.	Vertiges.	Accès.	Vertiges.	Accès.	Vertiges.	Accès.	Vertiges.	Accès.	Vertiges.
Janvier. . . .	5	»	9	»	8	»	3	»	**2**	**9**	5	»
Février . . .	10	»	5	»	9	»	4	2	**1**	**1**	13	»
Mars	6	»	7	»	3	»	9	1	**5**	»	7	1
Avril. . . .	6	»	7	»	12	»	5	1	**2**	»	4	»
Mai	4	»	17	»	12	»	7	7	**9**	»		
Juin	5	»	4	»	4	»	7	8	**4**	»		
Juillet	6	»	6	»	4	»	6	»	**2**	»		
			2	»	3	»	**6**	**1**	**5**	»		
Août	4	»	6	»	13	»	**7**	»	**6**	»		
Septembre . .	2	»	13	»	5	»	**4**	**2**	**6**	»		
Octobre . . .	5	»	4	»	11	»	**5**	**3**	4	»		
Novembre . .	7	»	6	»	1	»	**2**	**2**	6	»		
Décembre . .	4	»	6	»	2	»	**2**	»	4	»		
Totaux. . .	64	»	92	»	87	»	67	28	56	10		

Durée du traitement : 455 jours,

---

et thérapeutiques sur l'épilepsie. Paris, 1881, pages 107 et 108, les quelques lignes consacrées à ce malade, alors en traitement depuis neuf mois.

Si nous comparons une année de traitement, soit du 17 juillet 1880 au 17 juillet 1881, avec la même période des deux années précédentes, nous trouvons en 1880-81 : 51 accès seulement, et 1879-80 : 76 accès et en 1878-79, 91 accès.

Il semblerait donc que, dans ce cas, le traitement aurait produit une amélioration, mais il est à remarquer que, même avant l'administration du bromure d'arsenic et déjà dès l'année 1879, la maladie suivait une marche décroissante; aussi nous paraît-il difficile d'apprécier, dès maintenant,quelle a été l'influence du traitement, la marche ultérieure de la maladie pourra seule nous l'apprendre.

Observation III.

Épilepsie idiopathique. — Absence d'antécédents névropathiques. — Convulsions à deux ans. — Premier accès à onze ans. — Fracture de la jambe gauche.

Boug..., André, 19 ans, entré le 1er novembre 1879 à Bicêtre (service de M. Bourneville) (1).

Traitement. — Janvier 1880 : 0 gr. 01 de bromure d'arsenic. — Avril ; 0 gr. 015. — 1er mai : 0 gr. 02. — 22 juin : 0 gr. 025. 4 septembre : purgatif. — 6 septembre : 0 gr. 015. — 10 septembre : 0 gr. 02. — 15 septembre : 0 gr. 025. — 20 septembre : 0 gr. 03. — Fin septembre : suspension du traitement. — 20 décembre : 0 gr. 04. — 25 décembre : 0 gr. 05. — 1er janvier 1881 : 0 gr 06. — 30 avril : 0 gr. 07. — 18 juin : 0 gr. 08. — 14 octobre : suppression du médicament.

Ce malade, concurremment avec le traitement arsenical, a été

---

(1) L'observation de ce malade a été en partie publiée dans la thèse de M. Seglas : *De l'influence des maladies intercurrentes sur la marche de l'épilepsie.* Paris, 1881, pages, 41, 42 et 43.

soumis à un *traitement hydrothérapique* du 23 juillet au 31 octobre 1881.

Poids. — 20 Novembre 1879 : 44 kil. 700 gr.
— 16 Septembre 1880 : 49 kil. 700 gr.
— 1er Août 1881 : 55 kil. 300 gr.
— 31 Janvier 1882 : 53 kil. 500 gr.

	1879		1880		1881		1882	
	Accès.	Vertiges.	Accès.	Vertiges.	Accès.	Vertiges.	Accès.	Vertiges.
Janvier . . .	—	—	**17**	»	9	»	9	»
Février . . .	—	—	2	1	1	»	4	»
Mars	—	—	3	»	6	»	11	»
Avril	—	—	2	»	5	»	0	0
Mai.	—	—	5	«	6	»		
Juin	—	—	8	»	9	»		
Juillet. . . .	—	—	11	»	1	»		
Août	—	—	9	»	9	»		
Septembre .	—	—	2	»	11	»		
Octobre. . .	—	—	1	»	8	»		
Novembre. .	1	»	7	»	7	»		
Décembre. .	7	»	5	»	5	»		
Totaux. .	8	»	72	1	77	»		

Durée du traitement : 9 mois en 1880 : 9 mois 1881 = 18 mois

La marche des accès a été à peu près la même en 1880 et en 1881. Le malade n'a été soumis au traitement que pendant les neuf premiers mois de chacune des deux années; en 1880, pour cette période (le malade ne prenant que du bromure d'arsenic), nous notons : 59 accès et,en 1881, pour la période correspondante, 57 accès. Les trois mois de l'année 1881 pendant lesquels Boug... a été soumis à un traitement hydrothérapique nous donnent 28 accès (au lieu de 12 en 1880). La maladie semble être restée stationnaire. Devons-nous l'attribuer au traitement?

Nous ferons remarquer incidemment que les accès de *manie* de ce malade ne semblent pas avoir été moins fréquents pendant la durée du traitement arsenical (1).

(1) Moreau (de Tours) a rapporté quelques faits de manie intermittente qui, après avoir résisté à la quinine, à la saignée et au haschich, cédèrent à la liqueur de Fowler employée en potion à la dose

Observation IV.

Épilepsie idiopathique. — Début en mai 1879. — Epistaxis fréquentes de l'âge de 10 ans au début de la maladie.

Dubr..., Louis, 20 ans, entré à Bicêtre le 14 juin 1880 (service de M. Bourneville).

Traitement. — 16 octobre 1880 : 0 gr. 05 de bromure d'arsenic. — 20 octobre : 0 gr. 06. — 25 octobre : 0 gr. 07; cette dose a été continuée jusqu'au 10 juillet 1881 où elle a été élevée à 0 gr. 08. Le médicament a été supprimé le 15 octobre 1881.

Poids. —	16 Septembre	1880 :	53 kil. 700 gr.
—	25 Juillet	1881 :	54 kil. 900 gr.
—	16 Août	1881 :	55 kil. 200 gr.
—	31 Janvier	1882 :	54 kil. 500 gr.

	1880		1881		1882	
	Accès.	Vertiges.	Accès.	Vertiges.	Accès.	Vertiges
Janvier.	—	—	**8**	**2**	11	»
Février.	—	—	**7**	»	5	»
Mars	—	—	**6**	»	11	»
Avril	—	—	**12**	»	20	»
Mai.	—	—	**10**	»		
Juin	6	»	**7**	»		
Juillet	6	»	**8**	»		
Août	10	»	**6**	»		
Septembre	7	»	**8**	»		
Octobre.	6	1	**4**	»		
	5	»	5	»		
Novembre	**9**	»	9	»		
Décembre	**10**	»	10	»		
Totaux . . .	59	**1**	100	2		

Durée du traitement : 365 jours.

Nous notons 100 accès et 3 vertiges pendant la durée

---

de 25 gouttes, il est vrai, avec quelques accidents gastriques (Manie intermittente guérie par l'acide arsénieux. — *Gazette des hôpitaux*, sept. 1856 et *Bulletin de thérapeutique*, 1856.)

du traitement, et, quoique les éléments de comparaison nous fassent presque entièrement défaut, on peut, en examinant le tableau, remarquer que la marche de la maladie ne semble pas avoir été enrayée (ce malade, avant son entrée à Bicêtre, d'après les renseignements fournis par sa famille, avait en moyenne 10 accès par mois ; le maximum observé en un jour avait été de deux, et la rémission la plus longue avait été de huit jours.)

Observation V.

Epilepsie idiopathique. — Convulsions dans l'enfance à trois époques différentes jusqu'à 15 mois. — Début à 4 ans. — Affaiblissement des facultés intellectuelles. — Perte de la mémoire.

Lan..., Pierre, Ét., 22 ans, entré à Bicêtre le 16 février 1878 service de M. Bourneville).

Traitement. — 30 mars 1880 : 0 gr. 015 de bromure d'arsenic. — 10 mai : 0 gr. 02. — 29 juin : 0 gr. 03. — 10 juillet : 0 gr. 04. 6 septembre : purgatif. — 7 septembre : 0 gr. 03. 10 septembre : 0 gr. 04. — 15 septembre : 0 gr. 05. — 20 septembre : 0 gr. 06. — 30 avril au 10 mai 1881 : suspension. — 10 mai : 0 gr. 03. — 22 juin : la dose a été augmentée de 0 gr. 01 toutes les semaines jusqu'à 0 gr. 08. — 15 octobre : suppression du médicament.

Le malade n'a eu aucun accident ni du côté des voies digestives, ni côté de la peau ou du système nerveux. Vers la fin de décembre 1880, il a été pris d'un *larmoiement* avec coryza et conjonctivite légère ; ce larmoiement qui a diminué après la cessation du bromure d'arsenic, existe encore maintenant, mais beaucoup moins prononcé. Le 11 février 1882 ce malade se plaint de tremblement des mains et de troubles de la parole (l'embarras de la parole avait déjà été constaté en décembre 1881); il dit ressentir des picotements dans les extrémités inférieures, picotements qui surviendraient tout d'un coup et cesseraient de même ; la pupille droite est plus dilatée que la gauche ; l'œil droit pleure un peu au moment de l'examen. (1).

(1) Voir encore pour ce malade le Chapitre sur l'*Aimant*.

Poids. — 20 Novembre 1879 : 63 kil. 200 gr.
— 16 Septembre 1880 : 67 kil. 700 gr.
— 26 Juillet 1881 : 66 kil. 100 gr.
— 1er Août 1881 : 66 kil. 300 gr.
— 31 Janvier 1882 : 66 kil. 800 gr.

	1878		1879		1880		1881		1882	
	Accès.	Vertiges.	Accès.	Vertiges.	Accès.	Vertiges.	Accès.	Vertiges.	Accès.	Vertiges.
Janvier.	—	—	11	»	5	»	**2**	**8**	5	»
Février.	4	»	4	»	12	4	**15**	**2**	5	»
Mars.	5	»	5	»	12	4	**14**	**1**	12	»
Avril.	5	»	5	»	**6**	**5**	**18**	»	9	2
Mai	7	»	4	»	**19**	**5**	**13**	**1**		
Juin	2	»	13	»	**16**	**1**	**12**	»		
Juillet	3	»	8	»	**14**	**1**	**24**	»		
Août.	1	»	4	»	**20**	**2**	**18**	**1**		
Septembre.	4	»	6	»	**25**	»	**17**	»		
Octobre	5	»	8	1	**22**	**2**	33	2		
Novembre	5	»	4	1	**13**	**2**	16	»		
Décembre	6	»	6	»	**16**	»	7	»		
Totaux. . .	47	»	78	2	180	26	198	15		

Durée du traitement : 18 mois 1/2.

Les douze mois de traitement du 1er avril 1880 au 30 mars 1881 fournissent 191 accès et 29 vertiges; les douze mois correspondants des années précédentes donnent en 1879-80 : 87 accès et 10 vertiges, en 1878-79 : 58 accès. Les six derniers mois de traitement du 1er avril au 1er octobre 1881 donnent 102 accès et 2 vertiges, les six mois de l'année précédente (1880) qui sont les premiers mois du traitement fournissent 100 accès et 14 vertiges, les six mois correspondants des années 1879 et 1878 : 40 et 22 accès. La maladie aurait donc suivi sa marche ascendante; toutefois nous devons faire remarquer que les vertiges ont diminué pendant les derniers mois du traitement.

Observation VI.

Epilepsie idiopathique. — Convulsions à 3 ans, pendant la convalescence d'une fièvre typhoïde. — Crise nerveuse de deux heures à 5 ans. — A 16 ans, accès d'abord nocturnes, puis diurnes. — Accès surtout nocturnes. — Violences fréquentes.

Rob..., Alfred, Jos., 31 ans, entré à Bicêtre le 29 décembre 1871 (service de M. Bourneville).

Traitement. — 29 juin 1880 : 0 gr. 02 de bromure d'arsenic. 4 juillet : 0 gr. 03. 10 juillet : 0 gr. 04. 4 septembre 0 gr. 05. 15 septembre : 0 gr. 06; cette dose a été continuée jusqu'au 29 décembre. Du 29 décembre au 2 mai 1881 : 0 gr. 07. 2 mai : purgatif. 3 mai ; 0 gr. 03 ; cette dernière dose a été augmentée de 0 gr. 01 tous les 5 jours jusqu'à 0 gr. 08. Le 23 juin, la dose a été portée à 0 gr. 09 pendant une semaine et à 0 gr. 10 la semaine suivante; on a alors donné un purgatif et le médicament a été repris en débutant par 0 gr. 05; la dose a été augmentée de 0 gr. 01 toutes les semaines jusqu'à 0 gr. 08. Le 13 octobre le traitement a été supprimé.

Poids. — 20 Novembre 1879 : 57 kil. 200 gr.
— 16 Septembre 1880 : 59 kil. 200 gr.
— 16 Août 1881 : 61 kil. 300 gr.
— 31 Janvier 1882 : 61 kil. 200 gr.

	1878		1879		1880		1881		1882	
	Accès.	Vertiges.	Accès.	Vertiges.	Accès.	Vertiges.	Accès.	Vertiges.	Accès.	Vertiges.
Janvier. . . .	31	»	24	»	33	»	44	2	15	»
Février. . . .	22	»	16	»	30	1	35	»	25	»
Mars	21	»	23	»	31	»	35	»	29	»
Avril.	30	»	27	»	36	»	41	»	22	»
Mai.	29	»	39	»	26	»	25	»		
Juin.	32	»	32	»	34	»	30	»		
Juillet	38	»	33	»	36	9	32	»		
Août	27	»	31	»	36	2	21	»		
Septembre . .	25	»	43	»	36	2	39	»		
Octobre . . .	35	»	33	»	57	2	34	»		
Novembre . .	34	»	12	»	44	1	37	»		
Décembre . .	22	»	22	»	40	2	31	»		
Totaux. . .	346	»	335	»	439	19	404	2		

Durée du traitement : 494 jours.

Ainsi nous trouvons pour une année, du 1er juillet 1880 au 30 juin 1881 (époque de traitement) : 459 accès du 1er juillet 1879 au 30 juin 1880 : 364 accès et du 1er juillet 1878 au 30 juin 1879 : 342 accès; les vertiges ont été assez nombreux pendant les sept premiers mois de traitement. Le bromure d'arsenic, loin d'améliorer la maladie, semblerait l'avoir aggravée tout au moins au début. Depuis la suppression de tout médicament, nous voyons que les accès ont subi une diminution sur les mois correspondants.

OBSERVATION VII.

Epilepsie idiopathique. — Convulsions à deux ans. — Début à 14 ans. Hémoptysie à 15 ans. — Diminution de l'intelligence. — Phtisie. — Tænia.

Maill..., Léon Fr., 28 ans, entré à Bicêtre le 30 décembre 1876 (service de M. BOURNEVILLE).

Traitement. — 2 octobre 1880 : 0 gr. 03 de bromure d'arsenic, 15 octobre : 0 gr. 04. 20 octobre : 0 gr. 06. 2 au 10 novembre ; suspension. 10 novembre : 0 gr. 07. 17 novembre : 0 gr. 08. 21 décembre 1880 : suppression du médicament.

Vers la fin de novembre 1880, le malade s'est plaint de fourmillements dans les doigts, d'impossibilité de tenir un objet et d'un léger tremblement ; la sensibilité n'était pas modifiée ; ces phénomènes ont persisté jusqu'au commencement de l'année 1881. Pendant toute la durée du traitement il n'y a eu ni troubles digestifs, ni éruptions, ni larmoiement. Les premiers signes de phtisie pulmonaire ont été reconnus par l'auscultation et la percussion dans les premiers jours de l'année 1881. Le traitement suivi par ce malade pour sa phtisie comprenait par jour, 100 grammes de conserve de Damas, un litre de lait, un julep avec extrait de quinquina, du sirop au sulfate de chaux, une potion créosotée, deux cuillerées de sirop d'iodure de fer et d'huile de foie de morue et 125 grammes de vin de quinquina ;

le sirop de sulfate de chaux a été supprimé en janvier 1882. Ce malade a rendu un *tænia* au commencement de novembre 1881. (Pelletierine.)

Poids. — 20 Novembre 1879 : 45 kil. 200 gr.
— 16 Septembre 1880 : 45 kil. 500 gr.
— 28 Décembre 1880 : 45 kil. 500 gr.
— 24 Mai 1881 : 46 kil. 600 gr.
— 31 Juillet 1881 : 47 kil. 700 gr.
— 31 Janvier 1882 : 49 kil. 500 gr.

	1877		1878		1879		1880		1881		1882	
	Accès.	Vertiges.	Accès.	Vertiges.	Accès.	Vertiges.	Accès.	Vertiges.	Accès.	Vertiges.	Accès.	Vertiges.
Janvier. . . .	6	»	9	»	6	»	5	»	**4**	»	9	»
Février. . . .	7	»	7	»	6	»	9	»	1	»	10	»
Mars.	8	»	6	»	5	»	6	»	»	»	13	»
Avril	7	»	5	»	7	»	10	»	4	»	13	»
Mai	3	»	6	»	7	»	6	1	6	»		
Juin	5	»	1	»	6	»	7	»	5	»		
Juillet	5	»	7	»	3	»	7	»	7	»		
Août.	1	»	6	»	4	»	13	6	**2**	»		
Septembre. .	3	»	7	»	7	»	24	2	7	»		
Octobre . . .	7	»	6	»	6	»	**15**	»	7	»		
Novembre . .	8	»	7	»	5	»	**15**	**3**	4	»		
Décembre . .	7	»	7	»	7	»	**11**	»	9	»		
Totaux. . .	67	»	74	»	69	»	128	19	56	»		

Durée du traitement : 72 jours.

Pendant les trois mois de traitement (octobre-décembre 1880), nous avons 41 *accès et 7 vertiges* ; la période correspondante de 1879 (1), ne nous donne que 18 accès et en 1881, pour les mêmes mois, seulement 20. La marche de la maladie n'a donc pas été modifiée par le traitement, qui semblerait plutôt l'avoir aggravée. Quant à la diminution des accès avant et pendant la période correspondante de l'année 1881, diminution qui porte sur toute l'année (56 accès au lieu de 128 et 19 vertiges en 1880) ; elle est imputable à la phtisie pulmonaire dont est atteint le malade (2.)

(1) Pendant l'année 1879 et jusqu'au 1er septembre 1880, ce malade a pris du *bromure de potassium* qui semble avoir produit une sensible amélioration (voir le tableau). — En juillet et août 1880, il a été soumis en même temps à un *traitement hydrothérapique*.

(2) Voir à ce sujet les différents traités sur l'épilepsie, les articles

OBSERVATION VIII.

Epilepsie idiopathique. — Premières convulsions à 2 ans. — Convulsions tous les trois à quatre mois de 2 à quatre ans. — Accès d'épilepsie à 4 ans.— Mélancolie. — Hébétude. — Affaiblissement intellectuel. — Mère hystérique.

Chop... Georges, 17 ans, entré à Bicêtre le 16 août 1880 (service de M. BOURNEVILLE).

Traitement. — 1er août 1881 : 0 gr. 01 de bromure d'arsenic ; la dose a été augmentée de 0 gr. 01 toutes les semaines. 14 octobre : suppression du médicament ; le malade est soumis à un traitement par les purgatifs.

Poids. —	Août	1880 : 35 kil. 100 gr.	Taille :	1 m. 47.
—	16 Septembre	1880 : 36 kil. 600 gr.	—	1 m. 48.
—	1er Août	1881 : 38 kil. 650 gr.		
—	16 Août	1881 : 39 kil. 200 gr.	—	1 m. 50.
—	31 Janvier	1882 : 39 kil. 700 gr.	—	1 m. 51.

	1880		1881		1882	
	Accès.	Vertiges.	Accès.	Vertiges.	Accès.	Vertiges.
Janvier	—	—	11	1	9	»
Février	—	—	12	»	11	»
Mars	—	—	10	3	8	»
Avril	—	—	13	1	10	»
Mai	—	—	14	»		
Juin	—	—	14	»		
Juillet	—	—	4	»		
Août	7	»	**22**	**2**		
Septembre	10	»	**12**	»		
Octobre	11	11	**6**	»		
	9	»	12	»		
Novembre	15	»	12	»		
Décembre	19	»	17	»		
Totaux	71	11	156	7		

Durée du traitement : 75 jours.

---

des dictionnaires et la thèse récente de M. Seglas, déjà citée p. 20, où sont consignés la plupart des faits observés par M. Bourneville, tant à la Salpêtrière qu'à Bicêtre.

La maladie a suivi sa marche progressive. Du 1er août au 14 octobre 1881, l'enfant a eu 40 accès et 2 vertiges, et 28 accès et 11 vertiges pendant la période correspondante de 1880. De mai à décembre, il a été soumis sans amélioration appréciable à un *traitement hydrothérapique.*

Observation IX.

Epilepsie idiopathique. — Début à 10 ans. — Accès surtout nocturne Kleptomanie. — Automatisme. — Morsure de chien.

Del... Jules, 12 ans, entré à Bicêtre le 10 mars 1881 (service de M. Bourneville) (1).

Renseignements fournis par sa mère (18 mars 1881.) — ***Père***, garçon boulanger, mort en 1877, à 49 ans, d'une phtisie pulmomaine : il était de taille et d'intelligence ordinaires ; marié à 26 ans, sobre jusqu'à 30 ans. A partir de cet âge, il a bu beaucoup, surtout du vin et presque exclusivement ; il supportait mal la boisson ; ses excès ont continué jusqu'à l'âge de 46 ans ; il était colérique et sujet à des douleurs névralgiques de la tête, ayant revêtu à une époque la forme intermittente. Il n'aurait pas eu de maladies vénériennes, mais aurait eu un ulcère variqueux et de l'eczéma de la jambe. [*Père*, cultivateur, mort très âgé, sans affection cérébrale ; excès de boisson (eau-de-vie). *Mère*, morte assez âgée, on ne sait de quoi ; on pense qu'elle était asthmatique, elle n'aurait pas eu d'attaques de nerfs. Trois *sœurs* vivantes, bien portantes, ayant toutes des enfants, sans maladies nerveuses, croit-on. D'autres sœurs sont mortes jeunes. Pas d'aliénés, pas de paralytiques, pas de difformes, pas de suicides, pas d'épileptiques, ni de criminels dans la famille.]

Mère; 50 ans, couturière, assez grande et intelligente : brune, bien portante, encore réglée (l'a été à 15 ans 1/2). Pas de migraine, quelques maux de tête ; pas de maladies cutanées, ni ner-

(1) Voir encore pour l'observation de ce malade, les Chapitres sur l'*Aimant* et la *Pilocarpine.*

veuses ; choléra; fausses couches graves.[*Père*,laboureur,mort à 72 ans, d'un flux de sang, sobre. *Mère*, morte à 71 ans, d'un asthme; elle aurait eu des étourdissements qui auraient duré pendant 2 ou 3 ans à l'époque de la ménopause et qui auraient été produits par de grands chagrins (un de ses fils a été tué par un cheval, un autre a été écrasé par une voiture) ; 4 *frères* (les deux morts tués) ; deux autres bien portants ; pas d'accidents nerveux ; l'un a eu 7 enfants, six sont vivants. Pas d'épileptiques, etc.] Pas de *consanguinité*. 8 enfants et une fausse couche. 1° et 2° ; deux filles (jumelles), mortes, l'une à la naissance,l'autre à trois ans d'une inflammation d'intestins,était chétive (1). 3° Garçon mort à un mois en nourrice; on pense qu'il aurait eu des *convulsions* internes. 4° et 5° Garçons de 23 ans et de 20 ans, bien portants, intelligents ; pas de convulsions. 6° Garçon, 18 ans, aujourd'hui en bonne santé, mais a eu une tumeur blanche d'un pied et d'un doigt de la main droite ; aurait eu la *coqueluche* et des *convulsions*. 7° Fille, 14 ans, d'une bonne santé. 8° Notre malade. 9° Fausse couche à quatre mois sans cause appréciable ; tous les enfants sont bien conformés ; leur intelligence est ordinaire.

Notre malade. — Grossesse bonne; quelques ennuis dus, comme d'habitude, aux excès du père. La mère assure qu'il n'y avait aucun rapport sexuel pendant l'ivresse; « si j'étais toujours en ribotte, je ne ferais jamais d'enfant, disait-il. » — « On aurait pu mettre dans son lit les plus belles femmes de Paris, qu'il ne les aurait pas touchées ; c'était mort, dit-elle. » Pas d'alcoolisme. Accouchement à terme, naturel, sans chloroforme. A la naissance, rien d'anormal, il n'était pas bleu, il était moins gros que les autres. Elevé au sein par sa mère jusqu'à 14 mois (19 décembre 1869—15 février 1871, siège). Il a parlé à un an, marché à 15 mois: a eu « des clous plein les fesses » à 18 mois, et cela durant 18 mois ; à 2 ans 1[2 troubles cérébraux, le médecin a dit : *Congestion cérébrale*, puis fièvre muqueuse, enfin fluxion de poitrine ; il a été malade quatre ou cinq mois ; il était devenu « comme un vieillard qui est tout ridé ; » il avait désappris à marcher. Propre de bonne heure, il est redevenu sale à la suite de ses maladies; définitivement propre à 3 ans. Ophthalmie

(1) Deux tantes maternelles de la mère du malade ont eu des jumeaux chacune une fois ; une sœur du père de l'enfant a eu une couche double également.

double légère à 8 ans. Engelures aux pieds et aux mains; « tous mes enfants en ont eu; ils tiennent cela de moi. » Coqueluche à 2 ans, rougeole à 4 ans. Début de la première dentition à 7 ou 8 mois ; pas de convulsions dentaires ; à l'école il apprenait bien, était assidu, aimait à lire. Caractère doux, affectueux « il a tellement changé depuis sa maladie qu'on ne le reconnaît plus. »

Premier accès à 10 ans, sans cause connue ; avant, il n'avait ni cauchemars, ni étourdissements, ni absences, ni de tics ; il n'était pas peureux. La parole n'aurait jamais été très franche ; il y aurait eu toujours un peu de *zézaiement.* Il frappait les mains, l'une contre l'autre, assis sur son lit, les yeux fixes ; il retombait sur le lit et c'était fini. S'il était debout, il se frappait la tête, se tirait le nez alternativement avec les deux mains et sautait ; cela durait une minute à peine ; d'autres fois *il courait* pendant une minute sans savoir ce qu'il faisait. Conduit à l'hôpital Trousseau (mai 1880), on a dit qu'il avait la *chorée* ; on lui a donné de l'arsenic, puis des bains sulfureux. (Les accidents ont disparu pendant un mois (juillet), puis les crises sont revenues mais plus longues). On a dû le retirer de l'école, au commencement d'août, parce qu'il était comme fou ; il se barbouillait d'encre, mettait les mains à tout, *avait la passion de prendre* (*kleptomanie*) ; dans la rue même, tenu par sa mère, il essayait de voler ce qui se trouvait dans les voitures des marchands de quatre saisons ; il faisait des méchancetés, mêlait, par exemple, les graines chez un grainetier, et ne restait jamais tranquille ; il montait sur les fenêtres, etc. Il était toujours excité, colérique, menaçait de se tuer, injuriait sa mère ; cette excitation a duré jusqu'au mois de novembre ; un jour, il avait pris un vieux rasoir et avait essayé de se couper la gorge ; il disait qu'il était malheureux, qu'il allait se jeter dans la Seine, afin que sa mère dépensât de l'argent pour l'enterrer : « ce sera bien fait, puisque tu n'en as pas. » En novembre 1880, l'excitation a diminué ; remis à l'école en décembre, on l'a descendu de la 1re à la 2e classe, *ce qui indique une déchéance intellectuelle rapide ;* il a continué à fréquenter l'école jusqu'à son entrée à Bicêtre. Les crises sont toujours nocturnes depuis le mois d'octobre ; cela le prend en dormant, qu'il soit endormi dans son lit ou sur une chaise il se lève d'un bond ; *il a peur,* semble regarder un point fixe en l'air, les bras en avant, il va à reculons, comme pour fuir un danger, profère des cris étouffés ; une fois on l'a entendu dire : « Ils sont deux » ; une autre fois, il tapait sur son oreiller à coups de poings, disant :

Je le tue ; d'autres fois, il dit : ça y est ; durée : deux minutes ; mais si à la suite, il y a des convulsions, cela dure plus longtemps : il s'affaisse, les yeux se tournent, les membres se roidissent, puis il a des secousses, de l'écume ; il ne se mord pas la angue, mais urine quelquefois sous lui ; enfin il se rendort. L'intelligence a diminué, la mémoire est bien moins bonne, il cherche. Toutes les nuits, il a 2 ou 3 accès ; maximum : 12 en une nuit ; intervalle le plus long : une nuit.

Traitements antérieurs : *bromure de potassium* (on a trouvé que cela lui faisait plus de mal que de bien, qu'il tombait davantage, qu'il devenait plus « bête ») ; *belladone*, pas de changement ; *bains sulfureux* ; *arséniate de soude* (c'est le médicament qui aurait produit le plus de bien). Pas d'abcès, ni de contusions graves, ni de chutes ; une fois cependant, il y a deux ans, il s'est fait une entaille à la tête, en faisant une culbute. Il a été mordu par un chien inconnu et qu'on n'a pas revu, en octobre 1878 ; on l'a brûlé au fer rouge (jambe) 30 minutes après la morsure. D..., aurait eu peur en assistant à l'incendie des bâtiments dits : Alsace-Lorraine, rue de la Roquette ; il en a parlé longtemps à sa mère ; il lui disait qu'il avait vu un plafond crouler et écraser des pompiers.

Etat actuel (12 octobre 1881). — Del..., est bien constitué ; sa musculature est assez développée et il ne présente pas de malformations.

Tête arrondie ; proéminence de l'occipital en arrière et à gauche, au-dessus de cette proéminence, il existe un méplat de quatre travers de doigts. La partie antérieure est plus allongée à gauche qu'à droite.

Grande circonférence horizontale	31 cent.
De la racine du nez à la protubérance . .	30 1/2 cent.
Diamètre antéro-postérieur	17.6 cent.
Grand diamètre transversal	14 5 cent.
Petit diamètre transversal	10.8 cent.

Face : carrée, symétrique et régulière ; front assez élevé et large ; proéminence des bosses frontales couvertes d'un duvet clair assez épais. Arcades sourcillières proéminentes, petit papillome sur la bosse frontale droite ; sourcils noirs, longs ; yeux excavés, grands, noirs, iris brun foncé ; cils très longs, noirs, épais. *Nez* petit, régulier, ailes écartées. Lèvre supérieure proéminente, peu épaisse, ainsi que l'inférieure. La *bouche* mesure

6 cent. 1/2. Menton très petit. Joues fermes et rondes ; léger prolongement des cheveux au devant des *oreilles*, celles-ci sont bien ourlées, assez écartées du crâne, le lobule peu épais est adhérent dans son cinquième supérieur.

Cou bien conformé, petit ; circonférence : 28 ; un petit *nævus* lenticulaire à la partie moyenne gauche.

Thorax symétrique, de forme cylindrique, régulier ; muscles pectoraux bien développés ; système pileux peu abondant. Pas de déviation du *rachis*.

Abdomen souple ; ligne pubio-ombilicale pigmentée, sur le flanc gauche petite cicatrice provenant d'un furoncle ; dans le sillon interfessier au tiers moyen deux taches pigmentées sans dépression au centre, entourées d'une auréole blanche et exactement en regard l'une de l'autre ; quelques taches pigmentées peu apparentes au voisinage sur les fesses.

Organes génitaux bien conformés ; le prépuce recouvre le gland ; les testicules assez volumineux sont descendus, léger duvet sur le pubis.

Membres supérieurs peu musclés, normaux ; poils sur la face dorsal du bras ; trois cicatrices de vaccin à droite et à gauche ; mains bien conformées, ongles larges, courts.

Membres inférieurs bien musclés ; sur la jambe gauche au niveau du tiers moyen sur la face externe double cicatrice arrondie, l'une de 18 millimètres de diamètre, et l'autre de 1 centimètre ; cette cicatrice, lisse, blanche, déprimée en son centre, dépourvue de système pileux et recouverte d'une peau mince adhérente dans son centre seulement est le résultat de la *morsure* dont il a été question précédemment ; taches pigmentées au niveau de la partie moyenne de la crête du tibia gauche ; les pieds sont bien conformés.

Digestion. — Les arcades dentaires sont régulières ; la dentition est complète sans carie ; langue normale ; voûte du palais profonde et régulière ; luette assez longue ; isthme du gosier normal ; appétit bon ; douleurs épigastriques à la suite des accès ; selles normales volontaires.

Respiration. — L'auscultation et la percussion ne révèlent aucune lésion.

Circulation. — Battements forts et réguliers. Pouls ; 72.

Sensibilité générale normale. — Les *sens spéciaux* (odorat, goût, ouïe, vue) sont normaux.

Les *facultés intellectuelles* sont peu développées ; la *parole* est lente, *zézayée* ; la réponse ne suit pas immédiatement la question qu'il faut quelquefois répéter. Manières et expressions enfantines.

Pas d'exagération du *réflexe tendineux* rotulien. — Le *dynamomètre* donne à droite 20 kil., à gauche 15 kil. – (Voir la suite de l'observation au Chapitre sur l'*Aimant*, Obs. I).

Traitement. — 7 juin 1881 : 0 gr. 03 de *bromure d'arsenic* ; cette dose a été portée à 0 gr. 07 en augmentant de 0 gr. 01 tous les jours. — 15 octobre suppression du médicament ; traitement par l'*aimant*.

Ce malade a suivi en outre, sans succès, un *traitement hydrothérapique* du 3 juin au 12 décembre 1881.

Poids. —	1er Avril	1881 : 27 kil. 200 gr.	Taille :	1 m. 27.
—	1er Août	1881 : 26 kil. 300 gr.	—	1 m 27.
—	16 Août	1881 : 27 kil. 400 gr.	—	1 m. 27.
—	16 Février	1882 : 27 kil. 300 gr.	—	1 m. 28.

	1881		1882	
	Accès.	Vertiges.	Accès.	Vertiges.
Janvier.	—	—	6	»
Février.	—	—	47	1
Mars	54	»	74	10
Avril.	84	»	126	23
Mai.	92	»		
Juin	56	»		
Juillet	64	1		
Août	36	»		
Septembre	77	»		
Octobre.	147	1		
Novembre	160	1		
Décembre	175	»		
Totaux. . .	745	3		

Durée du traitement : 130 jours.

Nous notons 233 accès pendant les quatre mois de traitement ; les trois mois précédents nous donnent 230 accès et les trois suivants 482 ; il semble donc que l'administration du bromure d'arsenic a produit une amélioration.

Observation X.

Epilepsie idiopathique. — Début à 12 ans. — Aura. — Description d'un accès. — Automatisme.

Dog..., Jacques, 17 ans, entré à Bicêtre le 12 août 1880 service de M. Bourneville).

Renseignements fournis par son père (19 août 1880.) — *Père*, 44 ans, brunisseur sur métaux, n'a pas de tremblement et n'a jamais été gravement malade ; il n'a jamais eu ni migraines, ni maladies vénériennes et ne fait pas d'excès de boisson. [*Père*, couvreur en paille, mort à 67 ans, on ne sait de quoi, mais sans paralysie, ni démence, il ne faisait pas d'excès de boisson. *Mère* morte à 81 ans, on ne sait de quelle maladie, travaillait aux champs. — Un *frère* a cinq enfants qui, comme lui, sont bien portants, et n'ont jamais eu de convulsions. — Trois *sœurs* : l'aînée a une bonne santé ainsi que son garçon ; la seconde morte il y a un an, on ne sait de quelle maladie, a laissé quatre enfants bien portants ; elle n'était pas nerveuse ; la troisième sœur et sa fille ont une bonne santé. Pas d'aliénés, pas d'épileptiques, pas de paralytiques, ni de difformes, pas de criminels, ni de suicides dans la famille.]

Mère, couturière, de taille moyenne, morte le 10 février 1879, à l'hopital de la Charité « d'inconduite » (tuberculose pulmonaire) ; elle avait quitté son mari en 1873 pour aller vivre avec un sergent de ville dont elle a eu deux enfants, puis avec un autre dont elle a eu un enfant ; elle buvait un peu, mais ne se grisait pas ; — son inconduite aurait commencé en 1868 ; — elle était nerveuse, mais n'avait pas d'attaques de nerfs ; sujette aux migraines, elle n'a eu ni maladies de peau, ni maladies vénériennes. [*Père* : pas de renseignements. — *Mère* morte à 71 ans, on ne sait de quoi ; n'était pas paralysée. — 5 *frères* et *sœurs*, bien portants, se conduisant bien, n'ont pas de maladies nerveuses ; ils ont des enfants sains, sauf une des sœurs qui a eu un enfant « *idiot* », il avait une *grosse tête*, ne parlait pas ; il est mort à 15 ans. — Pas d'aliénés, etc.]. — Pas de consanguinité. — *Trois enfants* : 1° *notre malade ;* 2° et 3° *garçons* morts de convulsions, l'un à deux ans, l'autre à trois mois. [La mère du malade était veuve, et avait de son premier mari, une *fille* qui a maintenant 18 ans; celle-ci se porte bien, n'a pas d'attaques de nerfs (*deux* autres *enfants* sont morts de *convulsions*)].

Notre malade est né à terme; l'accouchement a été long, mais naturel, après une grossesse régulière et non accidentée; élevé au sein en nourrice, il a été repris à six mois parce qu'il était mal et l'allaitement a été continué au biberon; il a marché et parlé vers 14 mois; on ne sait s'il a pissé au lit longtemps; à 4 ans il était propre, parlait et marchait bien; il n'a jamais eu de convulsions, du moins on le croit, jamais de manifestations strumeuses, jamais de fièvres éruptives ou autres; il aurait eu une dartre farineuse de la face. — Jusqu'à 12 ans il a été à l'école ou en pension; il apprenait convenablement, d'un caractère doux et affectueux, il n'était pas colérique. A partir de 12 ans, il s'est quelquefois livré à la masturbation.

A 12 *ans*, sans *cause connue*, sans *peur*, sans *coups*, ni *chute*, ni *affections vermineuses*, il a été pris *d'accès d'épilepsie*; il est resté de 12 à 15 ans en Normandie; il aurait eu jusqu'à 4 ou 5 accès dans un jour. — Avant d'entrer ici, il est resté un mois chez son père; dans ce mois il eut des *accès quotidiens sans un jour de répit*. — Les accès, nous dit-on, auraient les caractères suivants : cri; — rigidité; — agitation; — écume; — ronflements; — morsure de la langue; — pas de miction involontaire; — durée 5, 6, 7 minutes; Dog..., paraît avoir une *aura*; d'après son père, «quand il a le temps de prendre son *mouchoir* et de se *moucher* l'accès s'arrête de suite.» (1). — Les troubles intellectuels consécutifs aux accès seraient toujours bornés à de l'hébétude; — pas de mauvais instincts. L'intelligence n'aurait pas baissé; la mémoire serait toujours la même, et Dog..., ne serait pas devenu plus irascible.

Le père répète qu'il ne sait à quelle cause attribuer la maladie; l'enfant interrogé sur ce point déclare aussi l'ignorer; il aurait reçu quelques soufflets de son père; sa mère le battait souvent (coups de poings, giffles); elle se mettait en colère facilement; il avoue qu'il n'était pas obéissant; en résumé rien de significatif.

(1) Dog... prétend qu'il ressent au début de ses accès « une faiblesse de l'estomac», il dit avoir appris par hasard à les arrêter en se mouchant; il n'a pas d'hallucinations de l'odorat.

État actuel (27 août 1880). — La *tête* est bien conformée, sans exagération des parties postérieures qui paraissent développées, parce que la partie antérieure est un peu rétrécie; le front est assez déprimé sur les côtés, mais assez haut; les arcades sourcillières sont assez saillantes; yeux gris, nez aquilin, face symétrique, bouche moyenne, lèvres médiocrement épaisses, dents bien rangées, si ce n'est la canine supérieure gauche qui s'est développée en avant et au-dessus des autres. — Voûte palatine assez profonde, sans être ogivale; amygdales hypertrophiées; luette longue et rouge. —Les oreilles sont normales : la droite est dépourvue d'ourlet à la partie supérieure; les cheveux sont châtains et assez abondants, les sourcils et les cils longs.

Grande circonférence horizontale. . . .	54 1/2 cent.
De la racine du nez à la protubérance. .	33 —
D'une oreille à l'autre par le vertex. . .	30 —
Diamètre antéro-postérieur	18 —
Grand diamètre transversal.	15 —
Petit diamètre transversal	12 1/2 cent.

Le cou est bien conformé. — Le *thorax* est symétrique, régulier; les muscles pectoraux sont bien développés. Il n'y a pas de déviation du *rachis*. — *L'abdomen* ne présente rien de particulier à signaler.

Les *organes génitaux* sont bien conformés; le prépuce est allongé (Dog... avoue se masturber toutes les nuits); le pubis est couvert de poils noirs abondants.

Les *membres supérieurs* et *inférieurs* sont bien musclés, assez longs; les poils sont peu abondants tant aux aisselles que sur le reste du corps.

Digestion. — L'appétit est bon; les selles sont normales et volontaires.

Circulation. — Battements du cœur irréguliers; pouls : 84-88.

Respiration. — L'auscultation et la percussion ne révèlent aucune lésion pulmonaire.

La *sensibilité générale* est normale. — Les *sens spéciaux* (goût, odorat, vue, ouïe) sont normaux.— Pas d'exagération du *réflexe rotulien*. — Le dynamomètre donne à droite, 67 kil.; à gauche, 62 kil. Les *facultés intellectuelles* sont assez développées.

Description d'un accès (16 décembre 1880.) Alors qu'on examinait Dog..., on s'aperçoit qu'étant debout, son regard devient fixe, hagard ; « voilà, dit-il, que je vais tomber ; hélas ! mon Dieu ! hélas ! mamzelle. » Sa tête se penche à gauche, le corps est entraîné de ce côté de deux ou trois pas ; on le maintient dans sa chute.

Période tétanique. — Pendant et au moment de la chute, la face rougit de plus en plus ; la rigidité est générale. Secousses tétaniformes.

Période clonique. — On note alors des secousses cloniques très fortes, généralisées ; elles durent quelques secondes : les pieds battent le parquet, les paupières se meuvent avec une grande rapidité.

Période de stertor. — Ronflement, écume sanglante et abondante ; la face, qui était devenue violacée pendant la période clonique, devient progressivement très pâle (10 h. 28-10 h. 30.) Dog... essaie alors de s'asseoir et retombe sur le côté.

A 10 h. 31, il cherche avec les mains, à 10 h. 32 on l'asseoit sur une chaise où il s'endort; à 10 h. 33, il ouvre les yeux, est étonné, puis se rendort (sommeil bruyant) ; à 10 h. 50, il répond à peine quand on l'appelle. Il se lève et se soutient difficilement sur les jambes ; dit qu'il ne se sent pas.

Automatisme. — Quelquefois après ses accès, ainsi que nous l'avons observé le 8 février 1882, il se lève, l'air égaré, traverse toute la salle de l'infirmerie, va à un lit vide, essaie de l'ouvrir par le pied, finit enfin par relever le drap et se couche sous la couverture ; il répond avec beaucoup de peine aux questions et par monosyllabes, « je ne sais, mon lit, etc., » puis il s'endort paisiblement.

3 *septembre.* Revacciné le 26 août : pas de résultat.

25 *janvier* 1881. *Eczéma* de la face : traitement : *bromure d'arsenic.*

20 *mai.* Une pustule d'acné sur le scapulum droit.

10-13 *août.* Embarras gastrique.

12 *octobre.* Langue blanche, très chargée ; vomissement depuis trois jours ; perte de l'appétit ; vomitif : ipéca. Au niveau du tiers inférieur et interne de la cuisse gauche, on trouve deux *indurations sous-cutanées* sans adhérence à la peau qui est rouge dans la partie correspondante ; une induration de même nature se trouve à la base du cou, en arrière, sur la partie médiane. Le malade tousse depuis quelques jours.

13 *oct.* Langue moins chargée ; ganglions inguinaux à gauche.

La peau, au-dessus des indurations de la cuisse, est moins rouge (hier frictions mercurielles sur la cuisse).

14 *oct.* Suppression du *bromure d'arsenic*. Application d'*aimant* (voir le chapitre sur l'aimant).

15 *oct.* Les indurations de la cuisse gauche diminuent; la peau, à leur niveau, n'est plus que légèrement rouge; les ganglions inguinaux du même côté ont un peu diminué, ils ne sont pas douloureux à la pression.

17 *oct.* L'induration de la partie médiane de la base du cou, en arrière, est fort diminuée; la peau qui la recouvre est recouverte de légères pellicules. Les indurations de la cuisse gauche persistent toujours sans douleur ni rougeur de la peau. Langue nette; l'appétit est bon; l'œil gauche larmoie depuis hier. Urine : 1850 grammes, sans sucre ni albumine.

19 *oct.* Il n'y a plus de larmoiement. Pas de vomissements. Les indurations diminuent de plus en plus.

26 *oct.* Dans un accès, Dog... s'est fait sur le bord droit de la langue, une plaie contuse, déchiquetée.

28 *oct.* La plaie de la langue va mieux; les indurations de la cuisse gauche et du cou ont complètement disparu, laissant comme traces des taches rouges, brunes de la peau dont une, siègeant à la partie supérieure de la cuisse, présente en son centre une tache blanche comme cicatricielle. La toux a beaucoup diminué.

18 *novembre.* L'enfant se plaint de maux de tête depuis deux ou trois jours environ; depuis la même époque il ressentirait des *picotements* aux membres inférieurs et des *engourdissements* aux membres supérieurs; il accuse de plus de fortes démangeaisons aux extrémités inférieures et aux parties génitales. L'appétit s'est conservé jusqu'à ce matin. Dog... n'éprouve ni douleur, ni difficulté en avalant; il n'a eu ni frissons, ni diarrhée; il a été à la selle hier. La langue est un peu sale, les amygdales grosses et d'un rouge sombre; on ne note ni vomissements, ni nausées, ni point de côté; l'auscultation et la percussion ne révèlent aucune lésion. A la partie antérieure des deux cuisses, on remarque des *plaques rouges*, larges environ comme la moitié de la main, sur lesquelles et autour desquelles existent des petits points rouges plus foncés, un peu soulevés au-dessus du niveau de la peau et ressemblant à de la *miliaire rouge*; il existe de plus petites plaques et surtout des points au

tiers inférieur et interne de la cuisse, aux mollets et au pénil ; à leur niveau, se trouvent des traces d'ongles (grattage) ; le prépuce, les mains, les poignets, n'offrent rien d'anormal. Il n'y a pas de larmoiement. La peau est brûlante. T. R. 40°,6. — *Soir* 40°,8.

11 *nov.* La démangeaison a diminué ; il ne reste plus au niveau des points désignés hier, que des boutons desséchés ressemblant à du prurigo ; l'enfant se plaint de douleurs du côté de la nuque ; il dit avoir faim, n'avoir plus mal à la tête. T. R. 38°,8. — *Soir* 39°,6. 50 centigr. de sulfate de quinine dans du café noir ; deux verres d'eau de sedlitz.

12 *nov.* Dog... se trouve bien aujourd'hui, il n'accuse plus aucune douleur, mais il se plaint d'une légère difficulté à avaler. T. R. 38°. — *Soir* 38°.

14 *nov.* Les amygdales sont toujours un peu hypertrophiées, mais à peine rouges (1).

Traitement. — 25 janvier 1881 : 0 gr. 03 de *bromure d'arsenic* ; la dose a été augmentée de 0 gr. 01 tous les cinq jours jusqu'à 0 gr. 06 ; 3 mai : 0 gr. 07 ; 8 juin : 0 gr. 08 ; 14 octobre : suppression du traitement ; *aimant.*

Ce malade a été soumis en même temps à un *traitement hydrothérapique* du 25 avril au 31 décembre 1881.

Pendant toute la durée du traitement arsenical, Dog... n'a présenté d'autres phénomènes, qu'un peu de larmoiement durant deux jours ; quant aux manifestations cutanées, nous y reviendrons plus loin.

	1880		1881		1882	
	Accès.	Vertiges.	Accès.	Vertiges.	Accès.	Vertiges.
Janvier . . .	—	—	21	»	16	»
Février . . .	—	—	21	»	20	»
Mars	—	—	26	4	24	»
Avril	—	—	6	4	12	»
Mai	—	—	4	4		
Juin	—	—	7	2		
Juillet. . . .	—	—	13	»		
Août.	23	1	28	»		
Septembre. .	32	2	18	1		
Octobre . . .	10	»	7	2		
	2	»	5	»		
Novembre . .	12	»	11	»		
Décembre . .	15	»	4	1		
Totaux. . .	94	3	173	18		

(1) Plusieurs enfants étaient à cette époque atteints de scarlatine.

Durée du traitement: 265 jours.

Poids. —	Août	1880 : 45 kil. 700 gr.	Taille :	1 m. 54.
—	16 Septembre	1880 : 46 kil.		
—	31 Juillet	1881 : 52 kil. 450 gr.	—	1 m. 58.
—	31 Janvier	1882 : 53 kil. 500 gr.	—	1 m. 59.

Nous notons en février, mars et avril 1881, mois pendant lesquels le malade a été exclusivement soumis au traitement arsenical : 53 accès et 8 vertiges; les trois mois précédents donnent 48 accès; dans les mois suivants de l'année 1881 nous constatons une diminution du nombre des accès, mais, à cette époque, l'enfant était soumis à un traitement mixte, et nous ne saurions dire si le bromure d'arsenic a été pour quelque chose dans cette amélioration qui a persisté après sa suppression.

Deux autres malades du service ont encore pris du bromure d'arsenic; l'un Rest... pendant un mois seulement sans succès; l'autre Toul... en avril et mai 1880 (7 accès et 10 vertiges; 2 accès en 1879, 6 accès et 3 vertiges en 1881).

M. Hublé (1) a publié deux autres observations recueillies à la Salpêtrière dans le service de M. Delasiauve, suppléé par M. Bourneville.

Dans la première observation, il s'agit d'une nommée Bra..., âgée de 18 ans, dont le début des accès remontait à l'âge de 12 ans (cause inconnue); les accès nocturnes et diurnes avaient toujours été en augmentant; il y avait prédominance des vertiges sur les accès. Elle fut soumise à un traitement par le bromure d'arsenic à deux reprises différentes; le médicament fut donné en pilules de 0 gr. 001; d'abord deux par jour, puis progressivement dix par jour. Le traitement ayant été suspendu, les accès et les vertiges reparurent. Après une interrup-

(1) *Loc. cit.*, p. 102 et suiv.

tion de quatre mois on fit prendre de nouveau à cette malade du bromure d'arsenic; la dose fut élevée progressivement de 4 milligrammes à 3 centigrammes par jour.

1er Traitement. — Avril-juillet 1878 : 2 accès; 15 vertiges.

2e Traitement. — Décembre 1878, mai 1879 : 0 accès 12 vertiges.

Dans les quatre mois d'intervalle entre les deux traitements on avait noté 12 accès et 18 vertiges.

Chez la malade de la seconde observation, le bromure d'arsenic (pilules) ne produisit aucune amélioration; les accès continuèrent à suivre une marche croissante.

II. *Effets physiologiques.—Résultats thérapeutiques.*

Nous n'avons relevé chez nos malades aucuns troubles dyspeptiques, ils n'ont jamais accusé de nausées, de vomissements, de coliques, de diarrhée ou de douleurs du côté de l'estomac.

Nous n'avons généralement noté aucune altération du côté de la *peau* ou des muqueuses; toutefois un de nos malades (obs. X) a présenté quelques indurations sous-cutanées, dans lesquelles nous ne saurions reconnaître les papules arsenicales décrites par de nombreux auteurs et principalement par Imbert-Gourbeyre.— Nous avons encore eu à constater des manifestations cutanées chez un autre épileptique qui a été soumis au traitement arsenical, mais dont nous n'avons pas cru devoir rapporter l'observation parce que la date du début de la médication a été omise; ce malade a eu, avant et après la suppression du bromure d'arsenic, un grand nombre de boutons d'acné et de furoncles de forme toute spéciale ; il est vrai de dire qu'auparavant il était déjà sujet à des accidents de ce genre.

Chez le malade Dog... (obs. X), nous avons enregistré, trois semaines après la cessation de la médication arsenicale, une éruption peu caractérisée tenant de l'érythème, de la miliaire et du prurigo; cette éruption qui avait pour siège la partie antérieure des cuisses, s'accompagnait de fièvre, de démangeaisons avec picotements et engourdissements aux membres inférieurs et supérieurs (voir p. 101). Ces phénomènes que nous ne saurions attribuer avec certitude à l'action de l'arsenic, doivent-ils être rattachés aux éruptions arsenicales? « L'exanthème arsenical », dit Gailleton, « se présente sous la forme de rougeurs scarlatiniformes. La peau chez la plupart des malades est écarlate, rouge d'écrevisse; cette rougeur, au lieu d'être lisse et uniforme, s'accompagne d'autres fois de petites élevures rouges caractéristiques de l'érythème papuleux, qui sont disposées en plaques plus ou moins étendues. Je l'ai vue occuper de préférence, le dos, les flancs et la partie antérieure des cuisses. » (1) Pietra-Santa a signalé l'érythème du haut des cuisses chez les ouvriers qui travaillent les papiers peints au vert de Schweinfurt.

Tous les malades qui, avant l'administration du bromure d'arsenic étaient atteints d'affections cutanées, ont été guéris rapidement sous l'influence du traitement.

Le malade de l'observation VII s'est plaint vers la fin de novembre 1880 de fourmillements dans les doigts et d'un léger tremblement; chez lui, ces accidents légers ont persisté jusqu'en janvier 1881 (le traitement avait été

(1) *Journal de médecine de Lyon*, dé cembre 1867.

supprimé le 21 décembre; nous avons sans doute eu affaire ici à une légère intoxication arsenicale.

Enfin deux de nos malades (observations I et V) ont présenté du larmoiement; ce larmoiement qui s'est produit pendant la période du traitement, a persisté après la suppression du bromure d'arsenic et aujourd'hui (mars 1882) il existe encore, toutefois il a beaucoup diminué. Ces deux malades ont été atteints à plusieurs reprises de conjonctivite légère, mais seulement durant le traitement arsenical. — L'un, Lan..., a en outre offert de l'embarras de la parole, du tremblement des mains et de temps à autre des picotements dans les extrémités inférieures.

Ces derniers phénomènes qui semblent avoir augmenté jusqu'à ces derniers temps, sont actuellement moins prononcés sauf l'embarras de la parole. A propos de ces malades, nous croyons utile de rappeler que, selon Orfila, et c'est l'opinion généralement admise par tous les physiologistes et thérapeutistes, l'élimination de l'arsenic serait complète après 30 à 35 jours. M. Imbert-Gourbeyre admet que cette élimination se fait en un espace de temps beaucoup plus long. La nutrition n'a pas souffert pendant l'administration du bromure d'arsenic; nous avons constaté au contraire une augmentation de poids chez la plupart de nos malades.

Les *urines* ont été analysées à plusieurs reprises; on n'y a jamais rencontré ni albumine ni sucre; la quantité d'urée et des sels, la densité n'ont jamais varié que dans les proportions normales ordinaires.

Chez un certain nombre de nos malades, les vertiges nous ont semblé plus nombreux pendant la durée du traitement arsenical (1).

(1) Nous rappellerons ici que les vertiges n'ont été comptés à Bicêtre que depuis l'arrivée de M. Bourneville (octobre 1879).

Nous n'avons pas à prendre part au débat sur les accidents résultant de l'intoxication arsenicale, cela nous écarterait trop de notre sujet. Nous ferons simplement observer que le prurit, la miliaire, le prurigo, les furoncles, l'acné, l'érythème, le tremblement, la conjonctivite et le larmoiement ont été attribués par plusieurs auteurs à l'action des arsenicaux (1); nulle part, nous n'avons trouvé mention des indurations sous-cutanées (ou tubercules) que nous avons observées sur le malade Dog... (2).

En *résumé*, sur 10 *épileptiques* traités à Bicêtre nous avons constaté : 1 *cas d'amélioration*, 4 *cas douteux* et 5 *insuccès*.

Si nous tenons compte des deux observations publiées par M. Hublé et rédigées d'après les notes fournies par M. Bourneville, la médication arsenicale aurait produit, tant à la Salpêtrière qu'à Bicêtre : 2 *cas d'amélioration*, 4 *cas douteux et* 6 *insuccès*. — Ce résultat n'est pas très encourageant.

En définitive nous pensons :

1° Que le bromure d'arsenic ainsi que la liqueur de

---

(1) Les éruptions arsenicales et les accidents dus à l'intoxication par l'arsenic ont fait le sujet de nombreux travaux ; nous ne citerons ici que les ouvrages suivants auxquels nous renvoyons pour l'historique et les indications bibliographiques : Harles, *loc. cit.*, Bazin, *leçons théoriques et cliniques sur les affections cutanées artificielles*; Paris, Delahaye, 1862 ; — Imbert-Gourbeyre, *Etudes sur quelques symptômes de l'arsenic* ; Paris, Delahaye, 1863 ; — *De l'action de l'arsenic sur la peau* ; Paris. J.-B. Baillière, 1872 ; — *Des suites de l'empoisonnement arsenical* ; Paris, J.-B. Baillière, 1881.

(2) Nous n'aurons pas à parler de l'anatomie pathologique, ni des recherches toxicologiques, car n'ayant perdu aucun de nos malades dans le cours du traitement ou après, nous ne pourrions que copier les auteurs.

Clemens doivent être actuellement rejetés de la thérapeutique.

2° Que l'emploi des arsenicaux dans la cure de l'épilepsie doit être limité à quelques cas particuliers, par exemple, à ceux dans lesquels existe une affection cutanée justiciable de l'arsenic.

CHAPITRE III.

Du traitement de l'épilepsie par l'aimant.

§ 1. *Historique.*

Dès la plus haute antiquité et chez tous les peuples, l'aimant a été employé dans le traitement des maladies les plus diverses, entre autres dans les maladies nerveuses (convulsions spasmodiques), dans la mélancolie et la manie (1); Paracelse (1603) parait être le premier (2) qui ait spécialement désigné l'épilepsie comme susceptible d'être améliorée par le magnétisme minéral. Il recommandait l'aimant comme un moyen très efficace de prévenir les accès d'*épilepsie*, en enchaînant pour ainsi dire les traînées nerveuses dans le foyer où elles se mettent en mouvement pour se porter à la tête; après les avoir ainsi fixées et prévenues, il était persuadé qu'on pouvait se promettre d'en détruire entièrement la cause.

Vers la même époque (1647) Anselme de Boodt publiait que l'aimant exhale comme les charbons une vapeur fétide et malfaisante qui trouble le cerveau, occasionne des rêves affreux, produit le vertige, l'*épilepsie* et l'apoplexie.

---

(1) Voir Aetius d'amida, Hali abbas, Gilbert, Kircher, etc., etc.

(2) Consulter principalement pour la bibliographie, l'*histoire de la société royale de médecine*, année 1779, *observations et recherches sur l'usage de l'aimant en médecine*, par Andry et Thouret, et Schnitzer, *über die rationnelle Anwendung des mineralischer magnetismus*, Berlin, 1837, ouvrages auxquels nous empruntons la plupart des renseignements sur le traitement de l'épilepsie par l'aimant.

Au XVIIIe siècle, on substitua les aimants artificiels aux pierres naturelles. Dans une lettre à M. Kœstner (1777) l'astronome et physicien viennois Hell annonce qu'il a vu de bons effets de l'aimant dans les maladies des nerfs, mais qu'il l'a vu aussi appliqué dans ces cas sans succès.

Mesmer aurait guéri par l'aimant deux *épileptiques*, dont les observations ont été publiées dans la *Gazette de Schaffouse* en novembre 1775. Unzer, d'Altona (1775), a essayé inutilement l'aimant sur plusieurs *épileptiques*.

Heinsius, dans son ouvrage (1777), rapporte sept observations sur différentes maladies, dans lesquelles il paraît que l'aimant fut toujours employé avec succès ; l'*épilepsie* forme le sujet des deux premières (1). « Ces observations, » disent Andry et Thouret, « ne furent pas accueillies favorablement. Les maladies n'y parurent pas toujours exactement décrites ; d'autres remèdes avaient été employés concurremment avec l'aimant et les résultats étaient souvent incertains. » De Harsu (de Genève) fit aussi usage de l'aimant dans le traitement de l'*épilepsie*.

Le *Journal historique de médecine* (Venise, 1776) contient une observation d'*épilepsie* guérie avec le secours des aimants par le Dr Israël-Loue-Dieu Cases de Mantoue.

Enfin l'abbé Le Noble, persuadé qu'avec l'application de ses aimants on pouvait obtenir de beaux résultats dans les affections nerveuses les plus graves et les plus rebelles, telles que l'*épilepsie*, etc., crut devoir confier à la *Société royale de médecine* le soin d'en constater l'efficacité dans le traitement de plusieurs maladies. La compagnie chargea Andry et Thouret de faire des épreuves multipliées.

(1) Heinsius : Additions aux essais qu'on a faits dans différentes maladies de l'aimant artificiel ; Leipzig ; 1777.

Leur rapport lu le 29 août 1780 se trouve inséré dans l'*Histoire de la Société royale de médecine* (année 1779); nous n'analyserons ici et nous ne publierons que les observations qui nous paraissent réellement appartenir à l'épilepsie (1)

Observation I.

La demoiselle M... était devenue épileptique depuis six ans, à l'occasion d'une frayeur violente qu'elle avait éprouvée dans le moment des règles qui n'en avaient point été supprimées; elle avait fait différents remèdes. Les bains et l'application de la glace sur la tête, avaient calmé l'épilepsie pendant deux mois, au bout desquels elle s'était renouvelée à la suite d'un violent chagrin. A cette époque, il y avait eu suppression des règles ; en leur place il s'était déclaré un écoulement en blanc, que, dans la suite, les règles avaient remplacé; mais elles n'étaient revenues qu'imparfaitement.

Les attaques épileptiques ne se manifestaient que pendant la nuit et jamais le jour, à moins que l'âme n'eût été vivement affectée. La malade était trois ou quatre nuits sans avoir d'accès ; elle en avait ensuite pendant huit nuits sans interruption. Les accès alors étaient violents, et se répétaient souvent plusieurs fois dans les mêmes nuits; il étaient suivis d'un violent mal de tête.

La mémoire des choses récentes était affaiblie. Le souvenir des événements passés depuis longtemps subsistait dans toute son intégrité.

Tel était l'état de la demoiselle M..., le 19 septembre 1777, lorsque, de l'avis de M. Mauduyt, qui suivait alors les effets de l'aimant, M. l'abbé Le Noble lui fit appliquer une garniture composée de deux bracelets, d'un bandeau ou serre-tête, d'un collier et d'une plaque pour la région de la poitrine.

Le 29 septembre, dix jours après leur application, la malade n'avait eu d'attaque qu'une seule nuit. Cette attaque avait été

(1) L'article consacré à l'épilepsie renferme huit observations ; les observations XXXIX et XL, nous semblent se rapporter à l'*hystéro-épilepsie.*

unique, mais violente. Elle avait eu lieu du 27 au 28, jour où les règles s'étaient déclarées. Dans ces circonstances, la malade était gravement attaquée les trois nuits qui précédaient l'éruption. Il faut observer que le 19, il y avait trois nuits que Mlle M... n'avait eu d'accès, ainsi elle aurait dû, suivant la marche ordinaire de la maladie, avoir huit nuits pendant lesquelles elle en aurait été attaquée. Elle se trouvait alors plus gaie. La mémoire paraissait légèrement affermie. Elle s'était rappelé les époques dont elle n'aurait point eu de souvenir dans un autre temps. On lui trouvait l'extérieur plus calme et plus serein. Sa vue, qui s'affaiblissait aisément le soir, était plus forte et se fatiguait moins. M. l'abbé Le Noble fut d'avis d'ajouter des jarretières aimantées, et en laissa à la malade pour s'en servir.

Du 28 septembre au 3 octobre, il n'y eut point d'accès. Pendant les trois nuits suivantes, elle en eut cinq; deux pendant la première, un dans la seconde, deux pendant la dernière. Ceux-ci furent très violents, et accompagnés deux fois d'écoulements involontaires des urines. Du 6 au 13, il y eut des accès chaque nuit : on doit en excepter la nuit du 7. Pendant cette nuit et la journée qui l'avait précédée, la malade avait été tremblante et avait beaucoup sué. Depuis quatre ou cinq jours, on avait ajouté à la garniture une suite d'aimants qui descendaient depuis la première vertèbre dorsale jusqu'au sacrum.

L'action des aimants paraissait, à cette époque, avoir eu moins d'effet à mesure qu'on s'était plus éloigné du temps de leur application ; mais on doit remarquer que, dans cet intervalle, les règles étaient survenues; qu'elles n'avaient paru que faiblement, et que le temps avait été souvent variable et humide, circonstances dans lesquelles la malade était naturellement plus incommodée. D'ailleurs, outre son incommodité habituelle, Mlle M... avait, depuis quelques jours, une fluxion et des douleurs rhumatismales lancinantes, qui cessaient et reprenaient par intervalles. La disposition à la mélancolie, dissipée pendant les douze premiers jours, était revenue au même point où elle était avant l'usage des aimants. La mémoire, qui s'était également affermie, s'affaiblissait et retombait dans l'état primitif. Au reste, la malade restait moins sensible qu'avant l'application des aimants, au bruit qu'elle entendait; et, de ce côté-là, le mieux se soutenait au même degré.

Du 13 au 15, Mlle M... passa deux nuits sans accès; la suivante, il y eut une attaque. Le 17, son mal, au lieu de l'attaquer la nuit, la prit faiblement pendant la journée. Six jours ensuite, du 17 au 22, se passèrent sans accidents. Les accès se renouvelèrent les quatre nuits suivantes. La malade ne continua pas plus longtemps l'usage des aimants. Cependant elle avait éprouvé, depuis leur application, un amendement sensible. Les accès avaient d'abord été calmés pendant douze jours. Ils avaient ensuite reparu ; mais, depuis leur retour, ils étaient de moitié moins fréquents : car du 13 octobre au 26, ce qui comprend treize jours, Mlle M... n'avait éprouvé son mal que cinq fois dans cinq nuits différentes, dont quatre de suite ; et dans une de ces nuits, il y avait eu deux accès. Une faible attaque s'était déclarée dans la journée du 17. Cependant, d'après la marche ordinaire de la maladie, en supposant quatre nuits bonnes, il y en aurait eu neuf de mauvaises, au lieu qu'il ne s'en est passé que cinq ; de plus, au lieu d'un ou deux accès par nuit, la malade en éprouvait trois ou quatre.

D'ailleurs, outre que les accès étaient plus rares, ceux qu'elle éprouvait étaient moins longs et moins violents. Lorsqu'elle en était attaquée, le mal revenait sept ou huit nuits de suite ; au lieu que, depuis l'usage des aimants, il n'a jamais continué, dans son plus fort, que pendant quatre nuits. La mémoire, suivant le rapport de la malade, n'était pas meilleure ; mais le malaise, les accès de mélancolie, la faiblesse de la vue, les tressaillements à un bruit inopiné, accidents ordinaires et suites constantes des accès, étaient les uns notablement diminués, les autres dissipés depuis trois semaines ; il y en avait six que les aimants avaient été appliqués.

La malade de cette observation paraît être une épileptique ; toutefois il y a encore des réserves à faire. Peut-on, en tous cas, dire après six semaines de traitement seulement que cette malade a réellement éprouvé une amélioration par les aimants Le Noble ?

Observation II.

Le 20 avril 1779, le sieur Aubé, lieutenant de M. le premier chirurgien du Roi, à Vernon, fut appelé pour voir le fils du nommé B..., cabaretier de cette ville, demeurant paroisse Notre-Dame. L'enfant, âgé de neuf à dix ans, éprouvait alors un violent accès d'épilepsie, accompagné de tous les accidents qui caractérisent ce genre de maladie, tels que les déjections involontaires des urines et des matières stercorales.

Après différentes questions, le sieur Aubé, ayant appris qu'il y avait eu déjà de pareilles attaques, proposa au père de l'enfant les moyens indiqués en pareil cas pour les mettre en usage. Mais celui-ci paraissant décidé à employer les aimants de M. l'abbé Le Noble, M. Aubé y souscrivit; et il rapporte que le 31 août de la même année, ce qui formait un espace de quatre mois dix jours, l'enfant n'avait éprouvé aucun accès. Ces faits sont constatés par un certificat du sieur Aubé, dans lequel il prononce qu'on ne peut attribuer ce soulagement qu'à l'action des aimants.

L'enfant contina d'être exempt de toute rechute, jusqu'au moment de sa mort, qui n'eut lieu qu'après un an révolu depuis l'application des aimants, et qui fut occasionnée par une chute qu'il fit de huit à dix pieds de haut. Il était devenu épileptique à la suite d'une frayeur qu'il avait éprouvée au mois de février 1779. Les attaques s'étaient répétées plusieurs fois dans l'espace d'environ trois mois qui s'écoulèrent avant la visite du sieur Aubé. Depuis cette époque, l'enfant n'eut point d'accès pendant un an.

Cette observation nous semble bien se rattacher à l'épilepsie, mais il est difficile de certifier que celle-ci ait été guérie par les aimants, l'épilepsie était de date trop récente, et la mort est survenue un an seulement après le début de l'application.

Observation III.

Guigard, âgé de sept ans et demi, grand et robuste pour son âge, avait essuyé pendant cinq semaines une fièvre continue. Convalescent depuis huit jours de cette maladie, il éprouva successivement, en douze ou quinze heures, deux saisissements violents, à la suite desquels il tomba dans des convulsions qui durèrent toute la nuit. Elles cessèrent vers le matin, mais l'enfant demeura sans parole, privé de l'usage de ses sens, et paralysé de la moitié du corps du côté droit ; cet état dura pendant trois semaines. Guigard ayant recouvré au bout de ce temps la parole et l'usage de ses sens, on reconnut qu'outre les maux dont nous venons de parler, il avait encore perdu la raison, dont il avai joui jusqu'au moment des convulsions, dans le degré ordinaire aux enfants de son âge. Au bout de cinq semaines, à dater du premier instant de son accident, la bouche était redressée et revenue à son état normal ; mais le bras et la jambe n'avaient encore éprouvé aucun changement. Il ne donnait aucun signe d'intelligence, quoique cependant il n'eût rien dans la physionomie de ce qui a coutume d'annoncer l'imbécillité. Le goût paraissait être en lui sans action ; on avait employé les bains et les potions antispasmodiques.

Tel était l'état de Guigard, lorsque le 24 septembre 1777, sa mère le présenta à M. Mauduyt. Il fut soumis à l'électricité, dont il prit une séance chaque jour jusqu'au 6 novembre, et treize seulement depuis ce temps jusqu'au 5 février de l'année suivante, qu'il cessa de venir. A cette époque, il parut guéri complètement de sa paralysie.

Cependant Guigard, rétabli quant aux mouvements, n'avait rien gagné à la fin de son traitement du côté des facultés intellectuelles ; non seulement il paraissait idiot et stupide; il était encore sujet, au moindre bruit qu'il entendait inopinément, à être frappé d'un saisissement subit. Il pâlissait, chancelait, lâchait quelques gouttes d'urine, et revenait en un instant dans son état naturel.

Ces symptômes ayant fait craindre qu'il ne devint épileptique, M. Mauduyt fut d'avis de cesser de l'électriser. Il lui fit faire usage de l'infusion de feuilles d'orangers ; ce moyen fut inutile. On voulut employer la racine de valériane ; mais la saveur désagréable de cette plante fut cause qu'on ne put s'en servir pour cet enfant, en qui le sens du goût avait repris toute son activité.

Pendant l'année, Guigard continua d'être sujet à ses frayeurs, qui le faisaient tomber dans une sorte de stupeur qui durait peu de temps, à peine une minute. Il s'y joignit de légers symptômes épileptiques qui variaient pour le temps où ils avaient lieu, la fréquence et la manière dont ils se manifestaient. Pour les dissiper, on eut recours aux aimants, qui furent appliqués par M. l'abbé Le Noble.

Le 10 janvier 1779, la mère de Guigard apprit à M. Mauduyt que les aimants avaient arrêté ses frayeurs pendant le jour; mais qu'il lui était survenu des accès la nuit, plus longs que dans le temps où, pendant la journée, il éprouvait des frayeurs. M. Mauduyt ayant jugé, sur ce récit, que les aimants n'opéraient pas avantageusement, puisque, en changeant les accès d'heure, ils en prolongeaient la durée, ils furent retirés. L'enfant redevint sujet, à tomber sans cesse à la renverse au moindre bruit imprévu qu'il entendait, et l'on prit le parti de replacer les aimants.

A l'époque du 2 juin, les symptômes épileptiques dont le malade était attaqué, ne duraient pas deux minutes; et depuis trois mois ils ne s'étaient renouvelés que trois fois. On avait, de plus, remarqué que depuis la nouvelle application des aimants, l'enfant avait été une seconde fois délivré de ses saisissements. Comme il était propre à être soumis à des expériences, étant incapable de feindre, M. Mauduyt s'appliqua à constater ces effets singuliers que l'aimant semblait présenter. Il ne se contenta pas du récit des parents; il se rendit chez eux, et s'assura par lui même de la vérité, en cherchant à effrayer inopinément l'enfant, et le trouvant ou ne le trouvant pas susceptible de l'être, suivant qu'il portait ou qu'il ne portait pas les aimants.

Les symptômes épileptiques, qui à l'époque du 2 juin avaient paru diminués, augmentèrent par la suite. Les attaques devinrent plus marquées; elles furent accompagnées de convulsions, d'écume à la bouche et de chutes violentes, dans lesquelles il arriva plusieurs fois que le malade se fit à la tête de fortes contusions. On prit la précaution de lui faire porter des bourrelets fort épais; mais les chutes continuant d'avoir lieu, il en résultait toujours, malgré ce secours, de violentes commotions du cerveau. On attribua à cette cause, l'augmentation des accidents contre lesquels l'aimant ne parut plus avoir d'efficacité.

Il s'agit ici évidemment de cette forme d'*épilepsie hémiplégique infantile* dont nous avons déjà dit un mot au chapitre de l'hydrothérapie (page 59). Le traitement par l'aimant ne produisit aucun résultat.

Observation IV.

Le nommé Pierre F..., compagnon menuisier, demeurant faubourg Saint-Martin, paroisse Saint-Laurent, âgé d'environ 36 ans et d'une assez bonne constitution, était depuis six ans attaqué d'épilepsie. Cette indisposition s'était annoncée par un assoupissement habituel qui avait duré environ 18 mois, et précédé tout accès. Le premier qu'il éprouva se manifesta par une sensation extrordinaire qui s'étendit le long du bras jusqu'à l'aisselle du côté gauche; et fut accompagné de suffocation. Cet accident, qui se répétait à chaque minute, dura pendant 2 jours et ne fut point suivi de perte de connaissance; 3 mois après il survint un second accès. Dans celui-ci, la sensation commença au bout des doigts de la main gauche; elle monta à la tête du même côté, et le malade tomba aussitôt privé de sentiment. Depuis ce moment, il lui était resté un engourdissement de la main gauche, dont il se ressent encore. Tous les accès qui se sont succédé par la suite, ont commencé par cette main, un seul excepté, qui, il y a quatre ou cinq ans, prit par le côté et parcourut toute la moitié du corps. Dans cet accès, lorsque le mal fut descendu dans la jambe, le malade éprouva une vive douleur de crampe aux doigts du pied, et dans ce moment il tomba privé de connaissance. Les attaques se renouvelaient le plus souvent tous les deux ou trois mois environ et telle était leur marche ordinaire: Elles s'annonçaient par des mouvements plus ou moins violents vers la base de la première phalange du doigt index, du côté de la paume de la main. Ces mouvements, toujours accompagnés de douleur, parcouraient l'avant-bras, le bras, l'épaule, et se portaient à la tête du même côté. Une douleur vive se faisait sentir en ce moment au-dessus de l'œil et dans l'instant le malade tombait, jetant un cri violent et éprouvant une douleur générale, comme s'il se sentait écrasé. Il restait dans cet état pendant quelques heures, privé de connaissance. Il n'éprouvait pas de mouvements convulsifs dans les parties extérieures; ceux de la main et du bras cessaient même en ce moment; il restait plutôt immobile et comme anéanti. Lorsque le mal s'étendait depuis les doigts jusqu'à la tête, la main, l'avant-bras et le bras successivement devenaient violets.

Le malade présume que les autres parties qu'il ne pouvait voir du même côté et la moitié de la face se couvraient de la même couleur. Les veines de la main étaient gonflées en dessus, vers l'endroit d'où le coup semblait partir dans l'accès et l'engourdissement de cette main était alors surtout plus remarquable. Chaque accès ordinairement prenait une durée de sept à huit jours, pendant lesquels il survenait un grand nombre d'attaques, quelquefois au nombre de quatre ou cinq par jour, une seule faisait perdre connaissance au malade. Cette attaque, la plus grave de toutes, se trouvait vers la moitié du temps que durait chaque accès, et du nombre des attaques multipliées dont il était composé. Le malade l'attendait toujours avec une sorte d'incertitude, quoiqu'elle eût ainsi un détermination constante. Elle était précédée et suivie d'accès plus ou moins légers, qui ne donnaient pas lieu à l'anéantissement. Ces légers accès allaient d'abord en augmentant progressivement, les premiers ne consistant qu'en une sorte de tremblement convulsif des doigts de la main affectée, les plus voisins de l'index. Ces moumements devenaient par la suite plus considérables et se répétaient plus souvent: ils prenaient aussi plus de durée et d'étendue, et, ainsi successivement jusqu'à l'accès où la connaissance se perdait. Les attaques s'affaiblissaient ensuite graduellement à peu près comme elles avaient augmenté.

Quelquefois il arrivait, mais rarement, que la perte de connaissance avait lieu plusieurs fois dans l'accès qui en était accompagné. Les mouvements convulsifs alors revenaient sur le champ dans les doigts, dès que le malade avait repris ses sens. Dans un accès, il retomba quatre fois ainsi dans l'anéantissement. La perte de connaissance durait depuis un quart d'heure, jusqu'à deux et même trois heures. Il semblait au malade lorsqu'elle avait lieu, que tous les nerfs se raidissaient avec violence ; il ressentait de grandes douleurs, comme si on lui eût rompu les membres. Ce sentiment n'affectait que le côté gauche, et le malade sentait distinctement son corps commo partagé en deux parties ou moitiés latérales, dans la direction rigoureusement juste du raphé, que M. de Bordeu a si bien décrit après quelques auteurs. La ligne de séparation était prolongée par le milieu de la verge, du périnée et des fesses, par le milieu de la face et du nez, dont une narine se raidissait, l'autre restant dans l'état naturel.

Le malade n'a jamais pu soupçonner la cause à laquelle il devait attribuer son indisposition. Aucune personne de la famille, quoiqu'elle soit nombreuse, et qu'il ait six frères et des sœurs, n'est attaquée d'épilepsie. En se rappelant différentes circonstances qui ont accompagné ou précédé son mal dans son origine, F... nous a appris qu'étant un jour parti de grand matin pour faire une route d'environ huit lieues, et n'ayant auparavant rien ressenti qui pût l'indisposer, il se trouva tout à coup ébloui; il lui semblait qu'il ne pouvait plus lever les jambes; il se reposa et but un verre de vin. L'éblouissement se dissipa au bout d'une demi-heure; le premier accès eut lieu 3 semaines après. F...ne nous a point aussi laissé ignorer l'état de gêne auquel il s'était réduit pour subvenir à l'éducation d'un de ses frères qu'il soutenait au collège ; il s'était privé d'une partie de sa nourriture et il avait souvent souffert de la soif. Quant à la difficulté qu'il éprouvait de la flexion du doigt index, elle ne lui était survenue, au moins il ne l'avait ressentie qu'à la suite du premier accès. Il semble qu'il y ait une sorte de corde qui se tend et se détend difficilement dans les mouvements de flexion et d'extension de ce doigt. Il y a lieu de croire que le tendon du fléchisseur, dans son passage sous la gaine qui l'assujettit avec la base de la première phalange, éprouve quelque obstacle, comme s'il portait un léger nodus ou ganglion qui serait d'ailleurs insensible au toucher.

Le malade avait été traité, en différents endroits, par plusieurs médecins et chirurgiens instruits. Un grand nombre de remèdes ne lui avaient procuré aucun soulagement. Les bains, l'émétique répété plusieurs fois, les poudres tempérantes de Stahl et de Guttete (1), et les différents anti-spasmodiques, avaient été prescrits en vain. Le mal faisait de nouveaux progrès malgré ces secours. La tête s'affaiblissait de plus en plus. F... sentait un bandeau continuel sur les yeux; il ne pouvait fixer aucun objet pendant quelque temps, et il se trouvait incapable

(1) La poudre de Stahl contient du sulfate et du nitrate de potasse ainsi que du sulfure rouge de mercure. La poudre de Guttete outre la poudre d'ongles d'élan et de crâne humain, du gui de chêne, du musc, etc., et deux grammes de *feuilles d'or*. — Les préparations d'or ont déjà été employées par plusieurs auteurs dans le traitement de l'épilepsie ; actuellement M. Bourneville essaie dans son service le *bromure d'or*.

de travailler. Ce fut alors que, convaincu de l'inutilité des remèdes pour améliorer son état, et désirant ardemment de s'en délivrer, il résolut de se faire amputer le doigt dans lequel il présumait que la cause de ses accès avait son siège. L'un de nous (M. Andry), qu'il consulta sur cette résolution, crut devoir l'en détourner. On lui prescrivit un nouveau traitement, pendant lequel il porta les aimants de M. l'abbé Le Noble. Les remèdes principaux qui lui furent conseillés, consistèrent dans les amers anti-spasmodiques les plus efficaces, variés sous toutes les formes, et des frictions aux jambes avec la teinture de cantharides. Neuf mois se passèrent sans qu'il fût revenu d'accès; et le malade, pensant que c'était aux remèdes qu'il devait attribuer le soulagement qu'il éprouvait, cessa de porter les aimants. Peu de temps après les avoir quittés, il fut pris d'une attaque; elle se manifesta, comme à l'ordinaire, par des accès répétés pendant huit jours.

L'un de ces accès, le plus fort de tous, lui fit perdre connaissance. Cette attaque eut lieu vers la Pentecôte, en 1879. Il eut promptement recours aux aimants, et pour s'assurer de leur efficacité, il cessa tout usage de médicaments. Les accidents ne reparurent pas pendant plus de deux ans. Au mois d'octobre dernier (1881), son état était sensiblement amélioré; il jouissait alors de la meilleure santé, sa tête et sa vue s'étaient raffermies. Il était délivré d'une démangeaison qu'il éprouvait sur les épaules; cependant la main gauche était restée engourdie, et les mêmes difficultés persistaient dans la flexion du doigt index. Quelques mois auparavant, et dans le cours du printemps, F... avait éprouvé, pendant plusieurs nuits de suite, une émotion qui lui avait fait craindre de retomber. Peu de moments après s'être couché, il ressentait de la suffocation, comme s'il eût eu un poids considérable sur la poitrine; il éprouvait en même temps une impression de froid par tout le corps. Dans le même instant il se sentait faible, sa tête se chargeait; et craignant d'avoir un accès il se précipitait hors du lit. Alors les accidents disparaissaient; mais à peine y était-il rentré, qu'il en était de nouveau saisi. Il ne les éprouvait au reste qu'étant couché dans son lit; s'il passait la nuit à dormir assis dans un fauteuil, il ne s'en ressentait pas: des bains de pied et quelques clystères les firent bientôt cesser. Quelque temps avant d'avoir éprouvé cette légère révolution, le malade avait craché un peu de sang pendant environ un mois. Le 7 octobre dernier F... vint faire renouveler la garniture. Il nous annonça que depuis quelque temps il travaillait jour et nuit à la nouvelle salle de l'Opéra. Un travail si continu ne pouvait que lui être très contraire. Il en sortit le dimanche 28, et la nuit du 30 il eut un accès qui fut suivi le lendemain d'un second. Est-ce à la fatigue que F... doit avoir éprouvée par un travail aussi pénible pendant plus de trois semaines; est-ce à l'inefficacité du magnétisme qu'on doit attribuer cette rechute? Les exhalaisons d'un nombre immense d'ouvriers, les vapeurs du plâtre, celles de la peinture, n'ont-elles pas pu contribuer à renouveler les accidents dans un sujet où toutes les causes prédisposantes devaient encore exister? Dans le même temps, F... avait passé treize nuits de suite auprès d'un de ses enfants qui était tombé malade. Une observation plus essentielle encore mérite à ce sujet quelque attention: F... s'était donné en travaillant, un coup violent sur les doigts de la main gauche; l'instrument avait surtout frappé le doigt primitivement affecté, et reconnu pour le siège du mal; ce doigt avait reçu une forte contusion. Lorsqu'il se présenta chez l'abbé Le Noble pour changer les aimants, il portait sur son extérieur toutes les marques de l'affaiblissement que les veilles et les fatigues lui avaient occasionnées.

A compter de cette époque, les accès ne se sont point renouvelés. F... a repris son premier état de calme et de bien-être; il s'est écoulé 8 mois entiers depuis son dernier accident. Avant l'usage des aimants, il n'avait jamais passé plus de 3 mois sans accès. Les attaques revenaient le plus ordinairement toutes les 6 semaines; quelquefois elles observaient un intervalle de 2 mois, mais il était très rare, qu'il s'en passât 3, sans les voir renouveler. Lorsque F.... eut commencé à faire usage des aimants, il passa d'abord 9 mois sans accès, jusqu'à l'époque où, se croyant guéri par les remèdes qu'on y avait joints, il crut pouvoir les quitter impunément. Depuis leur nouvelle application, il avait été jusqu'à son dernier accident, plus de 2 années sans s'en ressentir. Maintenant, il y a 8 mois qu'il n'a rien éprouvé. L'aimant n'aurait-il donc contribué en rien à faire naître ces longs intervalles de calme et de tranquillité?

Cette observation très bien rédigée est un bel exemple

de cette forme d'épilepsie à laquelle M. Hughlings-Jackson a attaché son nom. Le traitement par les aimants Le Noble semble avoir produit une amélioration notable.

Observation V.

M. Aug..., tondeur de draps, demeurant rue des Gobelins, faubourg Saint-Marcel, âgé d'environ 56 ans, avait toujours joui d'une bonne santé; lorsqu'au commencement de 1879, pendant l'hiver, il fut attaqué de l'indisposition suivante. Il éprouva une nuit, dans la cuisse droite, un mouvement convulsif très violent qui s'étendit dans tout le côté, dans le bras droit, et qui lui fit faire un bond dans son lit. La jambe était en ce moment affectée de vives douleurs de crampes. Cet accident se dissipa; mais il reparut à différents intervalles. Dans les accès qui succédèrent au premier, le mal parut avoir quitté la jambe, et s'être concentré dans le bras. M. Aug.... y ressentait, dans les accès, un roidissement de nerfs qui s'étendait jusque sous l'omoplate. A ce roidissement succédait d'abord un léger frémissement, ensuite un tremblement convulsif qui agitait le bras par des secousses répétées. Ces accès ne duraient que quelques minutes, mais ils se renouvelaient un grand nombre de fois dans la journée. Le bras était en même temps affecté de vives douleurs. Le mal s'était fait sentir d'abord pendant 6 semaines; il s'était renouvelé vers la Pentecôte. Dans les accès qui eurent lieu à cette époque, M A... tomba 2 fois sans connaissance; alors le roidissement des nerfs s'était porté du bras au cou, à la joue, et jusqu'à l'œil du côté affecté. Le malade croit avoir passé, dans ces accès, une demi-heure sans reprendre ses sens. Il se rendit à l'Hôtel-Dieu, où il prit différents remèdes et des bains tièdes : les mouvements convulsifs ne cédèrent point à leur action. Lorsqu'au mois de janvier 1870, M. A... nous fut présenté, il était depuis 3 semaines repris de ses accès, qui s'étaient renouvelés comme ci-devant. Aucune de ses attaques n'avait été suivie de perte de connaissance. Seulement le malade avait éprouvé un jour que le roidissement des nerfs s'était étendu du bras jusqu'au visage, comme il lui était arrivé dans ses accès de la

Pentecôte, mais cette attaque n'avait point eu d'autres suites.

Les accès étaient toujours plus forts la nuit, et lorsque le malade était au lit, que pendant le jour et lorsqu'il marchait. Il éprouvait que, dans certaines nuits, le roidissement des nerfs était plus considérable. Alors il était obligé de se lever précipitamment, étant menacé dans ce moment de perdre connaissance. M. A.... avait perdu presque toute disposition au travail; il était dans un état tel que les personnes qui le connaissaient, et lui-même, étaient persuadés qu'il ne pourrait jamais reprendre et continuer son métier. La crainte de retomber dans le même état qui l'avait forcé de se mettre à l'Hôtel-Dieu l'inquiétait vivement. Il se sentait le bras très affaibli et fatigué par des secousses convulsives qu'il y avait éprouvées, tant elles avaient été fortes et fréquentes pendant le long espace de temps qu'il y avait été sujet.

Le 11 janvier, M. l'abbé Le Noble, lui fit appliquer au cou, à l'épaule, au bras, à la jambe, à la cuisse du côté droit, plusieurs plaques aimantées; une autre fut placée dans la région de l'estomac. Peu de jours après leur application, les mouvements convulsifs se dissipèrent. Le 19 février ils ne s'étaient pas renouvelés. En levant une chaise, M. A.... éprouvait encore, vers l'insertion du deltoïde, une douleur qui s'étendait jusqu'à l'articulation du coude. Cette douleur augmentait quand on pressait fortement le bras en cet endroit. Elle était accompagnée d'un léger frémissement et de démangeaison. Le sommeil était beaucoup plus tranquille: cependant il avait encore été interrompu quelquefois par des tressaillements qui n'avaient eu aucune suite, ils avaient été seulement accompagnés d'un léger frémissement dans tout le côté affecté.

Le 20 février, M. A.... ressentit vers le soir une faiblesse dans la jambe droite, qui le forçait à la traîner. Le lendemain matin le bras du même côté commença à perdre de la force; cependant M. A.... resta levé toute la journée, pendant laquelle il fit plusieurs chutes par suite de son état de faiblesse et sans perdre connaissance. Le jour suivant, à son réveil, après avoir bien dormi, ainsi que la nuit précédente, il sentit que sa jambe, sa cuisse et son bras étaient privés de mouvement et de sentiment, comme si ces parties eussent été paralysées: la chaleur s'y était maintenue avec un certain degré de moiteur.

M. A.... passa 9 jours entiers dans cet état, sans voir renaître aucune disposition au mouvement dans les parties affectées, reposant bien la nuit, conservant toute sa tête et son appétit. Le dixième jour le mouvement se rétablit d'abord dans le pouce à la main, ensuite dans les autres doigts, et ainsi successivement chacun des jours suivants dans toutes les parties qui en avaient été privées. On ne fit aucuns remèdes. M. A... éprouvait alors des sueurs qui paraissaient le soulager. Les aimants n'avaient point été retirés.

Le 13 mars, il n'y avait plus de faiblesse que dans la cuisse. M. A... y ressentait une chaleur intérieure et une impression qu'il comparait au mouvement de petits grains de chénevis roulant dans les chairs. Le bras et la main avaient recouvré toute leur force. M. A... avait repris ses travaux. Il se plaignait toutefois de ressentir un peu de vertige à la tête et de légers maux de cœur.

Le dimanche 1er avril, M. A.... continuait d'éprouver du soulagement; cependant il avait ressenti pendant le cours de la semaine, des secousses convulsives qui lui avaient agité le bras à différentes reprises dans la journée. Ces mouvements ne lui avaient pas fait interrompre son travail un seul instant; ils n'avaient point été violents. Auparavant, quand il en était attaqué en tenant son instrument ils lui faisaient lâcher prise.

M. A... nous apprit, à cette occasion, que le métier qu'il exerce est très fatigant. L'instrument dont se servent les ouvriers de sa profession, pèse sur leurs bras 80 livres par l'effort qu'il exige pour être conduit; il occasionne une tension considérable dans les muscles du bras. On doit remarquer que c'est le bras qui supporte un pareil effort, dont M. A... se trouve incommodé, et qu'il y a trente ans qu'il exerce son métier. Au défaut de tout autre cause connue, à laquelle on puisse attribuer son indisposition, celle-ci nous a paru devoir être adoptée.

Peu de temps après, M. A... ressentit, pendant près de trois semaines, de petites secousses convulsives qui lui agitaient le bras presque à chaque instant du jour et de la nuit. Ces secousses nerveuses se réveillèrent dans le commencement du mois de mai; mais elles n'attaquèrent alors que la cuisse du côté affecté. Elles n'avaient lieu que le soir, au moment où le malade était couché, et lorsqu'il était sur le point de s'endormir; elles duraient alors environ trois minutes. Le sommeil avait encore été quelquefois interrompu par des tressaillements.

La garniture avait été renouvelée. On y avait ajouté deux plaques, dont une était appliquée à la plante du pied du côté droit, et l'autre entre les deux épaules. Vers la fin de mai, M. A... étant prêt à s'endormir, sentit une attaque qui s'étendit depuis le cou, le long de la colonne épinière jusqu'à la cuisse du côté affecté, où il éprouva de légers mouvements convulsifs. Le bras n'en fut point agité. Cette attaque se passa rapidement. Les mouvements se répétèrent ensuite deux fois, mais dans la cuisse seulement. Le dimanche 26 août, M. A... ressentait chaque nuit, depuis environ quinze jours, dans la cuisse malade, quelques légers mouvements convulsifs. Ces mouvements avaient été plus ou moins étendus; ils ne s'étaient point propagés au delà de la cuisse; ils passaient comme un éclair. Dans un de ces accès, le malade sentit à la gorge un gonflement intérieur qui fut suivi de quelques petites secousses qui se portèrent à la tête, et d'une légère disposition à l'étourdissement. La plaque du cou n'avait point été renouvelée au dernier changement de garniture qui avait eu lieu vers la fin de juillet.

Au commencement d'octobre, M. A... éprouva pendant une nuit des crampes très douloureuses, aux bras, aux jambes, aux pieds, au cou, en général, dans toutes les articulations. Le matin elles se dissipèrent, et il n'y en eut aucun retour pendant la journée, le lendemain, ni les jours suivants. Le malade ayant beaucoup sué pendant l'été, il présumait que cette attaque de crampes dépendait de l'affaiblissement des aimants ; il les fit renouveler le dimanche 7 suivant. Il ressentait encore à cette époque de légers tressaillements dans la cuisse et la jambe; il lui était arrivé une seule fois aussi, d'en éprouver dans le bras affecté.

Les aimants ayant été renouvelés le dimanche 9 décembre, le même jour 24 février, le lundi 8 avril et au commencement de juillet de cette année, M. A... n'a plus ressenti de son indisposition, que de légers tressaillements pendant la nuit dans la cuisse affectée. C'est au moment du sommeil qu'ils se font sentir, et le malade pense que les chaleurs de la saison et les fatigues de la journée doivent beaucoup y contribuer. Le foyer de ces frémissements paraît être placé dans l'articulation du genou; ils s'étendent quelquefois, mais rarement, dans tout le côté, jusqu'à l'épaule et au cou, et alors la tête y participe; ils se propagent quelquefois aussi en même temps, jusqu'à l'extrémité du pied; ils ne durent que quelques minutes, et sont quelquefois trois semaines sans reparaître. Pendant le jour, le genou reste affecté de raideur et d'une douleur sourde. Pour calmer cet accident, on a appliqué une plaque particulière au-dessous du jarret. Le bras a cessé absolument d'être affecté. M. A... n'y a ressenti depuis longtemps aucune atteinte de ses anciens accidents. Il jouit d'une bonne santé, et travaille avec la même force qu'avant son indisposition.

Pendant ce long usage des aimants, M. A... a constamment éprouvé, sous les plaques, des démangeaisons assez vives pour le forcer à se gratter jusqu'au sang; c'était surtout au bras qu'elles se faisaient sentir. M. A... assurait qu'avant l'application des aimants, il n'y en avait jamais éprouvé. La peau avait paru fort rouge dans l'endroit du contact. Il s'élevait aussi, dans tout le voisinage, des boutons plus ou moins gros, qui, peu de temps après, se flétrissaient. Ces éruptions occupaient quelquefois l'espace des deux paumes de la main, dans le voisinage des plaques ; elles avaient lieu aussi plus particulièrement au bras, où les boutons étaient surtout vifs et nombreux ; cependant on en remarquait également à la cuisse, à l'épaule, au cou. M. A... en eut même, dans une occasion, sur tout le cuir chevelu, avec de la vermine. Les plaques ont quelquefois entamé la peau. En ce cas, on trouvait dans le lieu du contact de petites plaies quelquefois profondes, et de l'étendue d'une lentille, qui donnaient de la suppuration ; elles semblaient le plus souvent formées par des boutons ulcérés à leurs sommets et aplatis par la pression. Les linges qui entouraient le bras étaient beaucoup plus tachés de suppuration, et quelquefois comme ils le seraient par plusieurs clous ou petits furoncles ulcérés.

Au renouvellement des garnitures, M. A... assure qu'il a toujours éprouvé plus de vigueur, plus de liberté dans la tête et de gaîté, plus de légèreté de corps et d'esprit. Quelques jours avant le changement, il ressent de la pesanteur et de l'embarras. Ces impressions lui paraissent occasionnées par l'affaiblissement des pièces. Quand on renouvelle les aimants, elles se dissipent. Il sent alors les plaques travailler plus fortement; il entend par ce mot qu'elles excitent pendant quelques jours plus de démangeaisons, des tiraillements plus sensibles, des pointillements plus vifs. Il croit également avoir éprouvé, depuis l'usage des aimants, plus de liberté du ventre, surtout à l'époque du changement des armures. Dans une de ces circonstances, il eut une fonte d'humeurs bilieuses.

Avant l'usage des aimants, M. A... était affecté à la partie supérieure du bras et dans toute la région voisine de l'épaule, d'un sentiment de froid habituel. Au bout de quelques mois, ces parties avaient acquis un degré de chaleur tempérée et naturelle. Vers la fin de février dernier, ayant ressenti au bras gauche une douleur fixe et profonde, qui s'étendait jusqu'à l'articulation du coude, accompagnée d'engourdissements et de frémissements qui se portaient jusqu'au bout des doigts, il appliqua sur ce bras une des plaques qu'il portait à la cuisse. Bientôt il sentit, par des tiraillements constants, qu'elle agissait avec force. Il s'éleva une grande quantité de boutons au pourtour, à une certaine distance. La douleur cessa peu de temps après cette application. Depuis deux mois elle ne s'est pas renouvelée. M. A... conserve la plaque en cette situation, étant déterminé à la laisser tant qu'elle lui paraîtra continuer son action.

Quel caractère doit-on donner à cette nouvelle douleur? et ne peut-on pas la regarder comme dépendante du même principe que celle qui existait précédemment au bras droit, et qui a cessé de se faire sentir vers la même époque? En ce cas, quel serait donc le principe et le caractère de cette épilepsie, et serait-on même fondé à nommer ainsi cette maladie? Serait-ce aussi par une métastase que l'humeur, ou la matière, ou la cause morbifique, en quittant le bras du côté droit, se serait jetée sur le bras gauche; et ce déplacement devrait-il être attribué à l'application des aimants? L'effet vraiment vésicatoire que les plaques ont produit, ne devrait-il pas éloigner tout soupçon à cet égard? Serait-ce aussi une métastase qui aurait occasionné ou déterminé la paralysie? Ces différents points méritent une grande attention. Il semble au moins que les aimants n'ont pas été sans vertu dans cette observation, quoiqu'ils n'aient agi qu'en palliant le mal, en réprimant seulement les ébranlements nerveux dont ils n'ont pu dissiper la cause complètement.

Cette observation est encore un exemple d'*épilepsie jacksonnienne;* les effets des armures sur les accès sont plus que douteux, mais leur action sur les crampes paraît réelle.

OBSERVATION VI.

M..., âgé de 76 ans, fut, sans aucune cause apparente, attaqué d'épilepsie au mois de mars 1876. Il perdit tout à coup connaissance, jeta des cris violents, se mordit la langue et rendit beaucoup de salive écumeuse ; cet état dura une demi-heure. On appela plusieurs personnes de l'art qui firent saigner abondamment et ordonnèrent ensuite plusieurs purgations. Les attaques reparurent malgré ces secours. On opina pour de nouvelles saignées et les bains froids. Ce traitement ne fut pas adopté. La valériane, les bains de pied, le camphre furent employés et parurent modérer la fréquence et la longueur des accès. Cependant, de temps en temps, le malade avait encore des rechutes qui duraient trois quarts d'heure et se répétaient pendant 24 heures de suite, de 2 ou de 3 en 3 heures. Dans les intervalles, le malade, quoique tranquille, ne savait où il était, et ne faisait que balbutier. Ce fut alors qu'au mois de septembre 1880, on lui appliqua les aimants de M. Filliet, neveu de M. de Harsu. On en mit deux au-dessus du gras des jambes et tous les jours le malade faisait tremper un barreau de fer aimanté dans parties égales d'eau et de vin. Il parut que les accès furent modérés depuis l'usage des aimants. On observa que la boisson aimantée lâchait le ventre. Il s'éleva de petits boutons qui suppurèrent dans les endroits où les aimants étaient appliqués. Mais 3 mois après, il survint un accès qui dura 30 heures, et pendant tout ce temps, il n'y eut que de légers intervalles sans convulsions et sans cris. Au mois de mars 1881 il survint une nouvelle attaque aussi forte que la première. Le traitement fut changé de nouveau. On appliqua un vésicatoire, et le malade fut mis à l'usage d'une dissolution de vitriol de zinc, dont il prenait tous les matins quatre cuillerées. Depuis cette époque, le malade a eu peu d'attaques violentes. De temps en temps, il a des baillements qui durent 2 ou 3 minutes et qui se répètent plusieurs jours de suite. Alors on lui fait prendre, matin et soir, des lavements dans lesquels on fait fondre deux gros de cristal minéral, parce qu'on a observé que, dans ces circonstances, le ventre était paresseux. Il faut avouer cependant que, depuis un an, il y a eu deux attaques assez fortes.

qui ont duré chacune 12 heures. Le malade a aujourd'hui 80 ans; il jouit de toutes ses fonctions : mais sa mémoire s'affaiblit de jour en jour.

L'*épilepsie tardive* (1) et peut-être symptomatique du malade qui fait l'objet de cette observation, ne semble pas avoir subi de modification dans sa marche, à la suite de l'usage de l'aimant (2).

Depuis le rapport d'Andry et Thouret Kumpel (3) en Prusse, Thouret dans l'*Encyclopédie méthodique* et plusieurs observateurs de notre époque, parmi lesquels on doit citer Marcellin, Hallé, Laennec, Alibert, Cayol, Chomel, Récamier, Alexandre Lebreton et Burq auraient constaté la vérité de la plupart des observations publiées par Andry et Thouret, au dire de Trousseau et Pidoux, qui se sont aussi quelquefois servi de l'aimant; mais il n'est pas à notre connaissance qu'aucun de ces auteurs ait parlé de l'épilepsie. Le traitement médical par les aimants n'est redevenu en vogue que dans ces dernières années; toutefois nous voyons encore des médecins publier de temps à autre quelques nouvelles observations, et, en ce qui concerne l'épilepsie, Schnitzer

---

(1) MM. Bourneville et Buret doivent publier prochainement un mémoire sur l'*épilepsie tardive*, c'est-à-dire survenue à un âge avancé de la vie.

(2) Les ouvrages de Luneau de Bingermann (*aimants artificiel de Le Noble*, Paris, 1800) et de Fournié (*Contribution à l'étude de l'emploi des métaux*, etc. ; Paris, 1881) ne sont qu'un résumé du rapport d'Andry et Thouret. — Dans l'ouvrage de Henning (loc. cit. p. 184) nous trouvons encore la citation suivante à l'article aimant : « Anonymus quidam in Gazette salutaire de Bouillon, 1761. (Brachio utrique epileptici alligato epilepsiam sanasse testatur). Voir encore l'article *aimant* de Thouret dans l'*encyclopédie méthodique*, partie *médicale* ; T. I. p. 924 ; 1787.

(3) Kumpel n'a fait dans sa dissertation qu'émettre l'idée de la possibilité de l'emploi de l'aimant dans l'épilepsie. « Fortasse magnes in tam duro morbo aliquid possit efficere quia in nervis sedem habet. — Iéna, 1788 p. 19. — Cette dissertation ainsi que celle de Reichel (De magnetismo in corpore humano, Leipzig, 1772) contiens une bibliographie assez étendue sur l'aimant.

nous apprend que Keil aurait, sous les yeux des professeurs Serres et Husson, entrepris la cure d'épileptiques à la Pitié et à l'Hôtel-Dieu.

Schnitzer indique l'épilepsie parmi les maladies susceptibles d'être traitées (1) par l'aimant, mais il ne rapporte aucune observation ; il analyse les travaux des nombreux médecins ou auteurs qui au commencement de ce siècle se sont occupés en Allemagne du magnétisme minéral (Becker, (2) Bulmerincq, Barth, etc., etc.), mais aucun n'est cité comme ayant eu en vue le traitement de l'épilepsie.

Frank (3) dans sa *Pathologie interne* s'exprime ainsi : « nous ne nous sommes servi ni de l'aimant ni du perkinisme dans le traitement de l'épilepsie ; on doit en attendre peu de succès. »

M. Delasiauve (4) en 1854 signale l'aimant dans le

---

(1) Dans ma pratique, comme médecin, j'ai fait en Allemagne de nombreuses expériences sur ce moyen de guérison (magnétisme minéral) et avec des aimants très forts, qui m'ont conduit aux résultats les plus heureux dans une foule de maladies qui avaient résisté aux procédés thérapeutiques ordinaires. En faisant de simples passades avec mes aimants dans les parties affectées, je suis parvenu à guérir radicalement l'arthrite, le tic douloureux, *l'épilepsie*, les crampes d'estomac, la céphalalgie, les contractions convulsives, l'odontalgie, etc. « Toutes les fois que le mal a une lésion organique pour cause, le magnétisme reste naturellement sans effet. Lorsque les affections sont chroniques il est souvent nécessaire de répéter les passades une ou deux fois pendant plusieurs jours ; jamais elles n'ont résisté un mois ou toute sa persévérance a été inutile. » — Keil prétendait pouvoir donner à ses aimants une attraction indéfinie, il employait vers 1830 des aimants d'une force attractive de 150 kilogr. (Leur poids était de 20 kilogr.). — Voir séance du 19 sept. 1830. Institut royal de France. — Revue française et étrangère, T. IV, 1830, p. 149 ; Schnitzer. loc. cit., etc.

(2) Becker. — *D. mineral. Magnetismus u. s. Anwendung in der Heilkunst* ; Mülhausen, (en Thuringe) 1829. — Cet auteur associait généralement l'aimant à d'autres traitements. Toutefois il aurait guéri par le traitement magnét que employé seul trois cas de *cephalalgia hysterica*, etc., etc. Becker a résumé, dans son ouvrage, le rapport d'Andry et Thouret.

(3) Frank, *loc. cit.*, p. 383.

(4) Delasiauve, *Traité de l'épilepsie*, p. 417, Paris, 1854.

traitement de l'épilepsie, mais il ne l'a jamais employé.

En 1869, Maggiorani a publié un grand nombre d'observations de malades hystériques, épileptiques, etc., qu'il a soumis à l'influence de l'aimant, mais les observations de cet auteur nous paraissent avoir été faites plutôt dans le but d'examiner les effets physiologiques de ce médicament, car aucun de ces malades n'a été soumis à un *traitement régulier*. Nous reviendrons plus loin sur les travaux de M. Maggiorani (1) ainsi que sur celui de Paolo Ferri (2) qui a fait aussi une application d'aimant chez une épileptique dans les mêmes conditions.

Nous citerons encore l'ouvrage d'un physicien interlope qui sans observations ni preuves à l'appui recommande l'aimant dans le traitement de l'épilepsie (3).

De l'arsenal magnétique. — Des divers modes d'application des aimants.

Jusqu'au XVIIIe siècle la pierre d'aimant, alors seule connue, n'avait guère été employée en médecine que tenue à la main ou suspendue soit au cou, soit au-devant de la poitrine, de l'estomac, etc. ; elle entrait aussi dans

---

(1) Maggiorani. — *La magnete e i nervosi*, Milan, 1869 ; Maggiorani a depuis publié un autre ouvrage plus étendu : *influenza del magnetismo sulla vita animale*, Napoli, Roma, 1880. — Cet auteur a de plus publié *saggio di una storia fisiologica della magnete*. Palermo e Roma. Académia dei Lincei, anno 1873. *Alcune osservazioni di metalloscopia*. Roma, 1875.

(2) Paolo Ferri. — *Dell'azione del magnetismo minerale sul corpo umano*, etc., Pesaro, 1874.

(3) Rébold. — *L'électricité moteur de tous les rouages de la vie*, etc., etc. Paris, 1869. Nous n'avons pu nous procurer ou consulter les ouvrages suivants : Le Noble, *Avis au public*, 1771, 1772 et 1773. — Poly, *Saggio sulla calamita e sulla virtu medicinali*. Palermo, 1811. — De Harsu ; *Recueil des effets salutaires de l'aimant dans les maladies* ; Genève, 1782 ;—Mesmer, *Discours sur le magnétisme et sur les effets salutaires de l'aimant*, Genève, 1782, in-8°, et différents autres ouvrages moins importants..

la composition d'un grand nombre d'emplâtres (Paracelse, Opodeldocht, Quercetan, etc.). D'après Andry et Thouret « Paracelse faisait usage également des deux pôles ; c'est du moins ce qu'on peut inférer de la distinction qu'il faisait entre ce qu'il appelait le ventre et le dos de l'aimant. Comme on était persuadé de son temps que cette substance attirait par un pôle et qu'elle repoussait par l'autre, il se servait de celui qui repousse pour réprimer la partie trop vive des humeurs, et de celui qui attire pour les rappeler à leur source (1). »

Quand on eut substitué les *aimants artificiels* aux pierres naturelles, on se borna d'abord, et le plus souvent, à des applications momentanées plus ou moins longues, répétées chaque jour à différentes reprises. Vers 1765 à 1770, on crut devoir préférer à cette méthode des pièces aimantées, qui seraient d'un usage constant en les fixant à nu sur la peau ; on en avait déjà tenté, depuis deux ans, l'application sur la poitrine, en France, contre les palpitations et les maladies des nerfs ; en Angleterre, contre les douleurs de l'estomac et la cardialgie. Ce premier exemple avait même été suivi pour quelques autres parties du corps ; mais l'emploi des armures magnétiques n'était pas encore devenu d'un usage général.

« En 1774, le père Hell fit faire de son acier magnétique toutes sortes de pièces auxquelles il fit donner la forme la plus convenable aux parties où il faudrait en faire l'application. On s'assura de leurs pôles, et, en présence de plusieurs médecins, on les appliqua sur le cou, le ventre, les cuisses, les bras et les pieds de certains malades pour les porter le jour et la nuit sur la peau nue. »

En se livrant à ces essais, le père Hell ne pressentit pas seulement les avantages que l'on devait attendre de la conversion

(1) Andry et Thouret, *loc. cit.*, p. 555.

des aimants artificiels en armures; il présuma aussi que leur efficacité, dans cette manière de les employer, pouvant dépendre en quelques points de leur forme, il fallait s'occuper à rechercher qu'elle serait la plus avantageuse. Dans les choix des différentes formes, il pensait qu'on devait s'attacher à leur conformité avec le tourbillon magnétique; et sur ce principe, les aimants de figure circulaire lui parurent mériter la préférence sur les croix aimantées, dont on avait déjà fait usage en France et en Angleterre, en les appliquant sur la poitrine. Le père Hell regardait cette attention comme très essentielle, et il ne balançait pas d'assurer que c'était à ce défaut de perfection qu'on devait attribuer le peu de succès que les épreuves de l'aimant avaient eu dans les pays étrangers (1). »

A la même époque, Mesmer employa « des aimants réels, faits avec l'acier magnétique du père Hell, préparés par le constructeur de ce physicien célèbre, et façonnés de manière à être appliqués commodément au corps. La seule commodité de l'application faisait, selon lui, tout le mérite de leur figure. Il n'avait observé aucune différence dans leur usage, relativement à leurs pôles; les aimants de Vienne ne lui paraissaient mériter aucune préférence sur ceux de France, d'Angleterre ou de tout autre endroit; mais il suivait dans leur application des procédés particuliers, auxquels il attribuait la même importance que le père Hell attachait à la forme des aimants, et sans lesquels on ne devait pas être étonné, selon lui, de voir que la cure magnétique fût presque impossible, au moins très incertaine, et qu'elle n'eût pas réussi dans les épreuves faites en France et en Angleterre, contre les maux de dents et les crampes d'estomac.

« Dans l'*application des aimants*, il recommandait de les distribuer également de chaque côté aux extrémités inférieures et supérieures, et sur le milieu du corps, comme le long de l'épine, où on les applique un à un, de les placer préférablement vers l'origine des nerfs des parties malades. Presque dans tous les cas, on devait alors, selon lui, en attacher de courbes sous les genoux, ou d'elliptiques sous la plante des pieds. Dans les crampes d'estomac et les vomissements, on en appliquait un figuré comme un cœur, et dans les coliques, un pareil sur le nombril. Dans les sujets irritables, M. Mesmer avertissait de

---

1) Andry et Thouret, *loc. cit.* p. 565-566.

n'en point appliquer sur la tête, mais sur la nuque ou au-devant de la poitrine, d'en placer aussi aux parties inférieures. Il recommandait au reste de porter les aimants le jour et la nuit, de les serrer étroitement sur la peau. Non seulement il en augmentait le nombre pendant les accès, suivant les circonstances; il conseillait encore d'en porter constamment quand on était parvenu à les dissiper (1). »

M. de Harsu, conseiller au grand Conseil de Genève, porta l'étendue de ses aimants jusqu'à la longueur de deux pieds, et employa des pièces composées de plusieurs barreaux de ce volume ; il fit un grand usage de ces forts aimants en les plaçant sous les matelas pendant la nuit et en soumettant le malade à leur application à plusieurs reprises dans la journée.

Les premières expériences de M. de Harsu datent de 1775. Les aimants de Harsu ont été appliqués par M. Filliet, son neveu, chez quelques-uns des malades dont l'observation est rapportée par Andry et Thouret : aussi ces auteurs crurent-ils devoir en donner à la fin de leur rapport une courte description :

« Ces aimants, ainsi que ceux de M. l'abbé Le Noble, s'emploient en armure ou pour de simples applications; telles sont pour le premier genre les pièces suivantes :

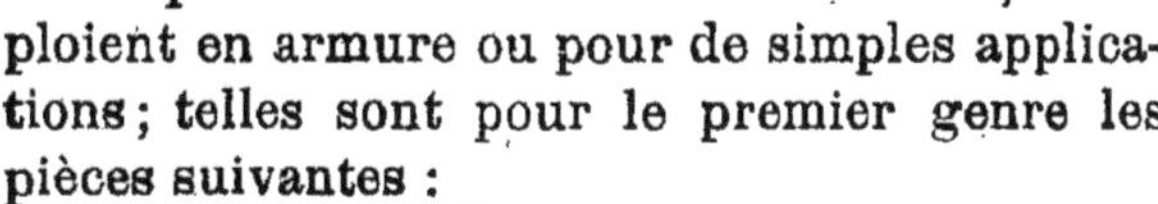

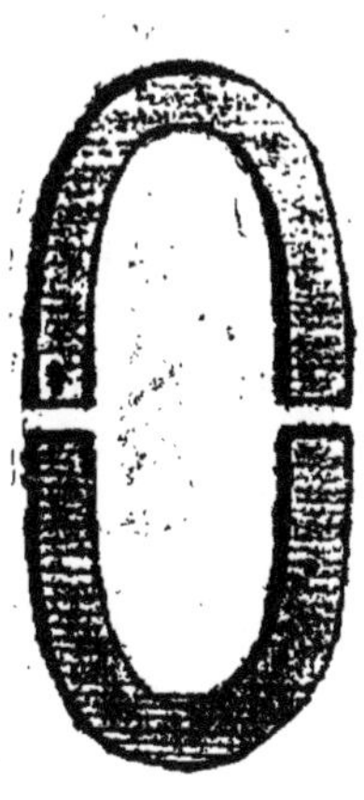

Fig. 1.

1° Pièce faite de deux branches (*Fig.* 1) courbées en fer à cheval un peu allongé ; chacune de ces pièces a neuf lignes de distance d'une branche à l'autre dans la partie la plus éloignée, qui est celle de leurs extrémités. Elles ont l'une et l'autre quatre lignes de largeur dans toute leur étendue, et une ligne et demie d'épaisseur. On réunit ces deux pièces de manière qu'elles forment un ovale, le bout nord d'une pièce touchant le bout sud de l'autre, et le nord de celle-ci le bout sud de la première.

(1) Andry et Thouret, *loc. cit.*, p. 567-568.

Ces deux pièces étant ainsi mises en contact et enveloppées ensemble dans du taffetas, peuvent être appliquées sur la tête à la région de la fontanelle, de manière qu'un bout soit sur le coronal et l'autre sur l'occipital. Cette même pièce peut être appliquée à la région de la poitrine, en la suspendant au cou par un ruban. Un autre ruban, fixé à la partie inférieure, la tient assujettie, en faisant le tour du corps. On peut se servir des pièces formant le demi-ovale séparées pour les fluxions et migraines, en les fixant sur les tempes les cornes en bas, au moyen d'un bandeau ou de tout autre moyen convenable. Ces pièces, suivant M. Filliet, prennent beaucoup plus de force ou vertu magnétique que toute autre, et ne la perdent que très difficilement. On donne aux deux pièces de cet aimant réunies, le nom d'ovale brisé.

2° Une pièce propre à être mise autour de l'oreille (*Fig.* 2), le

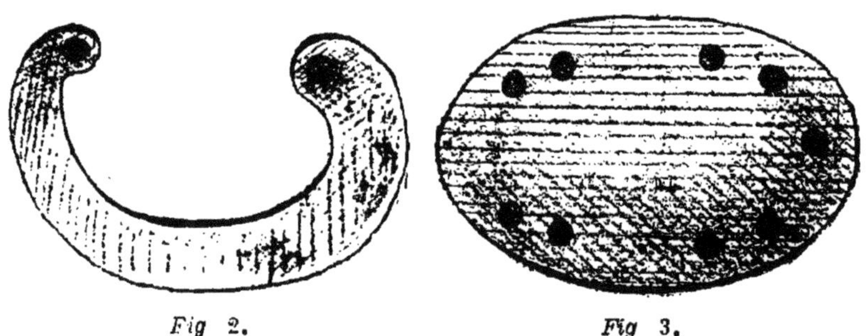

Fig 2. *Fig* 3.

tit bout qui est le nord en bas. Dans la partie la plus large, te pièce a huit lignes de largeur et trois dans celle qui l'est s, son épaisseur est d'une ligne et demie dans toute sa lo eur ; sa forme doit être prise et déterminée sur celle de l'o , dont elle embrasse en arrière le contour. Cette pièce s'em e pour la surdité et autres affections du nerf auditif.

e plaque (*Fig.* 3) de trois pouces trois lignes de longueur, ouces deux lignes de largeur, épaisse d'une ligne, percée de neuf trous, courbée dans sa longueur, afin de pouvoir l'appliquer à la partie supérieure des gras de jambe ou sur la cuisse, un pouce au-dessus de la rotule. Les huit trous de côté sont faits pour y coudre des rubans, le neuvième sert à désigner un des pôles et à y fixer un ruban, que l'on peut assujettir à la jarretière lorsqu'on applique la pièce sur le gras de jambe.

On peut former une pièce semblable à la précédente, mais

d'une moindre étendue, par exemple, de deux pouces huit lignes de longueur, un pouce onze lignes de largeur et d'une ligne d'épaisseur, pour être appliquée à la partie moyenne du bras, sur l'attache du deltoïde, ou à la partie moyenne de l'avant-bras.

4° Pièce (*Fig.* 4) plate, ovale, longue de cinq pouces trois lignes, large de deux pouces, épaisse d'une ligne et demie, per-

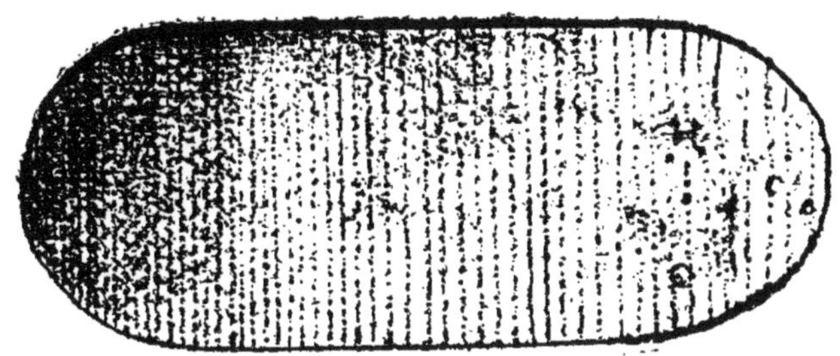

Fig. 4.

cée d'un trou à l'un de ses bouts, à environ trois lignes du bord. Cette pièce s'applique sous la plante des pieds pendant la nuit, en la tenant assujettie par le moyen de bas ou de chaussons. Elle est bonne, suivant M. de Harsu, pour le froid des pieds pour augmenter la transpiration, etc.

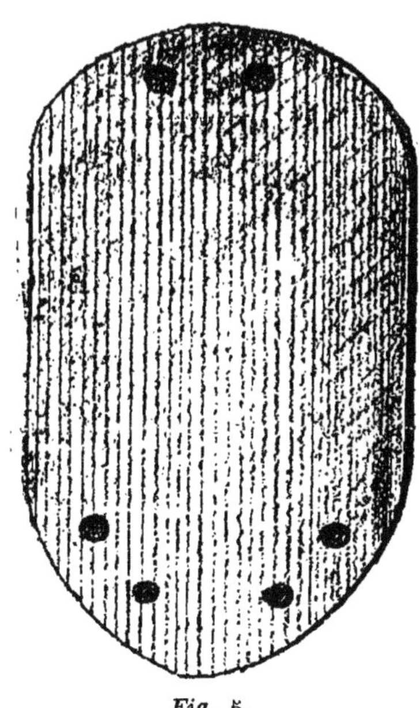

Fig. 5.

5° Pièce (*Fig.* 5) de trois pouces de long, un pouce huit lignes de large, épaisse d'une ligne, courbée dans sa longueur, afin de pouvoir l'appliquer entre les deux épaules, sur les premières vertèbres dorsales. Les deux trous au bout supérieur reçoivent un ruban qui vient s'attacher au devant du cou, et la tient suspendue. Les quatre trous à l'autre extrémité servent à y coudre des rubans que l'on fait passer sous les bras et qu'on noue au-devant de la poitrine.

6° Pièce (*Fig.* 6) propre à mettre au-dessus du poignet, à la place où les dames portent leurs bracelets. Elle a un pouce et

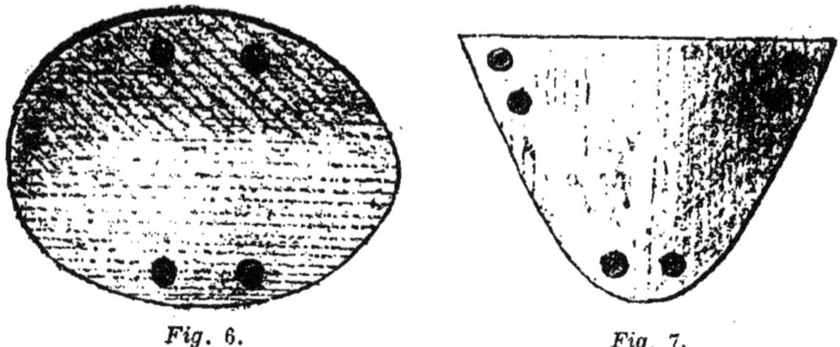

Fig. 6. *Fig.* 7.

demi de longueur, un pouce trois lignes de large et une ligne d'épaisseur. On enveloppe ces pièces de taffetas. Elles conviennent, dit M. Filliet, aux personnes qui ont une grande sensibilité nerveuse, et qui ne pourraient supporter l'application de pièces plus fortes.

7° Petite pièce (*Fig.* 7) propre à mettre, pendant le jour, au bout du soulier. Elle est percée en devant et à chaque côté pour y coudre des rubans que l'on fixe ensuite sur le pied.

Les pièces suivantes, qui ne s'emploient pas en armure, sont :

1° Une pièce (*Fig.* 8) de six pouces de long, amincie à l'une de ses extrémités, dont la base ou l'extrémité la plus grosse a six lignes de large et l'autre extrémité deux lignes. Elle est propre pour les maux de dents, et sert de même pour les douleurs d'oreilles, observant de tourner la partie malade au nord, et de se servir du petit bout de la pièce qui doit être aimantée, de manière que ce bout soit le sud. On la tient appliquée pendant quinze, vingt ou trente minutes, plusieurs fois le jour.

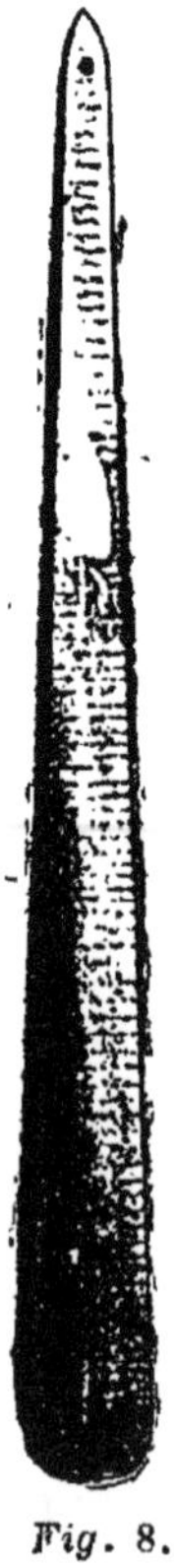

2° Une pièce de six pouces de long, six lignes de large et deux lignes d'épaisseur, aplatie dans toutes ses dimensions. Ces sortes de pièces sont propres à différents usages, à aimanter ou communiquer la vertu magnétique à d'autres pièces. M. de Harsu les emploie pour aimanter l'eau, en les laissant quelque temps

Fig. 8.

plongées dans une bouteille ou tout autre vase qu'on en a rempli.

3° Un faisceau d'aimants (*Fig.*9) composé de huit lames longues de deux pieds deux pouces, épaisses d'une ligne et demie d'un bout et d'une ligne de l'autre, larges de seize lignes à l'une et de quatre lignes à l'autre de leurs extrémités, jointes ensemble par le moyen d'anneaux de cuivre. Cette pièce s'emploie de plusieurs manières: pour les maux de tête, en la faisant tenir perpendiculairement au corps, le malade étant assis, le pôle nord en bas ou contre la tête; pour les maux d'estomac, en présentant le pôle sud à cette partie, observant d'avoir la face tournée au nord; pour les douleurs du dos et des extrémités inférieures, en la posant sur une chaise et se tenant appuyé contre, ou la tenant à côté de soi pendant le jour, et la plaçant sous le matelas ou le drap pendant la nuit. On ne doit pas être étonné que cette pièce produise son effet à travers un matelas, étant très grosse, très forte, et faisant mouvoir une aiguille de boussole à plus de douze pieds de distance (1). »

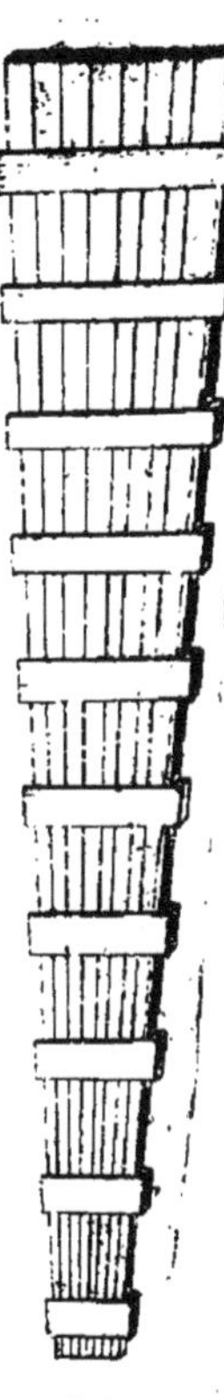

Fig. 9.

M. Le Noble, chanoine de Vernon-sur-Seine, paraît avoir un des premiers fabriqué des armures magnétiques; voici, en effet, ce qu'en disent Andry et Thouret (2) :

« En s'occupant du magnétisme artificiel pour des objets de physique, M. l'abbé Le Noble ne perdit pas de vue son usage pour la guérison de quelques maladies. Dès 1763, ses aimants pour les dents étaient connus dans la capitale, et recherchés des physiciens. En 1766, il rendit compte de plusieurs succès qu'il avait obtenus de leur application pour la guérison des maux de dents. Lorsqu'on eut saisi l'idée d'appliquer l'aimant en armure constante et habituelle, M. l'abbé Le Noble fut des pre-

(1) Andry et Thouret, *loc. cit.*, p. 685-687.
(2) Andry et Thouret, *loc.*, *cit.* p. 581-582.

miers en France à s'en occuper. Depuis 1771, qu'il établit publiquement à Paris un dépôt de ses aimants, il annonça des pièces aimantées destinées à être appliquées aux poignets, sur la région de la poitrine, etc., telles que des bracelets, des croix magnétiques et d'autres pièces contre les palpitations, les crampes et le tremblement. »

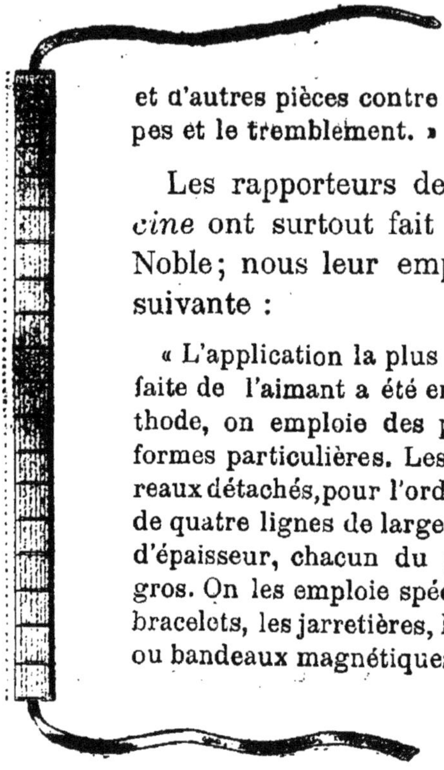

Les rapporteurs de la *Société de médecine* ont surtout fait usage des aimants Le Noble; nous leur empruntons la description suivante :

« L'application la plus ordinaire que nous avons faite de l'aimant a été en armure. Dans cette méthode, on emploie des pièces aimantées de deux formes particulières. Les unes sont de petits barreaux détachés, pour l'ordinaire d'un pouce de long, de quatre lignes de largeur et d'une ligne et demie d'épaisseur, chacun du poids environ d'un demi-gros. On les emploie spécialement pour former les bracelets, les jarretières, les colliers et les serre-têtes ou bandeaux magnétiques. Les bracelets sont formés de cinq de ces pièces, les jarretières de dix-huit, le collier de dix (*Fig.* 10). Le tout est recouvert d'une toile ou d'un velours noir. On maintient ces pièces en situation par quelques points ou avec des rubans.

Fig. 10.

« Au lieu de ces barreaux, on se sert aussi de plaques aimantées de formes ovales, droites ou courbées. Ces plaques se posent à nu sur la peau, circonstance qui rend leur action plus marquée. On les emploie le plus ordinairement pour les différentes parties du corps auxquelles on veut appliquer des aimants simples, notamment pour la nuque, la région du cœur, les bras, les jambes et la plante des pieds. On varie leur volume suivant le besoin qu'on a d'augmenter la force des aimants, et leurs formes suivant les parties auxquelles on doit les appliquer. Les plaques pour la région du cœur sont plates ou droites; elles portent trois trous (*Fig.* 11 et 12). Le supérieur est destiné à recevoir un ruban, avec lequel on suspend la pièce au cou ; les deux inférieurs, qui se trouvent sur la même ligne, servent à fixer un autre ruban qui doit tenir lieu de ceinture, pour empêcher la pièce de se porter à droite ou à gauche dans les mouvements du corps. On couche le milieu de ce ruban en travers sur la face de la plaque, qui ne doit point toucher la peau, et

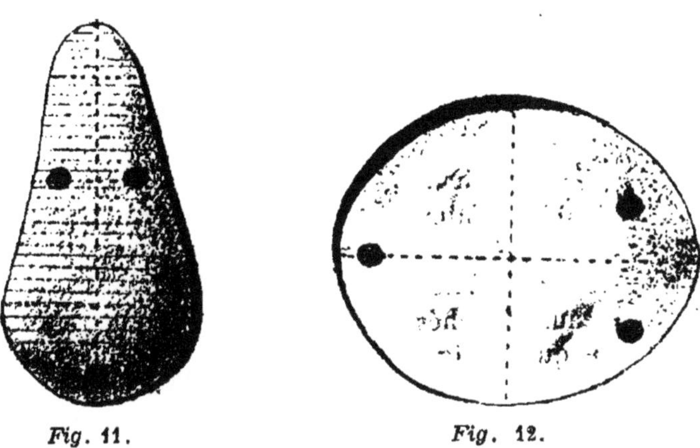

Fig. 11. *Fig.* 12.

on arrête dans cette direction avec quelques points d'aiguille; on en noue les deux extrémités en arrière ou sur le côté. La pièce doit être assez descendue pour toucher de la pointe ou partie inférieure le creux de l'estomac, ou l'extrémité du cartilage xyphoïde. Les plaques pour les autres parties sont presque toutes plus ou moins courbées. On les applique une à une en certains endroits, sous la plante des pieds, au bas de la jambe, sur le milieu du bras, à la nuque, etc.; souvent on les réunit pour former différentes pièces, telles qu'une ceinture pour placer sur les reins, une suite d'aimants pour appliquer le long de la colonne épinière; on s'en sert aussi pour former les serre-têtes, les colliers, les jarretières et les bracelets. On en réunit plus ou moins pour les trois premières pièces; pour les bracelets, on emploie deux plaques ordinairement, et on les dispose, en les fixant sur un ruban, de manière qu'elles se trouvent l'une à la partie interne, l'autre à la partie externe du poignet ou de l'avant-bras (*Fig.* 13).

« Les plaques de ce dernier genre portent, à chacune de leurs extrémités, un trou à l'aide duquel on les coud sur des rubans. On a fait usage quelquefois de petits aimants en forme de croix, pour la région de la poitrine. Cette forme ayant quelques inconvénients à raison de ses angles, elle est maintenant moins employée.

La seconde manière de se servir de l'aimant consiste dans l'usage des barreaux aimantés que l'on présente aux parties souffrantes. Ces aimants sont ou simples ou composés de plusieurs lames. Alors on leur donne la forme d'un fer à cheval ou de faisceaux droits, et leur degré de force peut être varié singulièrement. Dans une de nos observations, l'aimant pouvait soutenir un poids de trente-six livres, dans d'autres la force des aimants était de six et douze livres, et de trois livres et demie (1).

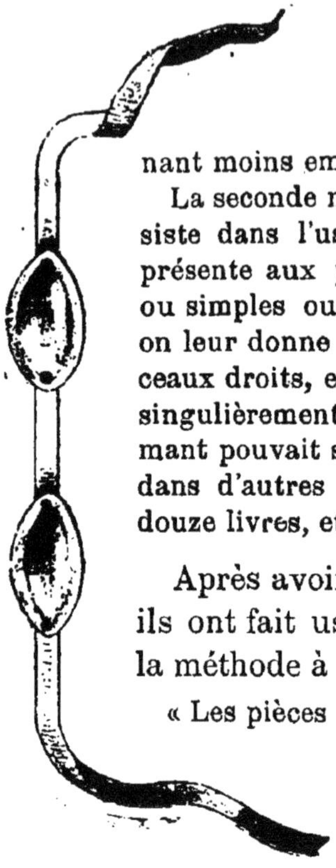

Après avoir décrit les pièces aimantées dont ils ont fait usage, Andry et Thouret donnent la méthode à suivre dans leur application.

« Les pièces destinées à être employées en armure doivent être fixées de manière à conserver le plus constamment possible leur situation, les accidents se renouvelant quelquefois quand les pièces sont dérangées. On doit préférer, toutes choses d'ailleurs égales, les pièces qui touchent la peau nue à celles dont les aimants sont enveloppés, la substance qui les recouvre affaiblissant d'autant la communication de leur vertu. Ces pièces, de l'une ou l'autre espèce, étant sujettes à se rouiller par l'effet de la transpiration, on doit les changer ou faire renouveler souvent, tous les deux ou trois mois. Pour s'assurer de l'action de l'aimant et de la nature de ses effets, la prudence exige que, pendant son usage, on s'abstienne de donner d'autres médicaments. La vertu de l'aimant paraissant être plus

Fig. 13.

(1) Andry et Thouret, *loc. cit.*, p. 683-684.

spécialement sédative et calmante; on doit surtout éviter les remèdes et toutes les substances qui, pouvant irriter les nerfs, s'opposeraient à son action. On détermine le nombre des plaques, le choix des aimants quant à la forme et le lieu de l'application, suivant la nature ou l'espèce d'affection que l'on a à combattre. On emploie les aimants isolés que l'on présente aux parties souffrantes, pour les accidents nerveux qui se renouvellent par accès très multipliés; tels sont les maux de dents, les vives douleurs ou l'affection douloureuse de la face, etc. On peut aussi, contre ces maux, employer l'aimant en armure et même réunir les deux méthodes. Relativement aux armures, on applique les pièces de préférence dans la région des parties affectées. Si l'affection est générale et dépend de tout le dérangement du système nerveux, on met une garniture complète et on distribue également les aimants de chaque côté du corps. Dans tous les cas, c'est sur l'épigastre ou le creux de l'estomac que l'on a soin d'en placer plus particulièrement. On ne doit en multiplier le nombre qu'avec réserve; on l'augmente à proportion des effets déjà produits par les premières pièces appliquées. A chaque changement des garnitures, on doit substituer sur-le-champ de nouvelles pièces, les malades, dans l'espace de temps qu'ils restent sans aimants, étant sujets à voir leurs accidents se renouveler (1). »

Laënnec s'est servi des armures magnétiques. « Ce médecin », dit Jolly (2), « a suspendu tout à coup, à l'aide de deux plaques aimantées appliquées l'une à l'épigastre et l'autre sur le point opposé de la colonne vertébrale, un hoquet qui durait depuis trois ans; au

(1) Andry et Thouret, *loc. cit*, p. 687-688. La *Gazette salutaire* du 2 octobre 1785 nous apprend que MM. Andry et Thouret se proposent d'employer dans de nouveaux essais des aimants de la plus grande force, tels que ceux que prépare M. l'abbé le Noble et qui peuvent soutenir des poids de plus de 200 livres. Nous ne savons si ces auteurs ont publié les résultats de leurs nouvelles observations; nos recherches à cet égard sont restées infructueuses.

(2) P. Jolly. *Dict. de médecine et de chirurgie pratiques*, T. 1. p. 423, 1829.—Art. *Aimant*. Il existait encore à Paris, à cette époque des personnes qui se livraient à la fabrication des armures; voir Dict. de matière médicale et de thérapeutique générale de Mérat et Delens. T. I. p. 122. Paris, 1829.

bout de six mois la malade ayant négligé un matin de mettre ces plaques, le hoquet reparut ; elle le remit et il cessa de nouveau. » Jolly ajoute :

« On peut raisonnablement conclure que l'aimant, appliqué sous la forme de lames métalliques, possède quelques propriétés sédatives, et que par conséquent il pourrait être employé dans les affections qu'on rapporte communément à un état de souffrance de l'élément nerveux ; mais pour que ces propriétés puissent être mises en jeu, il est nécessaire qu'il s'établisse à travers la partie malade un courant magnétique, et ce courant ne peut avoir lieu qu'en disposant les plaques de telle sorte que leurs pôles soient exactement opposés. C'est alors seulement qu'il est permis de penser qu'on pourrait, dans quelques circonstances, en obtenir d'heureux résultats. »

Selon Mérat et Delens (1) « l'application de l'aimant peut être plus ou moins prolongée ; elle est, au commencement, de plusieurs jours au moins, et doit parfois durer pendant des mois et même des années. On recommande d'avoir soin de nettoyer de temps à autre les plaques, de les faire aimanter de nouveau ou de les renouveler. La force magnétique de ces armures est rarement considérable, car les pièces qui les composent ne peuvent soulever qu'un poids de quelques onces. On a trop négligé peut-être, dans les essais entrepris sur l'aimant, de mesurer et de faire connaître la force dont on a fait usage, de rechercher celle qui pourrait être le plus utile, d'observer l'influence que peut excercer sur la puissance des aimants l'oxydation prompte qu'ils éprouvent, enfin d'étudier l'action à distance des aimants, etc. »

Schnitzer (2) a fait usage des aimants en fer à cheval ;

---

(1) *Loc. cit.*, p. 122.

(2) « En 1826 déjà j'ai été engagé, par suite du rapport d'Andry et Thouret qui m'était parvenu par hasard, à employer l'aimant minéral dans trois cas différents, savoir : chez la femme d'un serrurier, qui souffrait de *crampes* nerveuses de l'estomac, et chez deux

il en donne la description aux pages 105-107 de son ouvrage. Dans la sixième édition de leur *Traité de thérapeutique*, Trousseau et Pidoux décrivent ainsi la manière d'appliquer les armures aimantées (1).

« On se sert, comme on sait, pour composer les armures, de plusieurs pièces d'acier aimantées qui se moulent exactement sur la forme des parties. Elles sont à leurs extrémités percées de trous destinés aux lacets à l'aide desquels les pièces sont attachées les unes aux autres. Une précaution est indispensable quand on les applique, c'est de les poser pôle à pôle, de manière que le pôle sud regarde le pôle nord. Aussi doit-on avoir soin d'indiquer les pôles en faisant graver les lettres S et N. On les maintient à l'aide de rubans ou de lacets, et ensuite on les recouvre avec une cravate ou une bande qui entoure la partie.

Lorsque la douleur n'occupe qu'un point, l'armure n'a besoin d'être composée que de deux pièces ; ainsi, pour une névralgie temporale, une des plaques serait appliquée sur la tempe douloureuse, et l'autre du côté opposé ; quelquefois même, lorsque la douleur est fort circonscrite, une seule plaque suffira ; aussi un simple barreau aimanté appliqué sur une dent cariée pourra en faire disparaître la douleur. Mais quand le mal occupe toute la longueur d'un membre, comme dans une sciatique, il faudra appliquer trois ou quatre pièces d'aimant à des hauteurs différentes ; et si l'on veut guérir une dyspnée qui s'accompagne de palpitations de cœur, on entourera la poitrine d'une zone composée d'au moins quatre pièces. Il en serait de même si l'on voulait combattre une douleur qui occuperait toute la tête ou l'épaisseur d'un membre.

Le temps pendant lequel on peut porter une armure aimantée varie en raison même de la ténacité de la maladie à laquelle la médication est opposée. Ainsi, dans des cas de rhumatismes, de névralgie, il est souvent nécessaire de tenir les aimants appliqués pendant plusieurs semaines et même pendant plusieurs

---

jeunes filles qui avaient des *attaques hystériques* ; je ne faisais que faire porter des aimants en fer à cheval sur la région de l'estomac et cela avec le meilleur succès. » (Schnitzer, *loc. cit.*, p. 17-18).

(1) Trousseau et Pidoux, *loc. cit.* T. I, p. 868.

mois; quand la maladie est intermittente, la médication doit l'être elle-même: ainsi nous avons réussi à calmer temporairement des accès d'orthopnée qui revenaient chaque nuit, en faisant porter la nuit aux malades deux plaques aimantées autour du cou.

Lorsque les armures doivent rester plus de quinze jours en contact avec la peau, il est convenable de les faire aimanter; sans cette précaution, elles perdent toutes leurs propriétés. Mais comme l'oxydation est la cause qui affaiblit la vertu magnétique, on la prévient efficacement en faisant recouvrir la face interne des armures d'une feuille d'argent ou de platine. Il n'est pas toujours nécessaire de se servir de deux aimants, lors même que l'on veut obtenir un courant magnétique à travers les parties. Ainsi on applique des sachets de limaille de fer du côté opposé de l'aimant, et l'on obtient des effets qui sont fort appréciables, quoique moins sensibles que ceux auxquels on parvient à l'aide des armures. »

M. Delasiauve, dans son *Traité de l'épilepsie* à l'article *Aimants*, dit:

« ... Quelques auteurs prétendent avoir obtenu d'heureux effets des aimants, mais aucune preuve positive ne corrobore leurs assertions. Les divers essais de Clarke, Thouret et Andry regardent plutô les paralysies et les névralgies, proprement dites que l'épileps elle-même, à peine mentionnée dans leurs récits. Rien, d'ailleurs, n'est stipulé relativement aux procédés à suivre dans cette affection. En présentant des barreaux à distance, en fixant plus ou moins immédiatement sur la peau les armatures magnétiques, bandeaux, colliers, jarretières, plaques, etc., on se propose pour but constant de ramener le mouvement ou de calmer les souffrances des parties. On ignore, par conséquent, quel peut être, dans le mal caduc, le degré d'utilité de ces moyens; en quelles circonstances ils conviennent; sur quels points et à l'aide de quelles précautions ils peuvent être placés. Leur emploi semble indiqué lorsque l'aura précède les accès. Il faudrait, s'il en était ainsi, les établir au point de départ du phénomène, ou sur les endroits intermédiaires, afin d'empêcher l'explosion des convulsions, et, par l'interruption de l'habitude, en faire cesser le retour. On pourrait également, dans l'épilepsie essentielle, les poser sur la tête, dans son voisinage ou le long de la colonne vertébrale (1). »

M. Maggiorani n'a guère employé que des barreaux aimantés qu'il présentait à telle ou telle partie du corps par un de leurs pôles (la durée de ces applications était, en moyenne, de 4-5 minutes). Parfois, comme dans l'observation 27, il fit appliquer le soir deux aimants en fer à cheval (2). — M. Paolo Ferri (1874) n'a expérimenté l'aimant que dans cinq cas dont un seul cas d'épilepsie; il s'est servi d'un aimant en fer à cheval de la force de mille grammes. — La méthode de Bezold (3) en ce qui concerne l'épilepsie consistait à suspendre deux doubles aimants en forme de barreaux, l'un sur la région de l'estomac, l'autre entre les omoplates.

A Bicêtre nous avons, M. Bourneville et moi, employé les *aimants en fer à cheval* et des *armures magnétiques* de diverses formes; nous donnerons la description de celles-ci dans un autre paragraphe.

Les *aimants en fer à cheval* ont été appliqués chez 16 malades dont 15 épileptiques (7 enfants et 8 adultes). Ces aimants, fabriqués par M. Ducretet, étaient d'une force portante de 35 à 40 kil., pesaient 7 kil. 500 gr. et étaient composés de cinq lames d'acier, chacune d'une largeur de 4 cent. et de un cent. d'épaisseur.

L'*application* avait généralement lieu le matin. Chez 12 de nos malades l'aimant a été placé sur la nuque (sur deux de ceux-ci l'aimant avait été, pendant quelques jours, appliqué sur le sommet de la tête) le pôle sud

(1) Delasiauve. — *Traité de l'épilepsie*, 1854, p. 417.

(2) Nella pratica dell' applicazione magnetica mi sono servito indistintamente di calamite a ferro di cavallo e di spranghe di acciaio magnetizzate, avendo osservato fin da principio che non v'erano differenze sensibili negli effetti fra il posare ambi i poli delle prime, o un solo delle seconde. (Maggiorani, *loc. cit.*, p. 11).

(3) Voir la note de la page 129. Il s'agit là d'un ouvrage sans valeur.

en haut, le pôle nord en bas (chez deux de ces malades les pôles ont été mis quelque temps le nord en haut, le sud en bas). Les applications ont été quotidiennes et d'une durée d'une heure.

Un de nos épileptiques adultes a été soumis journellement pendant une heure à une application de deux aimants, l'un à la région cardiaque d'où semble partir une aura, l'autre à la partie postérieure correspondante ; en ce cas les aimants étaient placés de telle sorte que les pôles de nom contraire se correspondaient séparés par toute l'étendue du diamètre antéro-postérieur et latéral gauche du thorax.

Chez un enfant épileptique dont l'accès débute généralement par un tremblement du membre supérieur droit, nous avons placé chaque jour, pendant une heure, deux aimants : l'un au niveau de l'avant-bras droit, l'autre au niveau de la jambe du même côté.

Enfin trois de nos malades, dont deux avaient été préalablement traités de jour, ont été soumis à des applications d'aimants pendant toute la durée de la nuit (6 h. 1/2 du soir à 6 h. du matin); ces malades couchaient dans des lits à bateau entre deux aimants placés l'un d'un côté, l'autre de l'autre du thorax; un de ces malades, Fr..., dont nous rapportons l'observation, couchait entre quatre aimants (deux de chaque côté du thorax) ; ces épileptiques avaient été spécialement choisis à cause de la fréquence de leurs accès nocturnes.

Les aimants ont toujours été mis au contact de la peau dans les applications de jour; les aimants qui étaient appliqués la nuit étaient placés entre le drap et le matelas perpendiculairement à la surface du corps (1).

---

(1) La force portante de nos aimants en fer à cheval après trois mois d'usage était de 14 kil., 7 kil. 500 gr. et 4 kil.

Une demi-heure avant l'application de l'aimant nos malades étaient couchés ; l'état du pouls, de la respiration, des pupilles, de la sensibilité générale et locale, la force dynamométrique étaient examinés et notés chez chacun d'eux ; l'application faite, nous relevions toutes les vingt minutes l'état du pouls, de la respiration et des pupilles ; l'aimant retiré, le malade gardant toujours le lit, nous faisions le même relevé qu'avant l'application. Dans le tableau ci-contre (p. 149) nous donnons, d'après nos notes, le relevé de quelques-unes de ces observations quotidiennes ; nous ne choisissons de préférence Del... que parce que nous publions plus loin son observation.

La plupart de nos malades ont subi un traitement par l'aimant de quatre mois, quelques-uns ont été traités pendant six mois, et trois ne l'ont été que pendant deux mois.

Nos malades ont été interrogés fréquemment par nous sur les sensations qu'ils éprouvaient pendant l'application des aimants ; nous avons toujours noté avec soin tout ce qu'ils nous ont dit ressentir ; nous avons de plus, presque toujours, surveillé nous-mêmes ces malades pendant la durée de l'application, et nous avons pu ainsi enregistrer les accès, vertiges ou autres symptômes qu'ils nous ont présentés parfois pendant ce temps.

Observation I.

Epilepsie idiopathique.— Début à 10 ans. — Accès surtout nocturnes. Keptomanie. — Automatisme. — Morsure de chien. — Bromure d'arsenic. — Aimant. — Insuccès.

Del.., Jules, 12 ans, entré à Bicêtre le 10 mars 1881 (service de M. Bourneville).

15 *octobre* 1881 (1). —Application d'*aimant* en fer à cheval sur

(1) Voir le commencement de cette observation, p. 91.

Du 18 au 24 novembre.

DELORME.	*Avant l'application de l'aimant.*							25 AVRIL.
Force dynamométrique droite	21	21	23	20	21	24	18	25
— — gauche	17	17	25	21	21	20	16	19
Pouls	92	88	92	88	96	80	100	84
Respiration	12	12	14	16	14	12	12	16
Sensibilité générale et locale	Norm.	Norm.	Norm.	Norm.	Norm.	Norm.	Norm.	Norm.
Pupilles	Norm.	Norm.	Norm.	Norm.	Lég. dil.	Norm.	Norm.	Lég. dil.
	Application d'un aimant en contact sur la nuque.							sans aplication d'aimant.
Pouls	88	88	92	84	96	84	100	80
Respiration	12	14	14	12	16	16	12	13
Pupilles	M. état.	M. état.	M. état.	M. état.	M. état.	M. état.	M. état.	M. état.
Pouls	92	88	88	88	84	92	100	72
Respiration	12	14	14	12	16	14	16	12
Pupilles	M. état.	M. état.	M. état.	M. état.	M. état.	M. état.	M. état.	M. état.
Pouls	92	92	88	88	88	92	92	96
Respiration	12	14	14	12	16	15	16	12
Pupilles	M. état.	M. état.	M. état.	M. état.	M. état.	M. état.	M. état.	M. état.
	Cessation de l'application.							—
Force dynamométrique droite	22	23	25	22	24	21	20	21
— — gauche	20	16	18	21	23	17	16	14
Pouls	96	92	92	84	92	96	96	84
Respiration	12	14	14	13	12	12	16	13
Sensibilité générale et locale	Norm.	Norm.	Norm.	Norm.	Norm.	Norm.	Norm.	Norm.
Pupilles	M. état.	M. état.	M. état.	M. état.	M. état.	M. état.	M. état.	M. état.

la nuque sud en haut, nord en bas, pendant une heure chaque matin.

26 et 27 *octobre.* — Le malade, sans avoir d'accès, a uriné sous lui pendant l'application de l'aimant.

28 *octobre.* — Del... est agité, appelle sa mère, prétend qu'elle l'appelle, il la voit, etc.; ses frères sont en bas et l'attendent, il veut se lever. La salive, qui est abondante, s'écoule des commissures sur la chemise, l'enfant fait des grimaces de dégoût; prétendant qu'il a du poivre sur les lèvres et la langue, auxquelles il porte à chaque instant les mains comme pour les essuyer; il continue à gâter; il n'a pas eu plus d'accès hier que d'habitude; les *hallucinations* ont persisté tout le temps de notre présence dans la salle (une heure et demie environ); la salivation était au bout de ce temps un peu moins abondante.

29 *octobre.* — Au dire des personnes qui l'entourent, les hallucinations auraient continué depuis hier jusqu'à aujourd'hui, sous la même forme; cette nuit, outre ses appels : « Maman, maman, etc., » on l'aurait aussi entendu crier : « Au secours! » A notre arrivée, il semble plus calme, mais le regard est hagard, étonné; il ne semble pas y avoir d'élévation de la température; il ne salive et ne grimace plus.

31 *octobre.* — L'agitation a reparu hier et a persisté jusqu'à ce matin avec le même délire et une salivation abondante. Ce matin, de neuf à onze heures, il est calme, mais abattu et hébété; il ne répond que par signes aux questions qu'on lui adresse; il ne salive pas; sa langue est normale; l'examen des organes est négatif. T. R., 38°,4. — *Soir* : 38°,6.

1er *novembre.* — Del... a encore été agité toute la nuit; à chaque instant, il se levait et appelait sa mère; il salivait beaucoup. Ce matin, calme et abattu, il répond avec peine et lenteur aux questions qui lui sont adressées; il gâte. T. R. 38°,4.

2 *novembre.* — Même agitation hier et cette nuit, mais moins violente; ce matin, Del... est tranquille; son langage est incohérent. T. R. 38°,4. — *Soir* : 38°,4.

3 *novembre.* — Il a été plus calme; il ne salive pas. T. R. 39°,2.

4 *novembre.* — L'agitation a cessé; réponses lentes, mais plus nettes.

5 *novembre.* — Ce matin, en se réveillant, il voulait se lever pour aller aux prix. T. R. 39°,2.

10 *novembre.* — Depuis cinq jours, l'enfant a été calme; cette

HEURES.	1	2	3	4	5	6	7	8	9	10	11	12	1	2	3	4	5	6	7	8	9	10	11	12	TOTAUX.	
Novembre.	Matin.																		Soir.						Accès.	Vertiges.
1	1	»	1	»	»	»	»	»	»	»	»	»	»	»	»	»	»	»	»	2	1	»	»	»	5	»
2	1	1	»	2	»	»	»	»	»	»	»	»	»	»	1	»	»	»	»	1	»	1	»	1	8	»
3	»	»	»	»	»	1	»	»	»	1	»	»	»	»	»	»	»	1	»	1	»	1	»	1	6	»
4	»	1	»	»	»	»	»	1	1	»	»	»	»	»	»	»	»	»	1	2	»	»	1	»	7	»
5	1	1	»	»	»	1	»	»	»	»	»	»	»	»	»	»	»	»	»	»	1	1	»	»	5	»
6	1	1	1	»	»	»	»	»	»	»	»	»	1	»	»	»	»	»	1	2	»	»	»	1	8	»
7	1	»	1	»	»	»	»	»	»	»	»	»	»	»	»	»	»	»	»	2	1	»	1	1	7	»
8	1	1	1	»	1	»	»	»	2	»	»	»	»	»	»	»	»	»	1	1	1	1	»	»	10	»
9	1	1	»	1	»	»	»	»	»	»	»	»	»	»	»	»	»	»	»	1	1	1	1	»	7	»
10	1	»	1	»	1	1	1	»	»	»	»	»	»	»	»	»	»	»	2	1	»	1	»	1	10	»
11	»	1	1	»	»	»	»	»	»	»	»	»	»	»	»	»	»	»	1	1	1	1	1	»	7	»
12	1	»	»	»	»	1	»	»	»	»	»	1 v.	»	»	»	»	»	1	2	»	1	»	»	»	6	»
13	1	1	»	1	»	»	»	»	»	»	»	»	»	»	»	»	»	1	2	1	»	1	1	»	9	1
14	1	»	»	1	»	1	»	»	»	»	»	»	»	»	»	»	»	1	1	1	»	1	1	»	8	»
15	1	1	»	1	»	»	»	»	»	»	»	»	»	»	»	»	»	1	1	1	1	1	»	1	9	»

nuit, il a été un peu agité; il voulait se lever. — Un bain d'une heure; température prise le soir après le bain : 38°,2.

11 *novembre.* — Pas d'agitation. — Un bain d'une heure. — T. R. 39°,4. — *Soir* : 39°,4.

12 *novembre.* — T. R. 39°. — *Soir* : 39°,2.

13 *novembre.* — T. R. 39°,2. — *Soir* : 38°,2.

14 *novembre.* — Calme, répond avec lenteur aux questions.

17 *novembre.* — Del... est très faible et abattu. T. R. 38°,8. — Bain d'une heure.

19 *novembre.* — Même état.

1er *décembre.* — L'*application de l'aimant* en fer à cheval est supprimée et remplacée par l'*application de deux aimants* placés la nuit sous le drap du lit, un de chaque côté du thorax.

31 *décembre.* — L'enfant est resté dans le même état depuis un mois et demi; il est toujours à l'infirmerie. Les accès, pendant ces deux mois, n'ont pas paru modifiés; ils ont été plus nombreux en novembre qu'en décembre. Depuis le 15 octobre, les accès sont relevés par jour et par heure. Nous reproduisons ici le tableau des quinze premiers jours de novembre (1).

Scarlatine. — 1882 (2 *janvier*). — Depuis quelques jours les accès étaient devenus de moins en moins nombreux; ainsi nous en comptons le 25 décembre, 4; le 26, 6; le 27, 4; le 28, 5; le 29, 5; le 30, 3; le 31, 2 seulement; le 1er janvier, 3. Le malade se trouvait bien avant-hier, il s'est levé hier; à onze heures du soir on s'est aperçu qu'il tremblait, on lui a pris la température et on a trouvé 40°; il se plaignait de la gorge. Ce matin, la température est de 40°,2; la peau est brûlante et présente une éruption scarlatineuse très vive; la gorge est rouge; sur l'amygdale gauche on constate un point blanc, il n'y a pas de ganglion; la langue, très saburrale, est rouge à la pointe et sur les bords; la salivation est abondante, le tremblement de la tête, des lèvres, du tronc et des membres supérieurs, fait redouter que la maladie ne revête une forme ataxique. Il n'y a eu ni epistaxis, ni vomissement; l'appétit est nul, la soif ne paraît pas augmentée, les selles sont régulières. Hier soir, Del... a eu un accès à 8 30 et à 11 30, et ce matin une autre à 3 15.

Traitement : Bouillon, lait, tisane de bourrache, julep avec acétate d'ammoniaque et chlorate de potasse ãã 4 gr. — *Soir* : T. R. 39°,8.

3 *janv.* — Del... est très affaissé; la face est plombée et ne présente pas d'éruption; les extrémités sont légèrement froides,

(1) Voir ce tableau à la page précédente.

mais le reste du corps donne à la main la sensation d'une chaleur âcre. Langue saburrale, fétidité de la bouche, salive filante, un point blanc crémeux sur l'amygdale gauche ; pas de ganglion, pas de diarrhée, pas d'autres troubles nerveux que le tremblement déjà signalé hier. La percussion et l'auscultation ne révèlent aucune lésion des organes thoraciques. T. R. 39°. Même traitement auquel ou ajoute une potion avec rhum 30 gr., extrait de quinquina 3 gr. et teinture de musc 1 gr.

4 *janv.* — Même état avec toux et râles fins en arrière et à droite. — Même traitement et teinture d'iode. T. R. 39°. — *Soir* : 39°.

5 *janv.* — Aspect plombé; l'éruption a disparu et la desquamation commence sur l'abdomen. La teinture de musc est supprimée de la potion de Todd. T. R. 39°. — *Soir* : 39°.

6 *janv.* — T. R. 39°,4. —*Soir* : 38°,6.

7 *janv.* — Amélioration; selles régulières sans diarrhée; onanisme fréquent depuis l'abaissement de la température. T. R. 38°,8. — *Soir* : 38°,8.

8 *janv.* — T. R. 37°,8. — *Soir* : 38°.

9 *janv.* — T. R. 37°,8. — *Soir* : 38°; l'enfant a eu à 8 h. 45 du soir un accès, c'est le premier depuis le 2 janvier.

10 *janv.* — Le malade est moins abattu et moins obtus qu'avant le début de la scarlatine, ce que l'on doit attribuer à la cessation des accès; la desquamation n'est pas encore bien établie ; on ne constate aucune complication. — Œufs, poulet, rosbif. L'application des aimants qui avait été interrompue le 2 janvier est reprise aujourd'hui.

14 *janv.* — Del... a eu un accès hier soir à 6 heures. La desquamation continue; les doigts se dépouillent complètement. Depuis le 10 janvier la température a été matin et soir de 38°.

18 *janv.* — Température de 37°,6 matin et soir depuis le 14 janvier au soir. Un accès cette nuit à 12 h. 50.

31 *janv.* — L'enfant a eu un accès le 24 à minuit un quart, un le 27 à 2 h. 45 et un le 29 à une heure; en tout trois accès depuis le 2 janvier.

Février. — Les accès ne sont redevenus quotidiens, comme avant la scarlatine, que depuis le 9 février.

Congestion méningitique. — 22 *février.* — Ce matin à la visite on trouve l'enfant immobile dans son lit, ne répondant pas aux questions; la peau est chaude; quand on a voulu le lever ce matin, on s'est aperçu qu'il ne se tenait pas sur les jambes;

les extrémités supérieures et inférieures soulevées au-dessus du lit retombent aussitôt d'elles-mêmes; il n'y a pas d'inégalité pupillaire. T.R. à midi : 40°.—*Soir :* 40°. Hier il a eu deux accès de suite le matin, un à 10 h. 20 et deux de suite le soir ; ce matin il a eu un accès à 1 h. 45. — *Traitement* : purgatif et lotions vinaigrées.

23 *fév.* — Même état ; l'enfant n'a pas mangé depuis hier; traitement : lotions vinaigrées. T. R. 39°,4. —*Soir :* 40°.

24 *fév.* — Del... n'a rien pris hier, mais ce matin il a bu deux gobelets de lait; il est plus éveillé, il parle un peu, mais il est toujours très abattu et geint. T. R. 38°.— *Soir* : 39°.

25 *fév.* — T. R. 39°. — *Soir :* 40°.

26 *fév.* — T. R. 39°. — *Soir :* 39°,6.

27 *fév.* — La face a repris sa coloration normale ; le malade recommence à manger, il parle et remue dans son lit comme par le passé. T. R. 39°,4. — *Soir :* 39°,8.

28 *fév.* — T. R. 38°,6. — *Soir :* 38°.

1er *mars.* — T. R. 38°. — *Soir :* 38°.

2 *mars.* — T. R. 38°. — *Soir :* 38°.

La température s'est maintenue à 38° les jours suivants jusqu'au 10 mars où elle est descendue à 37°,6. — Le 3 mars, l'enfant qui n'avait pas eu d'accès depuis le 22 février en a eu un à 11 h. 40.

6 *mars.* — Les accidents congestifs ont disparu. Del... est levé et paraît revenir à son état habituel.

15 *avril.* — Les accès sont actuellement encore presque toujours quotidiens, toutefois *ils ne sont plus aussi nombreux qu'avant la scarlatine*, mais par contre,depuis quelque temps, les vertiges sont beaucoup plus fréquents ainsi qu'on peut s'en rendre compte par le tableau ci-dessous ; Del... est toujours soumis à l'*application de deux aimants la nuit* (1).

1er *mai.* — Le *traitement* par le *magnétisme* est supprimé. Le malade est soumis au traitement par la *pilocarpine*. (Voir la suite de l'observation au chapitre IV.) — L'enfant est toujours à l'infirmerie ; il ne peut se lever, et est dans un état d'hébétude continuelle consécutive à ses nombreux accès.

---

(1) Voir p. 96 le tableau des accès et des poids.

HEURES.	1	2	3	4	5	6	7	8	9	10	11	12	1	2	3	4	5	6	7	8	9	10	11	12	TOTAUX.	
Avril.	Matin.																		Soir.						Accès.	Vertiges.
1	»	1a.1v.	»	1v.	»	»	»	»	»	»	»	»	»	»	»	»	»	»	1	»	»	»	1	»	3	2
2	1	»	»	»	»	»	»	»	»	»	»	»	»	»	»	»	»	»	»	1	»	»	»	1	3	»
3	»	»	»	»	»	»	»	»	»	»	»	»	»	»	»	»	»	»	1	»	»	1	»	»	2	»
4	1	»	»	1	»	»	»	»	»	»	»	»	»	1	»	»	»	»	»	1a.1v.	»	1	»	»	5	1
5	1	»	»	»	»	»	»	»	»	»	»	»	»	»	»	»	»	»	»	1	»	1	»	»	3	»
6	1	»	1	»	»	»	»	»	»	»	»	»	»	»	»	»	»	»	1	»	»	1	1v.	»	4	1
7	1	»	»	»	»	»	»	»	»	»	1	»	»	1	»	»	»	1	»	»	»	»	1v.	»	4	1
8	1	»	1a 1v.	1v.	»	»	»	»	»	»	»	»	»	1	»	»	»	»	1v.	»	»	»	»	1	4	3
9	»	»	1v.	»	»	»	»	»	»	»	»	»	»	»	1	»	»	»	»	1v.	»	»	»	1	2	2
10	»	1	»	»	1	»	»	»	»	»	»	»	»	»	»	»	»	1	»	»	»	1	1v.	»	4	1
11	1v.	»	1v.	1	»	»	»	»	»	»	»	»	»	»	»	»	1	1	1	»	»	1	1v.	»	5	3
12	»	»	1	»	»	»	»	»	»	»	»	»	»	»	»	»	»	1	1	1v.	»	1	»	»	4	1
13	»	1	1v.	1	»	»	»	»	»	1	»	»	»	»	»	»	»	»	»	1v.	»	»	1	»	4	2
14	1	»	»	»	»	»	»	»	1a.1v.	»	»	»	1v.	1	»	»	»	»	1	»	»	»	1	»	4	3
15	»	1	»	»		»	»	»	»	»	»	»	»	1	»	»	»	»	»	1	»	»	»	1v.	3	1

Durée du traitement : 5 mois 1/2. On verra, en se reportant à la page 96, que l'aimant n'a produit aucune amélioration ; en effet, de juillet à septembre, on avait compté 177 accès, d'octobre à décembre on compte 482 *accès* (traitement magnétique depuis le 15 octobre) ; en janvier le malade n'a eu que 6 accès et en février 47 accès et un vertige; on ne peut, toutefois, attribuer à l'action de l'aimant la diminution des accès en janvier, laquelle est due à la *scarlatine*, de même que la diminution moins considérable, mais réelle, observée en février, mois pendant lequel l'enfant a eu une *congestion méningitique*. D'ailleurs, l'augmentation des accès en mars (74) et surtout en avril (126) et l'augmentation des vertiges, malgré l'application continue des aimants, montre que cette interprétation est fondée.

OBSERVATION II.

Epilepsie idiopathique. — Accès surtout nocturnes. — Affaiblissement des facultés intellectuelles. — Mort en état de mal.

Franv..., Alexis, 20 ans, entré à Bicêtre le 21 mars 1881 (service de M. BOURNEVILLE).

Le malade ne peut nous donner que des renseignements très incomplets. Il est né à Paris de père et mère inconnus ; il aurait été placé dès sa naissance à l'hospice des enfants assistés; de là il aurait été envoyé aux environs d'Arras. Avant de venir à Paris il travaillait à la fabrique de Bois-le-Mont ; il raconte qu'un jour il est tombé du haut d'un hangar ; il serait resté deux ou trois jours sans connaissance ; les *accès d'épilepsie* seraient venus après cette chute ; le malade ne peut préciser la date de leur début. Avant, il assure qu'il était sain et intelligent, qu'il avait appris à lire et à écrire ; il ajoute que depuis il a perdu la mémoire; il se rend compte dans une certaine mesure de sa déchéance intellectuelle.

Les accès surviennent principalement la nuit; depuis novembre ils sont exclusivement *nocturnes* ; ils seraient très forts et ne présenteraient aucune particularité. Franv... urine sous lui dans ses accès.

Depuis le 1er décembre il a été soumis à un *traitement* par l'*aimant*. La nuit, *quatre aimants* étaient placés sous le drap du malade, deux de chaque côté du tronc. Le traitement a été continué jusqu'à la mort survenue le 1er avril 1882

Etat actuel (12 mars 1882). — Franv... est fortement et bien constitué ; la musculature est très bien développée. — La *tête* est légèremant ovale ainsi que la face qui est symétrique; le *front* moyen, peu large, est assez proéminent au niveau des bosses ; les arcades sourcillières ne présentent rien de particulier ; les sourcils sont châtains, courts et peu fournis ; l'iris clair est un peu bleuâtre ; les cils sont châtains clairs, peu abondants et courts ; le *nez* est droit, aquilin, régulier, les ailes sont écartées.

Grande circonférence horizontale.	54
De la racine du nez à la protubérance . . .	32
Diamètre antéro-postérieur	18
Grand diamètre transversal.	14.7
Petit	13 1/2

Lèvres un peu proéminentes et épaisses ; barbe naissante ; les joues sont assez pleines. Les oreilles assez grandes, légèrement écartées du crâne, mesurent 7 cent. sur 3 ; l'ourlet dans les deux tiers inférieurs est simplement indiqué ; le lobule est adhérent. — *Menton* à fossette, rond. — Le *cou*, moyen, régulier, mesure 37 cent.

Le *thorax* est symétrique, normal ; les muscles pectoraux sont bien dessinés. — L'*abdomen* est souple ; les muscles droits sont très apparents ; sur l'hypocondre gauche, au niveau de la partie médiane des 9e et 10e côtes, se trouvent trois petites cicatrices blanches un peu proéminentes ; sur le flanc gauche, une petite tache pigmentaire. — Pas de déviation du *rachis*.

Les *organes génitaux* sont bien conformés ; le gland est recouvert ; les testicules assez volumineux sont descendus.

Les ganglions cruraux à gauche et les ganglions inguinaux à droite sont très légèrement hypertrophiés.

Les *membres supérieurs* sont bien conformés, peu velus ; au bras gauche on trouve cinq cicatrices de vaccin, une petite tache pigmentaire à la partie antérieure du deltoïde, quelques petites taches pigmentées sur l'avant-bras droit ; les mains et les ongles sont bien conformés ; au niveau de la tête du quatrième métacarpien droit et de la première phalange de l'auriculaire se trouvent trois petites végétations papillomateuses, deux autres se trouvent sur la deuxième phalange du médius.

Les *membres inférieurs* sont bien conformés, peu velus ; il existe une cicatrice, déprimée sans adhérence au tissu sous-jacent au bord supérieur et externe de la rotule droite et une autre à la partie médiane et externe de la jambe droite.

Le *réflexe tendineux* est normal.

Digestion. — Les arcades dentaires sont régulières; quelques dents sont cariées. La voûte palatine est ogivale. Les fonctions digestives sont normales ainsi que les selles qui sont volontaires.

Respiration et *circulation* : rien de particulier à noter ; pouls : 60.

La *sensibilité générale* est normale, toutefois la perception est lente ; le goût, la vue, l'ouïe ne présentent pas d'anomalies ; le malade prétend que le vinaigre aromatique, l'assa-fœtida et la valériane sentent bon, et que l'ammoniaque, l'eau de rose et la menthe sentent mauvais.

Le *Dynamomètre* donne à droite 48 kil., à gauche 53.

Les *facultés intellectuelles* ont notablement diminué; la mémoire a presque entièrement disparu; le malade sait le jour, mais il hésite sur la date et se trompe sur le mois; les réponses ne suivent pas immédiatement les questions, qu'il faut quelquefois répéter. Quand les accès sont peu espacés et se répètent chaque jour, le malade est tout à fait hébété dans l'intervalle. Franv... travaille au Marais. Nous essayons d'avoir quelques renseignements complémentaires sur ses antécédents, il est moins capable d'en fournir qu'à son entrée.

1er *avril.* — Hier il travaillait au Marais comme d'habitude ; depuis le 15 il n'avait eu que deux accès (nuit du 27 au 28); dans la nuit du 31 mars au 1er avril, de 8 h. 1/2 du soir à 7 h. 1/4 du matin, il a eu treize accès ; à 8 h. 1/2 du matin, il était dans un état semi-comateux; le membre supérieur droit était légèrement contracturé, la température rectale était de 40° 4. Dans la journée, le malade reprit connaissance et put parler. A 8 h. 10 du soir, les accès reparurent et on en nota dix jusqu'à 10 h. 50 ; la mort eut lieu à 11 heures; depuis le premier accès, le malade était resté dans le coma. La température était à 10 heures de 39° 4, à 10 h. 35 de 39° 8 et 10 minutes après la mort de 42°. Les accès d'abord très violents et très distincts seraient devenus de moins en moins accusés.

Les *aimants* sont restés appliqués du 31 mars (6 h. 1/2 soir) au 1er avril (11 h. soir).

AUTOPSIE. — (40 heures après le décès). *Tête.* La face est congestionnée. Les sinus sont remplis de sang noir; l'artère vertébrale du côté droit présente un volume double de celle du côté gauche; la *pie-mère* est adhérente au niveau du pont séreux arachnoïdien; la pie-mère est très mince et partout adhérente sur les deux hémisphères, en quelque endroit qu'on essaie de l'enlever. Les adhérences existent également sur les trois faces, la substance grise et blanche est congestionnée. Les *ventricules latéraux* ne sont pas dilatés; les *corps opto-striés* et la *corne d'Ammon* ne sont pas altérés. Le *cerveau* pèse 1,090 grammes; le lobe droit pèse 10 grammes de plus que le gauche; l'*isthme de l'encéphale* et le *cervelet* pèsent 185 grammes. Les *circonvolutions frontales* sont peu développées; les sillons sont assez profonds. De nombreuses coupes pratiquées sur le *cerveau*, le *cervelet*, le *bulbe* et la *protubérance*, ne font découvrir aucune lésion.

Poumons. — *Ecchymoses* sous-pleurales nombreuses surtout à la partie postérieure des lobes inférieurs qui sont fortement congestionnés. Le poumon droit pèse 630 gr. ainsi que le gauche. — *Cœur*. Les cavités sont dilatées; le myocarde est peu épais, sans traces de dégénérescence graisseuse apparente, l'orifice tricuspide est notablement dilaté et permet l'introduction de quatre doigts, l'orifice mitral laisse passer trois doigts. Poids : 345 gr. — L'aorte est petite.

La *rate* est molle, diffluente, et ne s'enlève que par morceaux (280 gr.). — Les *reins* sont hypérémiés (étoiles de Verreyen) sans autre altération que quelques petits kystes urinaires. Le rein droit pèse 185 gr., le gauche 175. — Le *foie*, hypérémié, pèse 1,740.

	1881		1882	
	Accès.	Vertiges.	Accès.	Vertiges.
Janvier	—	—	**14**	»
Février	—	—	**20**	»
Mars	9	»	**18**	»
Avril	19	»	**14**	»
Mai	21	»	—	—
Juin	30	»		
Juillet	9	»		
Août.	8	»		
Septembre. . . .	18	»		
Octobre	22	»		
Novembre	16	»		
Décembre	**6**	»		
Totaux. . .	158	»	66	»

Poids. — Mars 1881 : 65 kil. 200 gr. Taille : 1 m. 68.
— 31 Juillet 1881 : 67 kil. 700 gr. — 1 m. 70.
— 31 Janvier 1882 : 68 kil. 400 gr. — 1 m. 72.
— Après le décès : 63 kil. 200 gr.

Durée du traitement : 4 mois. Les aimants ont été appliqués toutes les nuits pendant 4 mois ; en décembre il y a eu une légère diminution, mais en janvier et février nous notons des chiffres analogues à ceux qui ont été inscrits pour l'année 1881; enfin le malade est pris d'un état de mal et succombe. Le résultat est négatif.

ARMURES MAGNÉTIQUES.

A Bicêtre, M. Bourneville et moi, nous nous sommes servis de bandes composées en général de 22 petites plaques aimantées légèrement courbées sur une de leurs faces et réunies l'une à l'autre au moyen de fils de laiton (*Fig.* 14)(1); les bandes rendues ainsi flexibles et recou-

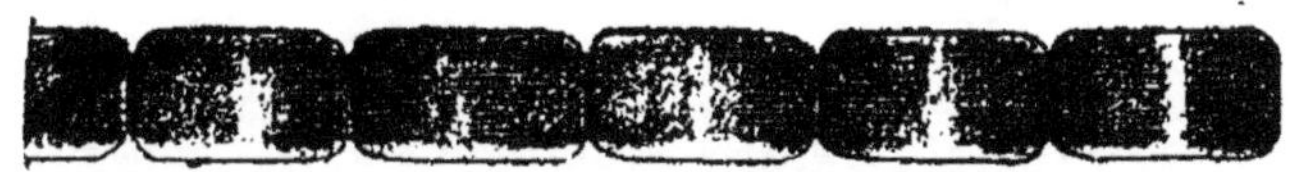

Fig. 14.

vertes d'étoffe peuvent être utilisées à volonté en *collier*, en *bracelet* ou en *jarretière*; dans ces deux derniers cas, leur longueur permet de les enrouler en spirale autour du membre.

Chaque petite plaque mesure environ 2 cent. 1/2 de longueur sur 1 cent. 1/2 de large, et a 9 dixièmes de millimètre d'épaisseur; leur poids est de 2 gr. 20 centigr. (2).

L'enveloppement, la dimension et la disposition de ces lamelles rendent difficile l'appréciation de la force portante des armures; il vaut mieux pour apprécier leur force avoir recours à l'aiguille aimantée. Ayant

(1) Le peu de solidité de ces attaches a amené M. Ducretet à leur substituer un fil de laiton continu.

(2) Les colliers, bracelets, etc., de Le Noble étaient composés de petites plaques dont les dimensions sont les suivantes : longueur, 27 mill. ; largeur, 9 mill. ; épaisseur, 3 mill. ; poids, 1 gr. 91 cent. (Voir plus haut p. 139).

constaté au début de l'application de combien l'aiguille est déviée à une distance donnée en présence d'un des

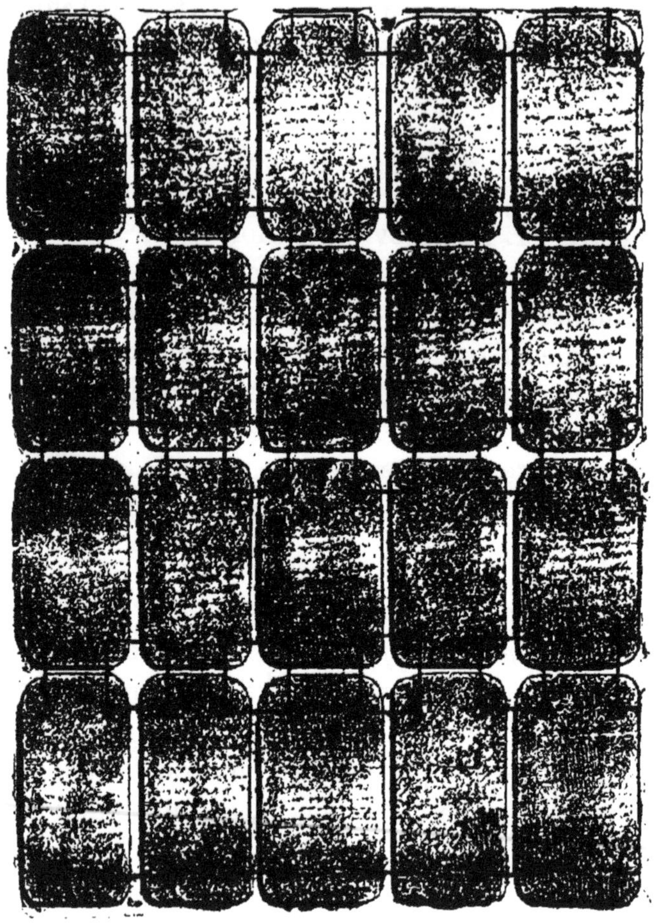

Fig. 15.

pôles d'un bracelet ou de toute autre pièce, il est facile de se rendre compte, quand on le juge nécessaire, de la perte d'aimantation en un temps donné (1).

(1) M. Ducretet a construit, à cet effet, à notre usage une règle graduée en centimètre à une des extrémités de laquelle se trouve une aiguille aimantée se mouvant sur un arc de cercle divisé en 140 degrés, 70 de chaque côté du zéro médian.

Pour un de nos malades, Marqu.., nous avons fait faire une large bande composée de cinq rangs de 18 lamelles, soit 90 lamelles en tout, réunies bout à bout et latéralement.

Nous avons de plus appliqué à quelques malades des plaques composées de 48 lamelles disposées sur 8 rangs en longueur et six en largeur. (*Fig.* 15). Ces plaques peuvent se mouler facilement sur une partie quelconque du corps, l'estomac, la nuque, etc.

Après quatre mois d'usage, nous avons pu constater que la plupart de nos armures n'avaient généralement que peu perdu relativement de leur aimantation primitive. Un de nos bracelets des plus détériorés n'exerçait plus aucune action sur la boussole à 8 centimètres de distance, tandis qu'au début, à la même distance, l'aiguille aimantée déviait de 55 divisions; à une distance de 5 centimètres la déviation était encore, après 4 mois d'usage, de 46 divisions.

Une de nos plaques qui, au début, faisait dévier l'aiguille de 70 divisions à 19 centimètres de distance, n'exerçait plus sur elle à cette distance aucune action ; à 15 centimètres on obtenait encore une déviation de 6 divisions, et à 10 centimètres une déviation de 20 divisions.

La perte de l'aimantation peut, en grande partie, être attribuée à la rouille dont se couvrent les armures par suite de la transpiration. Il serait utile de les recouvrir d'une enveloppe imperméable.

Observation III.

Epilepsie jacksonnienne. — A dix ans, compression de la tête entre un trottoir et une voiture ; plaie étendue. — Début trois à quatre mois après cet accident. — Aura du bras gauche. — Tentative de suicide. — Pédérastie passive. — Syphilis en octobre 1881. — Insuccès. — Aimant.

Gauth..., Henri, 16 ans, entré à Bicêtre le 7 mai 1879 (service de M. BOURNEVILLE).

Renseignements fournis par sa mère et sa tante (17 novembre 1881). — *Père*, 40 ans, enfant naturel non reconnu, serrurier, de taille moyenne, assez fort, fume très peu et ne fait jamais d'excès de boisson ; il est d'un caractère assez doux ; il n'a jamais eu ni migraines, ni affections de la peau, ni autres maladies ; il s'est marié à 23 ans. [*Père* naturel, garde forestier, mort, croit-on, d'une fluxion de poitrine. *Mère*, 69 ans, bien portante. couturière. Deux *frères* de mère ; l'un serait mort de la poitrine après un an de maladie, l'autre est mort vers 22 ans d'une fluxion de poitrine. Une *sœur*, bien portante, mariée il y a un mois, n'a pas d'enfants. Pas d'aliénés, ni de paralytiques, ni d'apoplectiques, ni d'épileptiques ; pas de difformes, ni de suicides ou de criminels dans la famille.]

Mère, 34 ans, couturière, brune, assez bien portante, a un affaiblissement de la vue tel qu'elle ne peut sortir sans aide, elle est sujette à des migraines avec vomissements qui l'obligent souvent à se coucher ; elle n'a jamais eu de maladies de peau, ni d'attaques de nerfs ou syncopes ; elle n'a fait aucune maladie grave depuis son mariage, à 16 ans 1/2, et paraît avoir toujours vécu en bonne intelligence avec son mari ; elle est intelligente et très calme. [*Père*, employé de chemin de fer, sobre, bien portant, n'est pas nerveux. *Mère*, 56 ans, est atteinte d'une *paralysie droite* avec *aphasie* ; elle élevait des enfants ; elle n'a jamais eu d'attaques de nerfs. Un *frère*, soldat, bien portant. Plusieurs *frères* ou *sœurs* (cinq) sont morts jeunes, on ne sait de quoi. Une *sœur*, celle qui nous renseigne, brune, assez calme, assez intelligente, est sujette à des *migraines* ; elle n'a qu'une fille, âgée de 13 ans, qui se porte très bien. Pas d'aliénés, etc.]
Pas de consanguinité.

Huit enfants : 1° fille morte à 2 ans de *convulsions*, complication de la coqueluche ; 2° notre malade ; 3° et 4° *accouchement gémellaire* à 8 mois (1) ; 5° garçon, 11 ans, intelligent, bien por-

(1) Les enfants (2 garçons) sont morts au bout de quelques minutes. Du côté du grand'père maternel de notre malade, il y aurait eu une

tant, n'a jamais eu de convulsions; 6° fille, 10 ans, intelligente, se portant bien, est *rachitique* (jambes nouées); 7° fille, 4 ans, est intelligente et jouit d'une bonne santé; 8° garçon, 3 mois, vient bien; ces trois derniers enfants n'ont pas eu de convulsions et ne sont pas rachitiques.

Notre malade. — Grossesse bonne; accouchement à terme, naturel, sans chloroforme; à la naissance l'enfant ne présentait rien de particulier; élevé au sein par sa mère jusqu'à 6 mois, puis au biberon en nourrice; il a marché à un an; a parlé à 13 ou 14 mois et a été propre vers 24 mois. Repris par sa mère à 18 mois; à 2 ans il eut la variole (il n'avait pas été vacciné) qui lui a laissé de nombreuses cicatrices. Jusqu'à 10 ans on ne signale plus rien d'anormal. Il n'était pas très raisonnable, on avait de la peine à le tenir; il s'amusait en allant et en revenant de l'école où il apprenait assez bien; il était désobéissant, entêté, colérique sans être méchant, et affectueux pour les siens. Il n'était pas sournois, ni craintif. Il n'aurait eu ni manifestations strumeuses, ni affections cutanées, ni vers. Pas de kleptomanie, ni de pyromanie ou d'onanisme. A dix ans jouant aux billes, et voulant en ramasser une qui était allée dans le ruisseau, il eut *la tête comprimée entre le trottoir et un corbillard*; il en résulta une plaie très large et une hémorrhagie; il fut conduit aux Enfants malades où il fut chloroformé pour les sutures; il y resta une quinzaine de jours; la cicatrisation fut rapide. Sa mère attribue la maladie à cet accident. Le *premier accès* survint trois ou quatre mois après; le deuxième accès eut lieu dans la même semaine; depuis, les accès diurnes et nocturnes se répétèrent toutes les semaines ou toutes les deux semaines; il n'aurait jamais eu de vertiges.

Pour ce qui est des accès, on affirme qu'il n'aurait jamais eu d'aura; la rigidité était générale; on ne saurait dire s'il y avait une différence entre les deux côtés; il ne se débattait presque pas; on ne sait s'il écumait, s'il se mordait; il urinait quelquefois sous lui. Un jour, étant sur une balançoire, il eut un accès et se démit le bras gauche (1878); une autre fois, il se fit une violente contusion à la main.

Les accès ne sont pas suivis de troubles intellectuels. Le ca-

---

parente qui aurait accouché de jumeaux; la *mère* du malade conteste le fait.

ractère n'a pas changé, l'intelligence n'a pas diminué, et la mémoire serait restée bonne.

Traitement : bromure de potassium.

Cicatrices. — Une cicatrice que l'enfant porte au ventre est due à une chute sur un banc faite à l'asile, à l'âge de quatre ans. Les cicatrices de la région iliaque résulteraient d'une chute pendant un accès ; il était alors près de se baigner et serait tombé sur des morceaux de verre. Les autres cicatrices seraient dues soit à des clous (?), soit à des abcès consécutifs à la variole (il en aurait eu beaucoup ; le médecin en perçait chaque jour).

Etat actuel (15 novembre 1881). — *Tête* : crâne ovale, régulier, bien conformé ; bosses assez saillantes à la partie supérieure et antérieure de la portion écailleuse du temporal, à l'angle supérieur du frontal, égales des deux côtés. L'occipital est assez saillant en arrière, symétrique.

Circonférence de la base.	54
Diamètre antéro-postérieur . . .	18.1
— bi-temporal	13.8
— bi-pariétal	14.3

Face ovale, régulière, symétrique ; *front* bas, ni saillant, ni fuyant, dépressions latérales un peu marquées. Arcades orbitaires assez proéminentes surtout du côté externe, la droite plus que la gauche. *Nez* droit, moyen, régulier. *Yeux* très fendus, iris bruns ; pas de conjonctivite, pupilles égales et contractiles ; cils et sourcils bruns, longs et abondants ; pas de lésions. *Oreilles* moyennes, bien détachées, peu ourlées, lobule non adhérent. *Bouche* moyenne ; lèvres assez épaisses, surtout l'inférieure. *Maxillaire supérieur* et *inférieur* réguliers et symétriques ; la dentition est presque complète, normale. La *voûte palatine* est très profonde, comme ogivale ; elle est symétrique ainsi que le *voile du palais*, la luette est légèrement bifide. Les *amygdales* sont normales. *Cou*, rien de particulier à noter. Pas de déformation du *rachis*. *Thorax* large, bien conformé. *L'abdomen*, le bassin sont réguliers.

Les *membres supérieurs* et *inférieurs* sont bien conformés. — *Organes génitaux* : la verge et les testicules sont assez développés ; le gland se découvre bien ; l'enfant avoue se masturber souvent.

La *respiration*, la *circulation* et la *digestion* ne présentent aucune anomalie.

Peau. Elle offre un grand nombre de cicatrices : 1° *Cicatrice* demi-circulaire de 15 cent. de long sur la région pariétale droite résultant du passage d'une roue de voiture sous laquelle, dit-il, il aurait été poussé par un camarade qui jouait aux billes avec lui. — 2° Sur la région occipitale, petites cicatrices dues à des coups de pierre. — 3° Autre cicatrice sur la région temporale gauche. — 4° Sur l'abdomen, cicatrice transversale de 8 cent., à égale distance de l'ombilic et du pénil. — 5° Au niveau de la fosse iliaque droite, cicatrices de 1 à 3 cent., traces de coups de couteau, qu'on lui aurait donnés, dit-il, après un accès qu'il avait eu dans un champ. — 6° Quelques autres cicatrices variant de 4 à 10 cent., sur les extrémités inférieures. — 7° Enfin nombreuses cicatrices de variole très accusées sur tout le corps, absolument confluentes sur toute la figure. La peau est brune, jaunâtre, surtout à la figure et au thorax.

Sensibilité générale et spéciale, normale. — Le *phénomène du tendon* est assez prononcé des deux côtés.

Le malade paraît assez *intelligent;* il répond assez bien aux questions; la *parole* est tout à fait libre; *caractère* un peu en dessous, il ne regarde pas directement quand on lui parle. Très violent, il cherche toujours querelle à ses camarades et se bat souvent; il est très redouté. Le *dynamomètre* donne 55 à droite et 47 à gauche.

1880. 2 *janvier.* — *Engelure* ulcérée au niveau du deuxième métatarsien gauche.

1er *mai.* — *Herpès circiné* du menton.

26 *août.* — *Douches.*

21 *septembre.* — La note de l'école le signale comme travaillant peu depuis qu'il va aux ateliers (1) l'après-midi; depuis le mois de juin il serait devenu têtu, insolent.

10 *novembre.* — Suspension des *douches. Bromure de potassium:* 1 gramme ; augmentation d'un gramme tous les cinq jours jusqu'à quatre grammes.

---

(1) On envoie l'après-midi les enfants aux ateliers de Bicêtre pour y apprendre un état, tailleur, cordonnier, etc., mais l'organisation de ceux-ci laisse beaucoup à désirer ; ils sont dirigés par des chefs d'ateliers qui ne sont pas chargés de l'enseignement ; ceux-ci les confient à des vieillards de l'hospice, lesquels s'en occupent suivant leur fantaisie : assez, si les enfants sont dociles ; pas du tout, s'ils sont indociles. M. Bourneville a réclamé des ateliers spéciaux dirigés par des maîtres spéciaux.

1881. 3 *janvier*. — Gauth... a essayé de s'étrangler avec sa cravate, parce que sa mère ne venait pas le voir.

25 *janvier*. — Rixe avec un de ses camarades Mall .., qui s'était servi de son buvard pour essuyer une tache d'encre. Ce petit fait montre l'état du caractère.

2 *février*. — *Acné varioliforme*.

14 *mars*. — L'enfant est toujours indiscipliné.

25 *avril*. — *Douches*.

23 *mai*. — Gauth... a injurié le garçon du gymnase et lui a donné des coups de pied parce qu'il réprimandait ses camarades qui avaient grimpé dans un arbre.

21 *octobre*.— Gauth... est renvoyé de l'atelier du tailleur pour insubordination et avoir été surpris fumant dans les coins.

14 *novembre*. — Gauth... accuse une céphalalgie frontale qui daterait de 2 à 3 jours. A l'examen on constate une rougeur assez prononcée de la gorge ; des *adénites* cervicales multiples, les unes petites, les autres assez grosses; quelques croûtes dans les cheveux; quelques douleurs sur les parties latérales du cou, reconnaissant probablement pour cause les adénites; on constate encore des adénites sous et latéro-maxillaires, inguinales et une *roséole papuleuse;* à l'anus de larges *plaques muqueuses* hypertrophiques de chaque côté, mesurant à gauche environ 4 cent. sur 4, et à droite 3 1/2 sur 3 1/2. Il existe sur le prépuce de petits boutons d'un millimètre de diamètre. Les organes génitaux sont assez développés ; le pénil est couvert de poils noirs longs, assez abondants; le gland se découvre assez bien ; le testicule gauche est plus pendant que le droit.

L'enfant raconte que l'infirmier D*** l'aurait fait monter un jeudi (8 septembre (?) au dortoir, vers trois heures de l'après-midi, après le parloir, et se serait livré sur lui à des actes de *pédérastie* qui se seraient renouvelés trois jeudis de suite à la même heure. Durant l'acte, D*** le masturbait jusqu'à éjaculation.

3 *décembre*. — Quelques rares croûtes dans les cheveux ; adénite cervicale un peu plus prononcée à droite ; adénites sous-maxillaires, axillaires et inguinales; papule exculcérée sur la face interne du prépuce. Syphilides papuleuses psoriasiformes donnant lieu par le grattage à une desquamation blanchâtre; persistance à l'anus des plaques muqueuses hypertrophiques. Légère rougeur des amygdales, plaque muqueuse superficielle sur l'amygdale gauche.

Traitement : 3, puis 4 pilules de Sédillot, sirop d'iodure de fer, vin de gentiane, cautérisations quotidiennes des plaques muqueuses anales, douches générales et périnéales. (Elles ont été par erreur interrompues durant 15 jours).

15 *décembre.* — Il n'y a plus de croûtes dans les cheveux. Quelques petites glandes sur les parties latérales du cou, pas de céphalée, pas d'alopécie. La syphilide est encore extrêmement confluente, mais les papules commencent à s'effacer; les plaques muqueuses anales ont notablement diminué d'épaisseur; quelques petites adénites axillaires, pas de poils aux aisselles. Légère rougeur de la gorge; l'amygdale gauche a encore quelque peu un aspect blanchâtre; on ne trouve rien ni aux lèvres, ni à la langue. — Continuation du traitement qui a été bien suivi; pas de salivation; 4 pastilles de chlorate de potasse.

16 *décembre.* — *Epilepsie partielle* — A dix heures, le malade qui se trouve à l'infirmerie est signalé comme ayant une *crampe* (pas de cri). En s'approchant de l'enfant qui est debout et appuyé contre un lit, on constate que le bras gauche est contracturé, l'avant-bras est fléchi à angle droit sur le bras et celui-ci est en rotation interne et antérieure; le bras est ensuite animé de petites secousses tétaniformes peu étendues, ainsi que la moitié correspondante de la face; le tout dure environ une minute. Le membre inférieur gauche n'ayant pas attiré l'attention n'a pas été examiné; Gauth... dit n'avoir jamais ressenti de *crampe* dans cette jambe. Le côté droit ne présente aucun phénomène anormal. — L'enfant prétend qu'il aurait ressenti des crampes pour la première fois au mois de juin dernier.

17 *décembre.* — A 10 h. 1/2, le malade étant au lit a été repris de « *crampes* » semblables à celles d'hier.

27 *décembre.* — *Accès d'épilepsie partielle.* — A onze heures, Gauth... a une *crampe;* il vient se présenter de lui-même en disant: « En voilà une! » *Quand on le voit,* le bras et la face gauches sont agités de petites secousses, puis le bras et la face droites se prennent à leur tour et les mêmes phénomènes observés à gauche le 16 décembre s'y reproduisent (contractures et secousses). Les mouvements des paupières ont été plus prononcés à droite qu'à gauche. Les extrémités inférieures n'ont pas été agitées, elles paraissent être seulement plus faibles; les pupilles sont légèrement dilatées. Le malade prétend que jamais les pouces ne se sont renversés dans la paume de la main lors des crampes; qu'il peut toujours parler; toutefois nous avons constaté qu'alors la parole est lente et un peu embarra-

sée. — Les accès seraient précédés de crampes qui débutent toujours par le bras gauche ; il n'y aurait pas de cri ; la perte de connaissance ne serait pas complète, et il verrait encore ce qui se passe autour de lui ; il y aurait quelquefois émission involontaire d'urine ; après l'accès, le bras gauche seulement serait encore agité de secousses.

28 *décembre.* — Hier soir à sept heures, tremblement des deux jambes pendant deux minutes environ ; il y a eu quatre *crampes;* Gauth... croit que les sinapismes qui lui ont été posés à l'épaule et à l'avant-bras lui ont produit un soulagement ; il ajoute que les *crampes* le prennent plus fréquemment quand il est couché.

31 *décembre.* — Depuis le 16 de ce mois, le malade a eu chaque jour des *crampes.*

1882. — 11 *janvier.* — Traitement par l'*aimant.* On place un *bracelet* au poignet gauche du malade, et un *collier.*

12 *janvier.* — Il aurait eu hier fréquemment de petits tremblements dans le bras gauche ; à droite, il aurait senti des picotements à l'extrémité des doigts.

13 *janvier.* — Plaques muqueuses sur les amygdales, surtout à gauche ; polyadénite cervicale. Persistance des plaques muqueuses anales. Adénite inguinale ; la roséole a disparu. Ecchymose du bord interne de la lèvre supérieure à la suite d'un accès. Même traitement avec gargarisme au chlorate de potasse en plus ; il a pris régulièrement ses douches (1).

8 *février.* — Les plaques muqueuses des amygdales disparaissent ; elles sont touchées depuis quelque temps au nitrate d'argent. Il ne reste plus qu'une petite tache anale. Le traitement est suivi régulièrement ; pas de gingivite.

7 *mars.* — L'état général est satisfaisant ; on ne trouve qu'un peu de gingivite et quelques petites glandes dans les aines. Même traitement, sauf les pilules de Sédillot qui sont supprimées.

21 *avril.* — Depuis l'application des armures magnétiques, les *crampes* n'auraient plus reparu.

16 *mai.*—En aucun point du corps on ne trouve de manifestation syphilitique, sauf quelques glandes cervicales. Vin de gentiane ; suppression de bromure de potassium.

---

(1) M. Bourneville emploie depuis plus de dix ans l'hydrothérapie comme adjuvant dans le traitement de la syphilis et la fait reprendre chaque année au printemps.

	1879 Accès.	1879 Vertiges.	1880 Accès.	1880 Vertiges.	1881 Accès.	1881 Vertiges.	1882 Accès.	1882 Vertiges.
Janvier	—	—	11	»	2	»	**7**	**24**
Février	—	—	7	»	5	»	**9**	»
Mars	—	—	2	»	5	»	**2**	» (1)
Avril	—	—	4	»	3	»	**4**	»
Mai	11	»	3	»	8	»	6	»
Juin	3	»	10	4	6	»		
Juillet	5	»	4	»	10	»		
Août	8	»	10	»	7	2		
Septembre	16	»	8	»	3	»		
Octobre	»	»	18	»	4	»		
Novembre	5	»	4	»	19	»		
Décembre	9	»	4	»	13	20 (2)		
Totaux	57	«	85	4	85	22		

On doit peut-être attribuer au traitement par les armures la disparition des crampes ; quant à la marche des accès, elle ne semble pas avoir été modifiée sous l'influence du magnétisme minéral.

Observation IV.

Épilepsie jacksonnienne. — Accouchement au forceps. — Convulsions à 3 ans. — Début à 25 ans, — Aura de la jambe droite.

Marq..., Jean, 31 ans, rentré à Bicêtre le 27 septembre 1876 (service de M. Bourneville).

Renseignements fournis par sa sœur (5 avril 1882). — *Père*, 73 ans, garçon de magasin, assez grand, maigre, sobre, fume peu, est sujet depuis quelque temps à des maux de tête que l'on attribue à une rétention d'urine dont il est atteint ; a eu deux fluxions de poitrine : l'une il y a 25 ans, l'autre il y a 2 ans ; il n'a jamais eu de convulsions, il est d'un caractère assez vif. [*Père*, com-

(1) Crampes inscrites comme vertiges. Avant le 16 décembre 1881, les crampes n'étaient pas relevées.

(2) Voir encore pour ce malade la page 52, au chapitre de l'hydrothérapie ; Gauth. a continué les douches pendant tout l'hiver 1881-82. Voir aussi pour les poids la page 52.

missionnaire, mort en 1851 à Bicêtre à l'âge de 84 ans dans le service de chirurgie, d'une méningite. *Mère*; on sait seulement qu'elle a eu 11 ou 13 enfants. Pas d'aliénés, pas de criminels, pas de suicides, pas d'épileptiques, etc., dans la famille]

Mère, morte à 60 ans, en 1869, d'une congestion pulmonaire, petite, brune, vive, assez intelligente, figure régulière, n'était pas migraineuse, mais avait quelquefois des maux de tête, elle n'avait jamais eu de convulsions; elle était nerveuse, impressionnable. Pas d'excès. [*Père*, cultivateur, mort paralysé ainsi que la *mère*; 9 enfants, 5 filles et 4 garçons; une fille seule est encore vivante ; tous ont de 7 à 9 enfants qui n'ont pas eu d'accidents nerveux. Pas d'aliénés, etc.] Pas de consanguinité.

Sept enfants : 1° une fille de 46 ans bien portante, qui a elle-même 7 enfants dont 2 filles, mariées et mères ; toute la famille est en bonne santé; 2° une fille de 42 ans, veuve depuis 19 ans, a un fils (19 ans), intelligent, tous deux se portent bien ; 3° une fille de 39 ans, très grasse (85 kilogr.) a eu deux enfants morts à l'âge de 15 jours, est sur le point d'accoucher; 4° fille de 34 ans, mariée, a perdu 5 enfants en bas-âge, on ne sait de quoi ; il lui reste une petite fille de neuf ans qui jouit ainsi qu'elle d'une bonne santé; 5° et 6° filles mortes très jeunes, ont probablement souffert en nourrice ; 7° notre malade.

Notre malade. — Grossesse bonne, normale. Accouchement à terme, laborieux, au forceps, sans chloroforme. On craignait de voir mourir l'enfant, et dans la crainte qu'il ne pût supporter le voyage on ne l'envoya pas en nourrice. Elevé au biberon en campagne, on l'a ramené à l'âge de 30 mois bien portant ; à 3 ans il aurait eu des *convulsions internes*, convulsions des yeux et petites secousses des membres. L'adolescence s'est bien passée, toutefois, à 13 ou 14 ans, une *voiture lui serait passée sur les deux jambes au niveau de leur tiers supérieur* ; *il serait resté un mois au lit à la suite de cet accident*; il n'y aurait eu ni fracture, ni plaie; il n'a jamais eu d'étourdissements ; au moment de la guerre, il a devancé l'appel et est parti en Afrique en 1871 (26e chasseurs) ; il y est resté six mois; *c'est alors qu'on remarqua que ses jambes commençaient à fléchir* sous lui. Employé ensuite dans une imprimerie, été comme hiver, au réveil, il grelottait, mais sans éprouver de sensation de froid. Dès cette époque, il ressentait des *crampes* dans les jambes, et parfois il ne pouvait ni avancer ni reculer, il accusait une lourdeur des deux jambes, surtout la droite ; il lui semblait qu'il portait un énorme poids quand il les soulevait; s'il les laissait retomber, elles lui paraissaient s'enfoncer dans un puits.

Ce malade a eu son premier accès à l'âge de 25 ans, en descendant un escalier, après une nuit passée à travailler. Il est resté ensuite 6 mois sans accès; puis ceux-ci se sont répétés environ chaque mois. Les accès ont été nocturnes et diurnes dès le début.

Etat actuel. — *Tête* petite. — *Crâne* ovale; la région occipitale n'est pas saillante, elle est asymétrique, aplatie à gauche d'arrière en avant et de gauche à droite (plagio-céphalie incomplète) sur une surface de la largeur de la paume de la main; les bosses pariétales et frontales sont peu développées; l'apophyse mastoïde gauche paraît plus proéminente que la droite. Le vertex est très proéminent, ce qui donne au crâne une forme se rapprochant de celle d'un pain de sucre.

Diamètre antéro-postérieur. . .	16 cent.
— bi-pariétal	13 cent.
— bi-temporal	10.7
Circonférence de la base. . . .	50 cent.

Face ovale, symétrique; les saillies osseuses sont assez prononcées; *front* peu élevé, peu large; *arcades sourcillières* normales; sur le sourcil droit, au tiers extrême, se trouve une cicatrice résultant d'une chute sur une bouche d'égout à l'âge de 13 à 14 ans. Iris gris, pupilles égales, pas de lésions oculaires. *Nez* droit, grand; *joues* assez pleines. Les *oreilles*, normales, sont un peu écartées du crâne, bien ourlées; le lobule très peu développé est adhérent dans sa totalité. *Bouche* moyenne (6 cent.), lèvre supérieure assez fine, débordée par la lèvre inférieure plus épaisse; sur cette dernière se trouve, à la partie médiane et un peu à droite, une cicatrice provenant d'une plaie faite avec un couteau. Le *menton* est divisé en partie gauche et droite par une rainure transversale.

Cou assez long (circonférence : 34 cent.); le cartilage thyroïde est saillant.

Thorax. — (Circonférence : 85 cent. au niveau des mamelons.) Eruption bromique qui occupe toute la partie antérieure et postérieure du thorax ainsi que les épaules; elle est plus développée en arrière qu'en avant et se prolonge ainsi jusque sur les fesses.

L'abdomen est souple, normal. Pas de déformation du *rachis* ; la peau à ce niveau présente une pigmentation jaunâtre.

Organes génitaux. — Le prépuce est recouvert, et le malade ne peut le découvrir qu'avec la plus grande difficulté. Les testicules descendus sont normaux.

Membres supérieurs bien musclés, surtout à gauche ; le malade est gaucher. Les mains sont assez fortes, normales ; on y remarque quelques cicatrices sans importance et des cicatrices de vaccin.

	Droite.	Gauche.
Circonférence du bras au niveau de l'aisselle. .	25	27
— à 10 centimètres au-dessus de l'olécrâne.	23	25
— de l'avant-bras à 10 cent. au-dessous de l'olécrâne.	22 1/2	24
— du poignet	16	17
— du métacarpe.	22	24
Distance acromio-olécrânienne	32	32
— de l'olécrâne à l'apophyse styloïde du cubitus	26	26
— de cette apophyse à l'extrémité du doigt médius.	18	18
Longueur de la clavicule.	16	

Membres inférieurs assez bien musclés, surtout le gauche ; pas d'adénites inguinales. Sur la jambe gauche quelques *cicatrices* provenant de furoncles (?) en 1871 ; sur le pied, du même côté, d'autres cicatrices résultant de plaies produites par les souliers Godillot.

	Droite.	Gauche.
Circonférence de la cuisse au niveau du pli de l'aine	51	51
— à 18 cent. au-dessus de la rotule.	36	36 1/2
— de la jambe à 10 cent. au-dessous de la rotule.	26 1/2	28
— au niveau des malléoles.	20	21 1/2
— du métatarse	21 1/2	22
Distance de l'épine iliaque antéro-postérieure à l'extrémité supérieure du tibia . .	48	48
— de cette extrémité à malléole externe.	41	41
— de cette malléole à l'extrémité du 3e orteil	19 1/2	19 1/2

Marche. — Ce malade ne marche que rarement, et seulement en s'appuyant sur les barreaux de son charriot ; il ne présente toutefois aucune paralysie ou contracture des extrémités inférieures; il soulève avec chaque pied un poids de 15 kilog., il frappe le sol des deux pieds avec la même force; les mouvements sont libres; la sensibilité dans ses divers modes est normale; le réflexe tendineux rotulien est aussi normal; il n'y a pas d'épilepsie spinale; enfin Marq... n'accuse aucune douleur térébrante, constrictive ou autre dans les membres inférieurs. La marche n'est devenue impossible que quelque temps après le début des accès; il prétend que, s'il reste debout quelques instants, il est pris d'un *tremblement* des deux jambes (ce tremblement disparaîtrait dès qu'il s'assied), qu'il s'affaisse; il lui serait impossible de mettre une jambe devant l'autre; sa démarche avant et quelque temps après le début de la maladie était chancelante et titubante; la sensation de pesanteur et de vide qu'il éprouvait alors et que nous avons signalée plus haut a disparu, et il lui semble maintenant que les pieds sont attachés au sol. On essaie de le faire marcher en le maintenant sur chaque épaule; il avance le pied droit par une sorte de mouvement de reptation, la jambe droite un peu fléchie; la jambe gauche reste allongée en arrière traînant sur la pointe du pied. La notion de position est conservée; pas d'incoordination motrice.

La *respiration* et la *circulation* sont normales. Pouls : 70.

Digestion. — La *dentition* est complète (32 dents) et normale; la *voûte palatine* est profonde; la *luette* est assez longue; le voile du palais, les *amygdales* et le pharynx sont normaux, et insensibles au toucher; cette insensibilité est due au *bromure de potassium*. Les *fonctions digestives* ne présentent aucun trouble; le malade est seulement sujet à la constipation; il reste souvent deux ou trois jours sans aller à la garde-robe. Le *foie* et la *rate* sont normaux. — Pas de crises gastriques.

La *sensibilité* générale est conservée dans ses divers modes. — La *vue* a toujours été un peu faible. L'*ouïe* est moins développée à gauche, de ce côté Marq... n'entend plus le tic-tac de la montre à dix centimètres de distance. Les autres sens spéciaux sont normaux.

Peau. — Cheveux châtains assez abondants; sourcils et cils châtain clair, peu longs et peu fournis; moustaches tirant sur le blond. Poils assez longs et nombreux sur les membres inférieurs; poils peu abondants aux aisselles et aux extrémités supérieures. — Peau du pubis assez velue.

Le *dynamomètre* donne à droite 49 et à gauche 75.

Aura. — Elle a toujours existé, et partirait du quart supérieur et postérieur de la jambe droite; Marq... éprouve alors à ce niveau une sensation « de nerfs qui se mettraient en boule et se raidiraient (crampes?) » ; (quelque temps avant le début de l'épilepsie il avait parfois des crampes dans cette jambe). — Dans les premiers mois de la maladie, la sensation de crampe remontait de la jambe à l'aine, « ça formait une boule et ça montait vers le cou, puis au larynx, il avait alors des bourdonnements d'oreilles (pas de vision colorée) et l'accès se produisait ».

L'aura était aussi, à cette époque, quelquefois accompagnée de palpitations de cœur et d'une moiteur générale. — Actuellement l'aura est localisée à la jambe, et ne vient plus à la tête, même quand l'accès se produit. Au moment de l'apparition de l'aura, la jambe droite se plie, exécute un mouvement de rotation à droite, et l'accès se produit si l'on n'intervient pas ; autrefois il suffisait de frapper assez fortement avec la main la jambe pour faire avorter l'accès; maintenant il est nécessaire de comprimer fortement la jambe contre le sol avec les deux mains placées au-dessous de la rotule pour arriver à ce résultat; l'extension de la jambe ne suffirait pas elle seule à produire l'avortement de l'accès, mais combinée à la manœuvre précédente elle est d'une réelle utilité.

C'est le plus souvent une peur, une émotion, une farce d'un de ses camarades qui est l'origine des crises. La durée de l'aura paraît être assez longue, environ 4 minutes.

Les accès ne présentent comme particularité que la rotation du corps à droite, et la conservation de l'ouïe ; ils sont parfois accompagnés d'évacuation involontaire et de morsure. Il accuse souvent des crampes dans l'intervalle des accès. Ces crampes, qui parfois se succèdent à de courts intervalles, ont une durée d'environ une minute.

L'intelligence et la mémoire ne paraissent pas avoir diminué. Il est d'un caractère doux et non emporté.

1879. — 28 *octobre*. — Marq... prend du ***bromure de potassium*** depuis quatre ans (5 gr. depuis un an). Eruption d'acné confluente sur la partie supérieure du dos et de la poitrine. Suppression du bromure de potassium. Purgation.

20 *novembre*. — Le malade dit qu'il a beaucoup plus de crampes depuis la suppression du bromure de potassium ; elles pré-

dominent au-dessus du jarret droit et sont tantôt liées aux accès, tantôt indépendantes. Constipation habituelle. La peau se nettoie. Purgation.

2 *décembre.* — *Bromure de sodium*, 1 gr.; augmenter de 1 gr. tous les cinq jours, jusqu'à 5 gr.

1881. — 29 *octobre.* — Le malade prend toujours du *bromure de sodium* à la dose de 5 gr.; augmenter de 1 gr. tous les cinq jours, jusqu'à 10 gr.

13 *décembre.* — *Jarretière aimantée* (22 plaques) au niveau du tiers supérieur de la jambe droite.

1882. — 10 *janvier.* — La *jarretière* est remplacée par une *autre beaucoup plus large* (5 rangs de 22 plaques).

	1876		1877		1878		1879		1880		1881		1882	
	Accès.	Vertiges.	Accès.	Vertiges.	Accès.	Vertiges.	Accès.	Vertiges.	Accès.	Vertiges.	Accès.	Vertiges.	Accès.	Vertiges.
Janvier. . .	—	—	2	»	1	»	»	»	3	»	6	»	**3**	**37**
Février . .	—	—	1	»	1	»	1	»	1	20 (1)	4	»	**3**	**24**
Mars. . . .	—	—	»	»	»	•	»	»	2	4	2	12	**2**	**5**
Avril. . . .	—	—	1	»	1	»	1	»	3	3	»	11	**2**	**10**
Mai	—	—	»	»	»	»	1	»	15	1	2	»		
Juin	—	—	»	»	»	»	»	»	1	8	5	»		
Juillet . . .	—	—	»	»	»	»	6	»	1	4	•	»		
Août. . . .	—	—	2	»	»	»	»	»	2	7	6	33		
Septembre.	»	»	1	»	2	»	2	»	»	14	3	34		
Octobre . .	»	»	»	»	»	»	»	»	»	»	4	2		
Novembre .	2	»	1	«	3	»	5	»	4	7	2	15		
Décembre .	3	»	1	»	1	»	2	»	»	7	**2**	**30**		
Totaux. . .	5	»	9	»	9	»	18	»	32	75	36	137		

Poids. — 20 Novembre 1879 : 49 kil. 400 gr.
— 16 Septembre 1880 : 54 kil. 200 gr.
— 31 Juillet 1881 : 51 kil. 500 gr.
— 31 Janvier 1882 : 52 kil. 300 gr.

Le traitement par les armures magnétiques ne semble pas jusqu'ici avoir produit une amélioration bien notable.

(1) Les accès avortés et les crampes (?) sont aussi comptés comme vertiges.

Observation V.

Epilepsie idiopathique. — Egarements. — Irritabilité. — Premier accès en octobre 1880. — Accès nocturnes. — Onanisme. — Mère morte phthisique. — Convulsions chez quatre frères et sœurs.

Lecorn.., Félix, 15 ans, entré à Bicêtre le 22 juin 1881 (service de M. Bourneville).

Aura. — Les accès seraient précédés d'un tremblement du bras droit, qui durerait assez longtemps pour que l'enfant ait le temps de se lever et d'aller prévenir; la démarche serait hésitante; le malade, hébété, saisi d'un fort tremblement général, accompagné de soubresauts et quelquefois de chutes, après lesquelles il se relève de suite, tournerait parfois sur lui-même et se dirigerait soit vers le bassin (avant l'accès il aurait souvent des envies de déféquer), soit vers le veilleur, auquel il dit : « Venez m'attacher, s'il vous plaît. » Il retourne alors à son lit seul ou avec l'aide de quelqu'un. Ce serait ainsi que les choses se passeraient quand l'accès a lieu dans les premières heures de la nuit. Si l'accès survient dans le courant ou à la fin de la nuit, la scène est abrégée, et il lui arrive, quoique cherchant à parler, de ne pouvoir le faire.

Accès. — D'après les renseignements que nous avons pu recueillir, l'accès serait ainsi caractérisé : pas de cri; rigidité; secousses cloniques générales, mais plus prononcées à droite; la bouche est toujours grande ouverte; il ne lui est arrivé qu'une seule fois de déféquer ou de pisser pendant l'accès; pas d'écume; période de stertor durant environ un quart d'heure. — Quelle que soit la position qu'il occupe au lit avant l'accès, il se trouve toujours après couché sur le côté droit.

1881. — 12 *décembre.* — Application chaque jour, pendant une heure, de *deux aimants*, l'un en contact de l'avant-bras droit, l'autre en contact de la jambe droite (1).

1882. — 10 *janvier.* — L'application des aimants en fer à che-

(1) A une époque on avait cru à des phénomènes d'aura du côté de la jambe droite.

val est supprimée et remplacée par un *bracelet* et une *jarretière* magnétique (22 plaques) pour le bras et la jambe droits.

1er *avril.* — Suppression des aimants. Les accès ont augmenté pendant la durée du traitement par le magnétisme minéral. Ce malade avait aussi pris des douches d'août à novembre 1881; la date récente de la maladie et le peu de durée du séjour de cet enfant à Bicêtre ne permettent pas d'apprécier avec certitude quelle a été l'influence de ces divers traitements sur la marche de l'épilepsie.

Observation VI.

*Epilepsie idiopathique. — Convulsions fréquentes de six mois à **un an.** Début à un an. — Père alcoolique. — Sœur aliénée. — Amélioration assez notable produite par l'hydrothérapie. — Aimants. — Aura.*

Franç..., Eugène, 15 ans, entré à Bicêtre le 24 mai 1880 (service de M. Bourneville).

Aura. — Le malade semble avoir une *aura*; il accuse avant l'accès une « faiblesse de l'estomac, des picotements » qu'il compare à des piqûres d'épingle, dit : « ça va me prendre »; il lui est arrivé de faire avorter l'accès en buvant de l'eau. Interrogé à diverses reprises sur l'aura, Franç... ne fournit aucun autre détail plus précis.

Cet enfant a eu une *angine diphtéritique* (1) en février 1882 (du 8 au 20); pendant toute la durée de l'angine, *il n'a pas eu d'accès.* — Il porte depuis le 10 janvier de cette année une *armure* de 48 petites plaques appliquée sur l'épigastre. (L'application a été interrompue du 8 au 22 février).

La marche de la maladie n'a pas été enrayée. Pendant les quatre premiers mois de cette année (époque du traitement), Franç... a eu 98 *accès*, et pendant les mêmes mois de l'année 1881, 68 *accès*.

(1) Voir Appendice.

OBSERVATION VII (1).

Épilepsie jacksonnienne. — Convulsions dans l'enfance. — Chute sur la tête de deux mètres de haut. — Grande peur un mois avant le premier accès à l'âge de 9 ans. — Aura de la jambe gauche. — Père alcoolique.

Cassaign... André, 24 ans, entré à Bicêtre le 29 juillet 1874 (service de M. BOURNEVILLE). Il s'agit ici d'un malade qui a une *aura* de la jambe gauche; chez lui l'avortement des accès est produit par la compression, mais surtout par l'extension de la jambe. Le 13 décembre 1881, on lui appliqua au-dessous du mollet une *jarretière aimantée* composée de 22 lamelles; cette jarretière fut renouvelée plusieurs fois pendant le traitement qui ne dura que trois mois et demi, le malade ayant alors refusé obstinément de le continuer. Les armures n'ont nullement enrayé la marche de la maladie, mais Cassaign... et ceux de ses camarades qui l'aident généralement à produire l'extension de sa jambe, ont déclaré spontanément que celle-ci était plus facile depuis l'application de la jarretière.

OBSERVATION III.

Epilepsie jacksonnienne. — Hémiplégie gauche à 10 ans. — Vertiges à 14 ans. — Début à 17 ans par un état de mal. — Aura du pouce gauche.

Père très nerveux, phthisique. — Grand'mère, tante paternelle et maternelle mortes phthisiques. — Grands-pères paternel et maternel alcooliques. — Mère nerveuse. — Grand'mère maternelle morte d'une affection pulmonaire. — Sœur morte de convulsions.

---

(1) Nous renvoyons à l'excellent travail de notre ami Vuillamié pour la description de l'aura et des accès du malade de l'observation VII.

Grar., François, 27 ans, entré à Bicêtre le 9 janvier 1879 (service de M. BOURNEVILLE).

Antécédents. (*Renseignements fournis par sa mère.* 23 août 1881.) — *Père*, 53 ans, boulanger, maigre, d'une taille assez élevée; il n'aurait jamais fait d'excès de boisson; il est très nerveux (pas d'attaques); très doux de caractère; il fume peu; marié à 21 ans, il n'avait jamais fait de maladie grave jusqu'à ces derniers temps; mais depuis quatre ans, il est presque toujours malade : bronchite et catarrhe pulmonaire; épistaxis fréquents depuis deux ans; un peu d'acné au nez depuis un an. — [*Père*, mort à 67 ans « un peu d'inconduite »; c'était un vieux soldat; il buvait beaucoup d'eau-de-vie; il avait quitté sa femme. — *Mère* morte à 66 ans, en 1852, d'un catarrhe pulmonaire; elle n'était pas nerveuse. — Un *frère* qui, pense-t-on, est en Amérique, — cinq *sœurs*, dont quatre sont mortes jeunes et l'autre à 47 ans, d'un catarrhe pulmonaire. Pas d'aliénés, pas d'épileptiques, etc., dans la famille.]

Mère, 33 ans, ménagère, assez intelligente, sujette à des troubles digestifs et nerveux (gastralgie); depuis 15 ans, elle éprouve des faiblesses avec perte de connaissance et sueurs froides; pas d'attaques de nerfs, pas de migraines, pas de convulsions; surdité à gauche; affaiblissement de la vue à droite. [*Père*, charpentier, mort à 82 ans, d'une attaque de paralysie gauche qui l'a enlevé en trois jours; il faisait des excès de boisson (bière et eau-de-vie). — *Mère*, ménagère, morte à 67 ans, d'affection pulmonaire avec ascite; quatre *sœurs* : une morte à 40 ans, de la poitrine, les autres bien portantes, ainsi que leurs enfants; quatre *frères* vivants, bien portants; d'autres sœurs et frères sont morts jeunes, on ne sait de quoi (en tout 17 enfants. Pas d'aliénés, etc.]. Pas de consanguinité.

Cinq *enfants* : 1° fille morte à 3 ans, de convulsions en trois jours; elle était bien conformée et intelligente; — 2° fille mariée; elle est souffrante; on ne sait ce qu'elle a; on cautérise l'utérus; elle n'a pas eu de convulsions, est moins intelligente que les autres; n'a pas d'enfants; — 3° notre malade; — 4° fille, 19 ans, très intelligente, très nerveuse, pleure et rit sans motif, n'a eu ni attaques ni faiblesses; elle est mariée et a un enfant d'un mois; — 5° garçon, mort à 10 jours; il ne serait pas allé une seule fois à la selle et rendait des urines pleines de graviers jaunes; il était très gros. La mère pense, sans qu'on le lui ait dit, que cet enfant avait une *imperforation de l'anus.*

Notre malade. — *Grossesse* bonne jusqu'à 7 mois 1/2, où la mère a eu des chagrins à la suite de la mort de sa fille âgée de 3 ans. *Accouchement* à terme, naturel. A la *naissance*, l'enfant n'était pas cyanosé; il était assez fort; élevé au sein jusqu'à 14 mois; il a été vacciné à deux mois. Grar ., quoique assez fort, eut alors du *pemphigus* aux bras et à la nuque, et cela jusqu'à 7 mois; il a parlé vers 10 à 11 mois, a marché à 18 mois; il était très intelligent. A 5 ans, rougeole; onanisme. A 10 ans, Grar.. eut des vomissements très abondants pendant trois jours, accompagnés de fièvre et d'un peu de délire; le médecin aurait dit que « ça sentait la fièvre typhoïde et la congestion cérébrale »; durée : 3 mois. Lorsqu'il a quitté le lit, « *tout le côté gauche était en paralysie* »; on n'avait rien remarqué auparavant; on dut pendant quelque temps le soutenir sous les bras pour le faire marcher; durant un an, il marcha en traînant la jambe; enfin, la marche redevint régulière. La main, à l'origine, était pendante; il ne pouvait rien tenir; « il oubliait sa main »; ce n'est que vers 15 ans qu'il a pu saisir les objets. On a remarqué que, tandis qu'il ne pouvait retenir les petits objets, il pouvait porter un seau plein et le monter au premier étage, parce que les doigts formaient crochet; il était content de faire ce travail sous prétexte que cela détendait son bras. De 11 à 14 ans, Grar.. ne se plaignait pas de la tête; il n'avait pas de migraines; le sommeil était régulier, calme; il n'avait pas de tics, n'éprouvait aucune douleur dans le côté paralysé.

A 14 ans, *début des vertiges épileptiques*; les yeux tournaient toujours à gauche, « l'œil était presque couvert dans l'orbite, on ne le voyait pas. » Le corps tournait à gauche; il se produisait comme une secousse du corps, il disait : « Maman, on me bat, tu vois on me donne des coups »; il croyait voir des hommes tout noirs qui voulaient le battre; il les voyait toujours à gauche. Il revenait à lui en quelques secondes, poussait un grand soupir et s'écriait : « Ah! mon Dieu! »

A partir de cette époque Grar.. se plaignit de douleurs de tête à peu près générales, mais principalement dans le côté gauche. Pendant un an, il eut des vertiges environ tous les deux ou trois jours, puis presque tous les jours pendant un mois; « ses yeux tournaient presque tout le temps; c'était comme des convulsions internes »; il ne tombait pas, la figure devenait « violacée, puis jaune après. » Le bromure de potassium aurait produit une légère amélioration.

A 17 ans, après avoir tourné sur le côté gauche, il tombait à terre toujours du côté gauche; quelquefois, il disait : « Maman, je suis malade! » et il sentait que l'accès débutait par le pouce de la main gauche. C'est alors seulement qu'on a pu arrêter les accès en renversant le pouce en arrière. En 1874, il eut des accès pendant 23 heures sans reprendre connaissance.

Les convulsions prédominaient dans le côté gauche du corps d'une manière évidente; elles étaient plus fortes dans le bras et l'œil gauche que dans les parties correspondantes du côté droit. A la suite de cet *état de mal*, Grar.. aurait été comme fou pendant un mois; il ne reconnaissait que sa mère, ne parlait pas ou répétait : « Oh! est-ce bête! » Ses actes étaient « niais ». Il ne pouvait pas marcher; on le promenait sur une chaise; au bout de quinze jours, il a commencé à marcher très doucement, sans traîner la jambe gauche, qui était, disait-il, plus douloureuse que la droite. Un mois après l'état de mal, la raison et la marche étaient redevenues ce qu'elles étaient auparavant.

Les accès étaient diurnes et nocturnes; leur chiffre maximum en 24 heures a été de trois; le plus long intervalle entre les accès, 8 mois. Il avait des étourdissements fréquents, au plus séparés par un jour d'intervalle. Dans un accès, il a eu l'omoplate droite fracturée; il a été à Lariboisière pendant plusieurs semaines (1872); sauf une plaie du sourcil gauche, c'est le seul accident grave qui lui soit survenu pendant les accès. Depuis son entrée à Bicêtre, il aurait eu trois fois des séries; il se plaint souvent à sa mère de douleurs de l'œil gauche, de ne plus y voir de cet œil par moment; un jour, à la fin d'un accès, il lui disait que son œil était sur l'oreiller. Vers 1876 ou 1877, étant à Paris, il aurait eu des *hallucinations de la vue*.

Pas de manifestations scrofuleuses; en 1871, varioloïde; pas de convulsions ni de vers dans l'enfance; de 10 à 14 ans, il aurait présenté un arrêt de développement; depuis, il a grandi. Il n'aurait jamais fait d'excès de boisson, ni eu de rapports sexuels; depuis le début de sa maladie, il ne se livrerait plus à l'onanisme. Il n'était pas peureux.

L'intelligence aurait un peu baissé à partir de l'état de mal; toutefois, il fréquentait l'école du soir, et en 1878, il aurait eu le premier prix d'orthographe. Depuis son entrée à Bicêtre, les facultés intellectuelles auraient beaucoup diminué.

Aura. — Le malade paraît éprouver une véritable crainte (idée fixe, persistante que des distractions seules peuvent surmonter) de voir se fermer ses doigts et se fléchir son poignet, parce que cette flexion est l'indice d'un accès. C'est le pouce qui se fléchit le premier ; les muscles de la région antérieure se contractent et sont pris de battements ; la main se porte vers le bord radial, puis les doigts se crispent ; l'avant-bras, le bras se contracturent et il lui semble que les battements montent ; tant que Grar. a conscience des battements musculaires, il lui semble que son bras qui paraît raccourci dans l'aura, exécute plusieurs mouvements de moulinet. De l'épaule, la sensation qu'il éprouve et qu'il dit très difficile à dépeindre, gagne la tête, mais il n est pas possible d'en reconnaître le trajet exact. Les muscles du côté gauche se contractureraient, la tête s'inclinerait sur l'épaule gauche et la face se dévierait du même côté. Grar. éprouverait des sensations de traction dans l'œil gauche qui se porterait en dehors, mais sans phosphènes, ni vision colorée.

Une fois l'aura arrivée à la tête, le malade perd connaissance. C'est au moment où la main se crispe, pour employer l'expression du malade, qu'il appelle ses camarades à son secours : voilà un accès ! s'écrie-t-il, ou bien : « tiens, voilà que cela me prend, » ou bien encore : « mon Dieu ! mon Dieu ! » Quand la contracture des doigts peut être vaincue, l'accès avorte, sinon il éclate.

Le plus souvent l'apparition de l'aura est provoquée par une *peur*, une *émotion*, une farce d'un camarade ; le malade sursaute, le bras se raidit, et les symptômes décrits ci-dessus se produisent. L'action de fixer longtemps avec l'œil gauche déterminerait aussi les phénomènes de l'aura. Le seul fait de ne pas tenir sa main et de ne pas lutter contre sa flexion le tourmente, l'obsède et cette idée fixe paraît provoquer la contracture de la main. Quand il est distrait (il travaille au marais, traîne la brouette, etc.), il peut sans danger laisser la main libre, même dans la poche ; mais dès qu'il y pense, il est obligé de la tenir.

Il n'a pas d'aura du pied, ni de l'épigastre, etc. Gr.. a toujours le temps de s'asseoir avant l'accès.

Description de l'accès. — Si l'accès n'a pu être arrêté par les manœuvres indiquées, Grar. perd connaissance sans cri ou après avoir poussé un petit cri étouffé ; les yeux plus humides présentent du nystagmus, se tournent en haut et à gauche, les paupières sont ouvertes, les pupilles dilatées ; la face est tournée à gauche ; la rigidité est plus prononcée au bras et à la jambe gauches ; les secousses tétaniformes très prolongées sont ég ales des deux côtés. Secousses cloniques des deux côtés mais plus prolongées à gauche, surtout au membre supérieur, parfois limitées à la partie gauche du corps. Durée : 50 secondes ; pas de miction involontaire ; Grar. reprend généralement connaissance de suite sans avoir eu de période de stertor, ni de ronflement; toutefois on a noté dans plusieurs accès, de l'écume sanguinolente, du stertor et des mouvements automatiques, (le malade chiffonnait ses bourses et sa verge).

Diamètre antéro-postérieur	17.8
— bi-pariétal	14.5
Grande circonférence.	52
Demi-circonférence droite et gauche.	26

Etat actuel (11 mars 1882). — *Tête* normalement développée. *Crâne*, assez régulier, symétrique, d'aspect arrondi plutôt qu'ovale. La région occipitale, les bosses pariétales et les apophyses mastoïdes sont moyennement développées. *Front* moyen, assez large, sans proéminence des bosses frontales, et des arcades sourcillières. *Oreilles* (6 cent. 1/2); lobules adhérents.

La *face* est oblongue, assez sèche ; les saillies osseuses sont accentuées. La moitié gauche est moins développée que la droite. La saillie molaire est moins accentuée. La bouche est tirée à droite; la commissure labiale droite est légèrement élevée au repos; la déviation s'accentue par le rire; il siffle facilement, le menton est tiré un peu à droite. Les yeux paraissent égaux.

Iris bleus; pupilles égales, pas de lésions oculaires; il fixe difficilement avec l'œil gauche; lorsqu'il le fait, il sent, dit-il, que son œil se tire, qu'il se dévie en dehors, qu'il peut alors voir ce qui se passe derrière lui; s'il continuait à fixer, il aurait un accès. — *Nez* aquilin dévié un peu à droite.

Bouche moyenne ; *lèvres* assez fines, bien dessinées Les maxillaires supérieur et inférieur sont réguliers, dentition irrégulière, très incomplète; cariée. — *Langue* : pas de cicatrices. — *Voûte* palatine large, plate, symétrique. — *Voile du palais, piliers, amygdales, pharynx,* sans anomalies.

Cou long, grêle; cartilage thyroïde saillant; en arrière, deux cicatrices paraissant consécutives à un séton. — *Thorax* bien conformé; le muscle grand pectoral gauche paraît moins développé que le droit. Pas de déviation du *rachis*.

Membres supérieurs. — A l'inspection, le membre gauche n'a pas d'attitude vicieuse et paraît un peu moins développé que le droit; c'est surtout évident pour l'avant-bras : tendance de la main à se contracturer dans la flexion dans toutes les parties, tendance à laquelle le malade résiste continuellement. Le bras gauche est à la palpation plus dur que le droit; le biceps est contracturé, tendu, ferme; l'avant-bras n'est pas dans la flexion, il est aussi très dur, et les muscles de la région antérieure paraissent durs comme du bois; ceux de la région postérieure ne sont pas modifiés. La main n'est pas dans une position vicieuse; la paume est aplatie ainsi que la face antérieure des doigts, par suite de la pression continuelle de la main opposée. Nous notons encore une sorte de subluxation en arrière de toutes les phalangines de la main gauche, luxation due à l'extension continue et forcée produite par l'autre main; dès qu'il l'abandonne à elle-même, les doigts se fléchissent peu à peu, ou bien restant droit, le poignet se fléchit. Le malade tient presque sans cesse son pouce, qui a de la tendance à se fléchir et à venir se mettre en opposition avec la base du petit doigt. Lorsque la flexion s'est produite par hasard, il devient alors difficile de ramener le pouce dans l'extension. Grar. prétend ressentir aussi, principalement la nuit, un engourdissement dans le petit doigt de la main droite; la sensibilité dans ses divers modes y est conservée. Il n'y a ni troubles de nutrition, ni modification du côté du système pileux. Au toucher, la température paraît plus basse du côté paralysé. Cicatrices de vaccin aux deux bras; une petite cicatrice au coude gauche.

	Droite.	Gauche.
Circonférence du bras au niveau de l'aisselle. . .	27	25.5
— du bras à 10 cent. au-dessus de l'olécrâne	25	23.5
— de l'avant-bras à 10 cent. au-dessous de l'olécrâne.	22.5	21
— du poignet.	15.5	15
— du métacarpe	21.4	11
Distance acromio-olécrânienne.	34.5	43
— de l'olécrâne à l'apophyse styloïde. . .	23	22
— de celle-ci à l'extrémité du doigt médius	17	16.5

Les *membres inférieurs* ne présentent pas de grande différence à la vue; leur attitude ne paraît pas vicieuse; toutefois on remarque une sorte d'érection du deuxième orteil gauche, qui se trouve placé un peu au-dessus des deux orteils voisins accolés l'un à l'autre. La position varie, du reste, et elle n'est telle que nous venons de la décrire que lorsque le deuxième orteil est contracturé. Le pied n'offre pas de malformation. — Mouvements volontaires et faciles; mouvements communiqués complets. — Pas d'épilepsie spinale; *réflexe tendineux* également développé de deux côtés. Pas de modification de nutrition.

	Droite.	Gauche.
Circonférence de la cuisse au niveau de l'aine. .	47	47
— à 10 cent. au-dessus de la rotule .	39	38.5
— de la jambe à 10 cent. au-dessous de la rotule	30	30
— de la jambe au niveau des malléoles	22.5	22.5
— du métatarse.	20.5	20.5
Distance de l'apophyse iliaque ant. et sup. à l'extrémité supérieure du tibia.	50	49
— de celle-ci à la malléole externe	28	28
— de celle-ci à l'orteil médian	18	18

Organes génitaux bien conformés, testicules volumineux. *Onanisme* de trois à dix ans; il n'aurait jamais été porté pour les femmes.

Les *fonctions digestives* sont normales; cependant Grar... aurait quelques accès éloignés de gastralgie. Selles régulières et volontaires. Foie et rate normaux.

Respiration et *circulation*. — Ni toux, ni sueurs nocturnes, ni points; quelques râles au sommet gauche; expiration soufflante à droite. — Les battements du cœur sont réguliers, forts.

La *sensibilité générale* est conservée dans ses divers modes; le malade prétend que le côté paralysé serait plus sensible que l'autre.

Vue assez longue, égale de chaque côté.

Ouïe et *goût*. — Rien de particulier.

Odorat. — Coryza fréquent; Grar... perçoit également bien les odeurs des deux côtés, lorsqu'il n'a pas de catarrhe nasal.

Intelligence. — Lorsqu'il a une idée, il ne peut s'en détacher. Il travaillait dans un bureau avant son entrée (banquier, notaire, métreur); il dit que sa tête n'est plus bonne depuis son entrée à Bicêtre; qu'il n'a plus de mémoire; il se rappelle cependant toute l'histoire de sa maladie (1). Caractère doux.

---

(1) A l'âge de 10 ans j'ai été atteint de congestion cérébrale de laquelle il m'est resté une demie paralysie dans tout le côté gauche.

1879. — 6 *octobre.* Grar... prend depuis longtemps 4 gr. de *bromure de potassium.*

23 *oct.* Depuis hier jusqu'à ce matin six heures, ce malade a eu 167 accès, et depuis ce matin jusqu'à onze heures 7 accès; la connaissance est parfaitement conservée; elle revient aussitôt après chaque accès. Pouls, petit, régulier, à 92. T. R. 37° 4.

25 *oct.* 6 gr. de bromure de potassium.

1er *novembre.* Bromure de potassium, 8 gr.

9 *novembre. Purgatif* : eau de sedlitz; suspension du bromure de potassium pendant deux jours; recommencer par 4 gr. et augmenter progressivement jusqu'à 8 gr.

1880. — 7 *juin.* Le bromure a été supprimé dans les premiers mois de l'année; depuis le 14 avril, il en prend 4. gr. — Augmenter progressivement.

4 *septembre.* Le traitement a été suivi d'une façon fort irrégulière. Bromure de potassium, 2 gr.; augmenter d'un gramme par semaine jusqu'à 8 gr.

1881. — 16 *avril. Adéno-phlegmon* de l'aisselle gauche consécutif à de l'*eczéma* impétigineux de la face dorsale des premières phalanges des premier, quatrième et cinquième doigts; pas de traces de lymphangite; par l'incision il s'écoule une grande quantité de pus. Pansement phéniqué.

25 *avril.* Guérison de l'adéno-phlegmon.

6 *août.* Le malade a des accès fréquents, de la céphalagie avec éblouissements, la face est congestionnée, il délire. Les accès sont toujours arrêtés par la flexion de la main en

---

Cette paralysie s'est empirée de plus en plus, si bien que la moindre émotion me donnait sur les nerfs qui se contractaient et me donnent des accès; *depuis deux ou trois jours seulement tout a changé dans la main qui se contracte toujours et qui correspond à l'œil qui, si je fixe avec, se contracte immédiatement et me fait perdre la tête, et me fait tourner, et c'est une agitation que je cherche à arrêter en maintenant les doigts qui se ferment. Pendant l'agitation j'ai vu comme cela arrivait, il y a plusieurs années dans les crises, des êtres fantastiques qui dansent autour de moi, mais je n'ai pas perdu connaissance, car je me rappelle avoir dit : ce sont les nerfs qui travaillent ; je ne puis dormir et le matin en me levant j'ai un mal de tête à ne pas pouvoir la lever, et qui se dissipe petit à petit.*

Bien souvent, quand les nerfs viennent d'être agités, j'ai des maux de cœur qui me retirent l'appétit.

dehors. — Bain, sangsues derrière les oreilles; lavement avec 60 gr. de miel mercuriale.

13 *décembre*. On soumet le malade au traitement par les *armures magnétiques*; on lui applique au poignet un bracelet composé de vingt-deux petites plaques.

17 *déc*. Grar... prétend que, depuis l'application du bracelet, il peut s'étendre dans son lit, ce qu'il n'aurait pu faire auparavant; il ajoute qu'il lui est plus facile de renverser sa main; qu'il est moins émotionnable; cependant il tient tout le temps son pouce gauche de la main droite.

1882. — 18 *février*. Le malade est toujours satisfait de son bracelet, à condition qu'on le lui change assez fréquemment.

15 *mai*. Le traitement par le bromure de potassium a été continué par erreur. On le supprime. Le bracelet est renouvelé.

18 *mai*. Le malade raconte de lui-même qu'après le renouvellement du bracelet, il aurait éprouvé pendant quelques instants un sentiment de chaleur dans la main gauche.

	1879		1880		1881		**1882**	
	Accès.	Vertiges.	Accès.	Vertiges.	Accès.	Vertiges.	Accès.	Vertiges.
Janvier . . .	62	—	1	4	5	6	**8**	**4**
Février . . .	32	—	2	2	1	2	**6**	**3**
Mars.	»	—	1	4	3	1	**7**	**5**
Avril	»	—	3	5	5	1	**8**	**1**
Mai	1	—	3	6	»	3		
Juin	3	—	5	2	6	4		
Juillet	2	—	3	9	4	1		
Août.	4	—	4	1	159	25		
Septembre . .	2	—	3	7	6	3		
Octobre . . .	424	11	5	5	3	2		
Novembre . .	1	»	5	4	7	10		
Décembre . .	»	»	3	9	**11**	4		
Totaux. . .	351	11	38	57	210	62		

Durée du traitement : 5 mois 1/2.

Poids. — 20 Novembre 1879 : 50 kil.
— 16 Septembre 1880 : 51 kil. 500 gr.
— 31 Janvier 1882 : 51 kil. 500 gr.

En consultant le tableau des accès, on voit que les armures magnétiques, appliquées régulièrement depuis cinq mois et demi n'ont produit aucune amélioration de la maladie qui a suivi une marche ascendante ; si l'on en croit le malade, il en aurait cependant retiré un léger bénéfice ; il lui serait plus facile de vaincre la flexion de son poignet gauche.

Sur un autre malade, Lan.., dont il est question au *bromure d'arsenic*, p. 98, nous avons appliqué 2 *armures* de 48 petites plaques, l'une à la région stomacale, l'autre à la nuque ; ce malade n'a pas d'aura.

Effets physiologiques.

Le *pouls* est tantôt resté absolument stationnaire comme chez Grandid... (1), qui avant, pendant et après l'application de l'aimant (sur le vertex et sur la nuque) avait toujours 60 pulsations à la minute ; tantôt il s'est le plus souvent abaissé pendant et après l'application comme chez Sirv... et Pint... (2). Chez tous nos autres malades les battements du pouls ont été augmentés ou diminués d'une façon tout à fait irrégulière non seulement d'un jour à l'autre, mais encore pendant la durée de l'application. Un de nos malades, Pap..., que nous avons déjà signalé comme ayant une aura de la région cardiaque (?) a présenté souvent une très grande irrégularité du pouls.

Ce que nous disons de la fréquence s'applique aussi aux autres caractères du pouls ; nous n'avons jamais constaté d'intermittences. En somme, nous n'avons observé de ce côté rien de précis. « Dans la moitié des cas » dit M. Maggiorani, « pendant le contact magnétique, la *circulation* s'accélère de 6 à 8 battements à

(1) Voir l'observation complète de ce malade, p. 225.
(2) Notons que l'immobilité était absolue pendant l'application.

la minute (application de 3 à 4 minutes) et l'artère se montre plus contractée qu'avant l'expérience. » (Accélération émotive?)

La *respiration* ne nous a fourni aucune donnée; la fréquence, le rhythme ne nous ont pas paru sensiblement modifiés; seul, un de nos épileptiques adultes, qui se plaignait d'un sentiment de gêne de ce côté, nous a dit surtout pendant les premiers jours, que sous l'aimant (appliqué à la nuque) il respirait plus librement et plus profondément; « voyez comme je respire bien, » et il faisait une profonde inspiration; « c'est », disait-il plus tard, « le seul bénéfice que j'ai retiré de l'aimant. »

Maggiorani qui, pendant des applications dont la durée n'était que de 3 à 4 minutes a vu tant de choses, écrit (1) : « il respiro è quasi sempre turbato, anzi suol esser questo il primo sintomo a venire in iscena; il turbamento avveniene in più modi, cioè, o le escursioni costali si fanno meno numerose e più ampie, ovvero si accelerano e divengono convulsive, o finalmente la respirazione si oscura, palesandosi a quando a quando con profondi sospiri (2).

Les *pupilles* n'ont jamais présenté aucune variation dans leur dimension qui puisse être attribuée à l'action magnétique. Maggiorani, que nous sommes condamné

---

(1) Maggiorani, *la Magnete*, etc., p. 84. Les effets physiologiques spécialement observés dans l'*application de l'aimant sur la nuque* sont, d'après l'auteur italien : « tremolio generale, vacillamento, inclinazione della testa in avanti, formicolio alle mani e bisogno di stringerle in pugno e divaricarle successivamente, formicolio sui cleido mastoidei di un lato e dell' altro, senso di calore lungo la spina, formicolamento alle cosce, alle gambe ai piedi. (Maggiorani; *saggio di una storia*, etc., p. 32.)

(2) Voir, par exemple, ses observations : 3, où la respiration est plus fréquente (application de trois minutes sur le menton) ; 4, où elle devient plus ample après une application de cinq minutes sur le vertex : 16, où elle descend après trois minutes d'application sur l'avant-bras droit de 18 à 8, etc., etc.

à citer tout le temps, mentionne chez les *épileptiques* (p. 97) la dilatation de la pupille sous l'influence de l'aimant; il classe ce phénomène parmi ceux que fournit l'aimant pour distinguer l'épilepsie simulée.

La *sensibilité générale* et *locale* (cette dernière prise surtout aux endroits d'application de l'aimant), n'a jamais été modifiée par l'application.

Ces résultats sont contraires à ceux que Maggiorani prétend avoir enregistrés; selon lui, la sensibilité au tact et à la douleur diminuerait chez les épileptiques sous l'influence de l'aimant (p. 98).

La *force musculaire* appréciée dynamométriquement n'a jamais varié que dans les limites que l'on note en dehors des applications d'aimant, tantôt un peu plus élevée, avant ou après l'application. M. Debove (1) cite plusieurs observations où la force dynamométrique a augmenté sous l'influence de l'aimantation, mais il ne s'agissait pas d'épileptiques.

La *température* rectale prise avec un thermomètre clinique ordinaire n'a jamais subi aucune variation attribuable à l'action de l'aimant. C'est ainsi que dans les observations thermométriques prises sur Dog... nous avons toujours noté un abaissement continu de la température (dû à l'immobilité de 1 à 3 10e) commençant à se produire après 3/4 d'heure de repos au lit, le malade étant soumis à une application d'un ou de deux aimants pendant une heure; nous avons obtenu chez ce malade le même résultat en dehors de toute aimantation.

« Negli esperimenti » dit M. Maggiorani « fatti in clinica al fine d'investigare se l'applicazione magnetica influisse sulla temperatura delle isteriche e degli epilettici, si osservo che, dopo stabilito il grado termo-

---

(1) Debove, *Recherches sur les hémianesthésies*, etc., 1880.

metrico, posando una calamita sul dorso di ciascuna mano, il mercurio provava quasi semprè un piccolissimo innalzamento : cioè, non mai più di tre quinti e quasi sempre di due. » (Voir même et surtout d'un cinquième comme dans les observations 16, p. 37; 34, p. 41; 36, p. 44; 91, p. 71; dans l'observation 35, p. 42, la température reste stationnaire.) L'auteur n'a poursuivi ces observations thermométriques que dans un petit nombre de cas; il paraît s'être trouvé en face de malades extraordinairement impressionables qui ne pouvaient supporter l'aimant même le peu de temps (tre o quattro minuti, *sic*) nécessaire pour que l'influence magnétique se révélât sur la température.

Nous passerons maintenant en revue les *sensations* les plus communes qui ont été notées à la suite de l'application des aimants (1).

Andry et Thouret (2) ont relevé dans leurs observations la production des phénomènes suivants :

« L'usage des aimants portés longtemps en armure a produit plus ordinairement des effets ou changements sensibles dans l'état de la peau, non seulement dans le point de contact, mais encore dans tout le voisinage des pièces aimantées jusqu'à une certaine distance. Ces pièces ont excité souvent de vives démangeaisons, accompagnées de tiraillements et de pointillements plus ou moins vifs. Le malade de l'obs. 45 en éprouvait sous les

---

(1) Chez une hystérique Mesmer attache aux pieds deux aimants croisés et un autre en forme de cœur sur la poitrine; elle souffrit aussitôt une douleur brûlante et déchirante qui montait des pieds jusqu'à la crête des os des îles, où elle s'unissait à une douleur pareille qui descendait d'un côté de l'endroit de l'aimant attaché sur la poitrine, et remontait de l'autre à la tête, où elle se terminait au sommet... Ce transfert de douleur dura toute la nuit, et fut accompagné d'une sueur abondante du côté paralysé, lors de l'accident précédent. *Lettre* de Mesmer à Unzer. *Nouveau monde sav. d. all.* 1775).

(2) Thouret (*Histoire de la Société royale de médecine*, année 1876, p. 284 : *observations sur les vertus de l'aimant*, avait déjà si-

différentes pièces, surtout au bras, d'assez vives pour le forcer à se gratter jusqu'au sang. Ces démangeaisons ont été quelquefois accompagnées de rougeur à la peau ; l'observation précédente en offre la preuve. Dans les obs. 20, 26, il survint à la poitrine une ébullition avec une démangeaison insupportable. On a vu très souvent de petits boutons s'élever dans le point de contact et dans le voisinage des plaques. Ces éruptions fournissaient quelquefois un peu de sérosité. On a vu cet effet d'une manière plus marquée dans l'obs. 8. La sérosité, teinte par la rouille des aimants, était de couleur roussâtre. »

« Les boutons qu'on a vus s'élever dans le voisinage des plaques ont varié dans leur forme. Quelquefois ils ont été très petits, à peine sensibles ; d'autres fois on les a vus prendre plus de volume, s'ouvrir et verser de la sérosité qui donnait lieu ensuite à des croûtes de se former. Dans l'obs. 34, ils étaient singulièrement ressemblants à ceux de la gale. Cet effet s'est rendu encore plus sensible dans quelques observations que les circonstances ne nous ont pas permis de rapporter. Les boutons y avaient acquis le volume des grains de petite vérole, et des parties de la largeur de la main en étaient couvertes dans le voisinage des aimants. »

Andry et Thouret ajoutent : « Est-ce à l'action magnétique de l'aimant qu'on doit attribuer ces effets, et ne sont-ils pas évidemment produits par le seul frottement? On ne peut guère embrasser d'autre opinion à ce sujet, en remarquant que c'est après une application plus ou moins longue des aimants qu'ils se sont manifestés, que pendant la durée de cette application, les plaques se couvrent d'un enduit de rouille qui forment des écailles plus ou moins sensibles, dont leur surface se trouve

---

gnalé quelques phénomènes accusés pendant l'aimantation par un malade atteint de névralgie faciale ; il lui semblait que la peau se portait au-devant de l'aimant ; cette sensation ne se produisait pas en l'absence des douleurs. Thouret ajoute : « plusieurs personnes très éclairées, amies du malade et qui le voient tous les jours, m'ont assuré que le mouvement de la peau était très réel et assez sensible pour être aperçu à l'extérieur » Ce malade pouvait aussi à l'aide de l'aimant déplacer la douleur et la promener à son gré ; toutefois ce déplacement ne pouvait avoir lieu « que dans l'étendue de l'épanouissement des deux premières branches de la cinquième paire et surtout de la branche ophthalmique qui paraissent seules affectées. » Ce malade est le même que celui de l'obs. I du rapport d'Andry et Thouret.

hérissée du côté de la peau ; que c'est principalement aux parties les plus exercées ou qui éprouvent plus de mouvements, donnent aussi lieu à des frottements plus fréquents et plus considérables, que ces impressions se sont plus sensiblement manifestées, comme aux genoux, aux jambes, aux poignets ; qu'enfin elles ne paraissent point avoir été excitées par les pièces aimantées que l'on avait enveloppées avant de les appliquer, et qui ne touchaient pas la peau à nu dans leur application. »

« Quelques changements ont paru s'opérer aussi dans le cours des humeurs. L'application des aimants (obs. 9) fut suivie d'une abondante transpiration du côté affecté. Une moiteur douce survint à la peau (obs. 10), la transpiration s'établit aux pieds (obs. 38). On trouve aussi plusieurs exemples de l'excrétion des humeurs propres aux intestins, augmentée pendant l'usage des aimants. Ainsi plusieurs malades ont cru éprouver plus de liberté du ventre depuis leur application (obs. 2, 15, 39, 45). Il se fit une prompte évacuation par les selles peu de moments après l'application des aimants (obs. 10). Enfin, le malade (obs. 46) éprouva constamment que l'usage de l'eau aimantée servait à lui lâcher le ventre. Nous ne parlons point ici de l'éruption des règles qui furent rappelées avant le temps ordinaire (obs. 24), ni du cours des urines rétabli dans l'observation 2.

Trousseau et Pidoux décrivent de la manière suivante les effets physiologiques de l'aimant.

« L'application d'une armure aimantée ne produit ordinairement aucun effet sensible, et nous avons pu nous en assurer souvent. Quelquefois cependant, dès que la température des pièces de l'appareil est en équilibre avec celle du corps, on éprouve au point de contact une titillation qui dégénère en prurit : en même temps la peau devient plus chaude (1), plus

---

(1) Tissot rapporte (*Traité des maladies des nerfs*, T. IV, p 399) que de Harsu, perclus des extrémités inférieures depuis cinq ans, et sujet à des froids de pieds, de jambes et de cuisses, éprouvant le plus grand froid en octobre 1775, s'appliqua sur les pieds cinq pièces aimantées ; « malgré le rigoureux hiver 1775-1776, non seulement il n'a pas eu besoin une seule fois de chauffe-pied et a toujours joui d'une chaleur sufusante, mais il a recouvré la liberté du ventre. » En note Tissot ajoute : « ce fait prouve qu'en faisant cesser le spasme des pieds, le remède fit cesser celui des intestins. »

injectée, et elle se couvre de sueur, de manière à oxyder l'acier en peu de jours, et quelquefois même dans l'espace de 5 à 6 heures. Il est remarquable, et cette observation, faite par Andry et Thouret, a été répétée par M. Lebreton, que l'oxydation n'a pas lieu si le contact de l'armure n'a pas produit ou la diminution de la douleur, ou les sensations inaccoutumées dont nous venons de parler.

« Quand les pièces aimantées sont restées longtemps appliquées, elles finissent par causer sur la peau une éruption vésiculeuse (*eczema simplex*), qui apparaît le plus souvent au-dessous de l'armure elle-même, et quelquefois à une certaine distance de l'endroit sur lequel elle était placée. Quelques malades accusent encore des sensations d'un autre genre : ils voient des bluettes ou éprouvent des tintements d'oreille quand une armure est placée autour de la tête. D'autres éprouvent de fortes palpitations si le cœur se trouve placé dans le courant magnétique. Andry et Thouret ont vu des purgations violentes (1) être provoquées par l'application de plusieurs aimants en ceinture, et nous-même, ayant mis un jour une plaque aimantée sur le creux de l'estomac d'une dame et une autre au point correspondant, au dos, dans le but de guérir une douleur qu'elle ressentait, nous provoquâmes par ce moyen une forte indigestion, la seule que cette malade eût éprouvée de sa vie.

« Ces effets, qui ne doivent peut-être pas être mis exclusivement sur le compte de l'aimant, permettent de ne pas révoquer entièrement en doute ce que les auteurs ont dit des phénomènes nerveux auxquels donnent lieu quelquefois l'application de fortes armures aimantées. »

M. Maggiorani a observé tant chez les hystériques que chez les épileptiques un grand nombre de phénomènes qu'il attribue à l'action de l'aimant. Dans son livre (1) il en donne un tableau qui ne comprend pas moins de 85 symptômes des plus divers relevés sur 97 malades ; nous y trouvons les vertiges, le tremblement général, les troubles de la vue, le larmoiement, les fourmille-

(1) *La Magnete*, p. 120-121.

ments, la céphalalgie (1), les picotements au lieu d'application, la pâleur de visage, etc., etc.; tant il est possible de voir des choses en 5 minutes!

Nous ne signalerons que pour mémoire M. Paolo Ferri qui a observé quelques-uns des symptômes décrits par M. Maggiorani. L'action du pôle nord, selon cet auteur, serait reconnue durer plus longtemps que celle du pôle sud (2).

Sur quinze malades épileptiques soumis à Bicêtre au traitement par l'aimant en fer à cheval, dix n'ont jamais rien accusé; cinq seulement nous ont dit éprouver des sensations particulières. Sauv..., 54 ans, aurait ressenti des élancements au pôle nord (nuque); il lui semblait que des mouches marchaient du côté de l'aimant, il sentait des battements qui n'occupaient que la surface du pôle nord, il aurait eu aussi des picotements, des tiraillements, « ça mord » disait-il; jamais il ne s'est plaint de céphalalgie. Un autre de nos adultes, Defarc., nous a dit ressentir, mais seulement un jour ou deux, des picotements comme des aiguilles du côté de l'aimant (nuque).

Trois des enfants nous ont accusé des phénomènes variés. Dog... (3) attribuait à l'aimant une céphalalgie et des bâillements qui ne le prenaient, disait-il, que pendant l'application de l'aimant (nuque); il s'est aussi plaint deux ou trois jours de salivation et de larmoiement. Ferr... prétendait avoir des élancements au point d'application de l'aimant et a accusé une

(1) M. Debove rapporte que « la plupart des sujets dont il est question dans ses observations, ont éprouvé sous l'influence de l'aimantation des sensations subjectives diverses. Ordinairement ce fut une céphalalgie intense et persistant des jours et même des semaines. (*Loc. cit.*, p. 15).

(2) Paolo Ferri, *loc. cit.*, p. 52.

(3) Voir l'observation complète de ce malade, p. 97.

salivation passagère. Enfin Pint... a ressenti « *un tout, tout petit vent.* »

Nous ferons remarquer que ces phénomènes n'ont été signalés par ces malades que pendant les premiers jours de l'aimantation; plus tard interrogés à ce sujet, ils nous ont dit ne plus rien ressentir et Sauv..., disait à un de ses camarades qui nous l'a rapporté : « bah! l'aimant n'agit que dans les premiers jours. » Nous ajouterons encore que quelques-uns de ces malades accusent souvent des symptômes de même nature en dehors de tout traitement (1). Un de nos malades, non compris dans les quinze épileptiques dont il est ici question, lors de l'application de l'aimant à la nuque, disait les premières fois seulement : « ça mord »; il accusait en outre des picotements au pôle sud.

Nous avons quelquefois noté de la *rougeur* au niveau des parties en contact avec l'aimant, mais les marques laissées par celui-ci étaient tellement nettes qu'il n'y avait pour nous aucun doute sur la cause de cette rougeur. Nous ne serions pas éloigné d'attribuer en partie au froid, puis à la pression de l'aimant quelques-uns des phénomènes présentés par nos malades, tels que picotements, fourmillements, etc.. — Un de nos épileptiques, Sirv..., a présenté de l'*épilepsie spinale* à deux ou trois reprises pendant l'aimantation (2).

Sur sept malades soumis à un traitement par les *armures magnétiques*, trois seulement nous ont accusé des sensations particulières. Cassaign... nous a dit au commencement de février ressentir de la chaleur du côté de l'aimant. Marq... a éprouvé à différentes reprises

(1) Ainsi Sauv... le 18 avril, plus de trois mois après la cessation du traitement, accusait des picotements fréquents, surtout du côté droit de la tête.

(2) Pour plus de détails : Roux. — *Du bromure d'éthyle dans le tnemetiart de l'épilepsie et de la manie*; thèse, 1882.

la sensation de cloques éclatant sous la plaque aimantée; mais il est à noter qu'il a accusé le même phénomène sur d'autres parties du corps, telles qu'à l'aisselle et à l'extrémité de la jambe du côté droit; avant le traitement par l'aimant il ne se souvient pas avoir observé ce phénomène; il est vrai, ajoute-t-il, que son attention n'avait pas été attirée de ce côté. Enfin Grar... a aussi accusé une *sensation de chaleur* dans la main lors du renouvellement de son bracelet.

Nous allons examiner brièvement quelle a été l'interprétation donnée par quelques auteurs aux phénomènes qu'ils ont observés. Voici ce qu'écrivent Andry et Thouret :

« Maintenant, à quelle cause doit-on attribuer ces différents effets que nous venons d'exposer? Quoique considérés séparément, relativement au genre ou à l'espèce d'affection particulière à laquelle ils se rapportent, ces divers exemples de guérison ou de soulagement ne seraient pas tous assez multipliés pour démontrer invinciblement qu'ils ont été produits par l'aimant, et qu'on ne puisse pas ainsi partir de chaque ordre particulier de ces effets, pour prononcer sur l'efficacité de l'aimant dans chacune des maladies dont ils offrent l'exemple. Cependant, comme ils présentent un caractère uniforme et général qui les rapproche, celui d'une action marquée sur le système nerveux, nous pensons que, sous ce rapport, ils doivent paraître assez nombreux pour qu'on puisse regarder leur production comme un effet de l'application des aimants, après laquelle ils sont survenus d'une manière si constante. Mais à laquelle des différentes manières d'agir que l'on peut reconnaître dans l'application des aimants, doit-on les attribuer? C'est ce qu'il s'agit ici de déterminer. Le caractère particulier qui nous a servi à distinguer ces effets, celui de leur apparition tardive, de leur accroissement lent, insensible et gradué pendant un long usage de la méthode magnétique, ne permet pas de leur assigner pour cause aucune de celles qui, dans l'emploi des aimants, ne peuvent avoir d'action qu'au moment même de l'application. Telle est l'impression de froid que peut occasionner le contact des plaques aimantées, placées et fixées à nu sur la peau. Ce n'est donc nullement à cette cause que l'on peut attribuer la disparition de tant de symptômes soit douloureux, soit spasmodiques, soit convulsifs, que l'on a vus se dissiper plus ou moins lentement après l'application des aimants employés en armures; exemple que l'on doit regarder comme le résultat le plus général, le plus constant de tous ceux que présentent nos observations. L'action que l'aimant peut avoir à raison de la pression et du frottement des plaques aimantées sur la peau, pourrait paraître une cause plus probable de son efficacité dans les maladies nerveuses. Il suffit souvent, pour apaiser certaines douleurs des dents, d'exercer quelques points de compression sur les joues, sur les gencives : l'obs. I nous en offre un exemple pour les douleurs de la face; et dans quelques espèces d'épilepsie, on connaît les avantages que l'on retire des ligatures pour arrêter ou prévenir les accès. L'action que peut produire un long usage des aimants dans le point de contact, ne se borne pas d'ailleurs à la simple compression; les effets en sont portés souvent au point qu'en irritant le tissu de la peau, elle détermine dans le lieu de l'application une éruption plus ou moins abondante de boutons ou pustules, avec ou sans suppuration. Une action pareille de la part de l'aimant ne peut-elle pas être le principe de son efficacité dans les maladies nerveuses? et cette conjoncture ne paraîtrait-elle pas d'autant mieux fondée, en réfléchissant que les affections que l'on regarde comme dépendant purement de l'état des nerfs peuvent avoir leur source dans un principe humoral, que sa ténuité, son peu d'abondance et son existence peuvent être dans un genre d'humeurs particulières et non connues, quoique pour cela non moins réelles ni moins importantes dans l'économie animale, ne permettent pas de reconnaître?

« Cette dernière réflexion suffit pour faire voir que ce n'est pas à la vertu ferrugineuse de l'aimant qu'on peut attribuer ceux de ses effets que nous considérons ici, outre qu'il ne peut y avoir de liaison et rapport entre la production d'effets aussi marqués, et la faible quantité de rouille dont quelques plaques, et quelquefois une seule qui est employée, peut imbiber la peau. Enfin, quant à l'action que l'aimant pourrait avoir sur les molécules de fer disséminées dans nos humeurs, on peut, aux raisons déjà connues, et que nous avons indiquées, telles que l'absence de ces particules dans le sang, au moins sous la forme et dans l'état qui les rend susceptibles de l'action de l'aimant, et le peu de rapport qu'on découvrait d'ailleurs entre l'existence de ces mêmes parties et la production des affections nerveuses; on peut, dis-je, ajouter que l'usage intérieur du fer est compté au nombre des remèdes les plus efficaces pour les combattre, et que la préférence ne nous étant connue que dans les humeurs, ce devrait être encore spécialement sur les maladies humorales et matérielles que l'action de l'aimant se manifesterait, circonstance absolument opposée aux résultats les plus constants de nos observations (1). »

« Doit-on rapporter uniquement les effets observés à l'action magnétique de l'aimant, et le fluide électrique n'entre-t-il pour rien dans leur production? Quelques-unes des éruptions dont nous avons parlé, ayant eu lieu sur la poitrine, où le frottement de la seule plaque que les malades y portaient ne pouvait être considérable; l'aimant ayant paru exercer sur les nerfs, en quelques circonstances, une irritation plus ou moins marquée, qui devenait plus forte au moment du renouvellement des armures, l'action magnétique de l'aimant n'a-t-elle pas pu concourir à la production de ces effets? C'est ce que de nouvelles épreuves doivent nous apprendre, n'en ayant pas tenté à cet effet qui puissent paraître satisfaisantes. Mais un point non moins essentiel est de rechercher si ces impressions purement ou plus particulièrement mécaniques, ne sont pas la cause des autres effets favorables de l'aimant. Au moins, quant à ceux que jusqu'ici nous avons considérés, il suffit, pour bannir toute espèce de doute, de remarquer que cette action de l'aimant n'ayant eu lieu, comme nous l'avons dit, qu'après un usage plus ou moins long des pièces aimantées, on ne peut l assigner pour cause à des effets qui se sont manifestés dans le moment même ou peu de temps après leur application. »

Selon Mérat et Delens (2), trop de crédulité d'une part, trop de scepticisme de l'autre, ont également nui à l appréciation exacte des effets de l'aimant. « Tant de causes en effet (l'imagination des malades et quelquefois celle des médecins eux-mêmes, l extrême variabi-

(1) Andry et Thouret, *loc. cit.*, p. 669-671.
(2) Mérat et Delens ; *loc. cit.* p. 122.

lité des phénomènes nerveux, la marche trompeuse des maladies, l'influence cachée du temps, des circonstances, etc.), peuvent en imposer sur la véritable source des effets obtenus. »

M. Delasiauve se montre très réservé dans l'explication des effets physiologiques attribués à l'aimant.

« On a cherché, mais vainement, dit-il, à se rendre compte du mode d'action des aimants. Thouret et Andry, par une explication fort satisfaisante, leur supposaient une sensible influence sur les fonctions nerveuses, sur les propriétés vitales. M. Dumont, dans un rapport sur un travail de M. Beydle, ajoute qu'il se manifeste des picotements et de la rougeur dans la direction du pôle nord. Il ne lui semble pas bien prouvé, au reste, que ces symptômes, habituellement obscurs, soient indépendants des conditions accessoires de l'application aimantée (1). »

Selon M. Maggiorani, les effets qu'il a observés sur ses malades pendant l'application de l'aimant ne peuvent être attribués qu'à l'action magnétique. Le nombre de ses expériences, la production rapide des phénomènes, la nouveauté de quelques-uns de ceux-ci lui font exclure toute idée d'une simple coïncidence. L'objection tirée du contact du métal et de la sensation du froid qu'il produit lui paraît devoir être écartée en raison de la température et de la faculté qu'ont les métaux d'être bons conducteurs de l'électricité; du reste, les effets de l'aimant se produisent aussi à distance et tout autre objet de fer, clef, couteau, etc., est sans action. Les phénomènes qu'il a observés sont, selon M. Maggiorani, indépendants de l impression morale que lui ou son procédé opératoire aurait pu produire sur l'imagination de ses malades, dont il avait l'habitude de captiver la confiance par un discours préalable, leur démontrant au besoin par une application faite sur lui-même que le

(1) Delasiauve, *loc. cit.*, p. 417. — Voir l'analyse du rapport de Dumont à l'*Appendice*.

morceau d'acier était tout à fait inoffensif; il pense que l'impression morale ne peut en tout cas jouer aucun rôle dans une seconde ou troisième application.

La *simulation*, d'après le même auteur, ne peut être invoquée pour expliquer le mode d'action de l'aimant; ses malades se présentaient à la consultation sans arrière-pensée d'entrer à la clinique; au surplus, la rougeur des conjonctives, la dilatation des pupilles, les vomissements, les sueurs profuses, les troubles de la respiration, les battements des paupières, etc., ne sont pas de ces phénomènes que l'on puisse simuler. Enfin l'action de l'aimant ne pourrait être attribuée au magnétisme animal (1) qui exige un sujet préparé et un opérateur qui ait la volonté de magnétiser; et dans ce cas le sommeil magnétique est le symptôme le plus souvent observé. M. Maggiorani croit que ses expériences concordent complètement avec celles d'Anselme de Boot, de Gilbert, d'Andry et Thouret, de Petetin, d'Hahnemann, de Treviranus, de Gmelin et de Reichenbach (2).

Nous opposons à M. Maggiorani, d'abord ses propres expériences qui, comme on a pu le voir plus haut, sont loin d'être concluantes, puis nos observations; chez nos malades épileptiques, soumis à une aimantation régulière, journalière et prolongée, il ne nous a jamais été donné d'observer un seul des nombreux phénomènes signalés par l'auteur italien. Nous avons cru alors devoir nous placer identiquement dans les mêmes conditions que M. Maggiorani, mais sa méthode ne nous a pas

---

(1) M. Maggiorani croit avec Babinet que le magnétisme et le somnambulisme deviendront sous peu une belle et positive science physiologique.. — *Influenza del magnetismo sulla vita animale*, 1880, p. 301.

(2) Maggiorani, *La Magnete*, etc., p. 77-80.

donné plus de résultat. M. Vigouroux (1) nous apprend que M. Maggiorani fils n'aurait pas été plus heureux dans ses expériences à la Salpêtrière que nous l'avons été à Bicêtre. Pendant l'été de 1877, M. Maggiorani fils, a visité la Salpêtrière, et a, pour ainsi dire, en passant (2), présenté à quelques malades de petits barreaux aimantés, sans obtenir le résultat auquel il paraissait s'attendre.

Quant à nous, en ce qui concerne les sensations éprouvées par nos épileptiques (3), nous croyons qu'elles s'expliquent en partie par l'action produite par le froid et la pression de l'aimant; peut-être aussi l'imagination a-t-elle joué un rôle.

EFFETS THÉRAPEUTIQUES.

Bolten ne vit pas produire à l'aimant des effets aussi heureux que ceux que l'on avait annoncés; cependant il survint quelques changements dans l'état de ses malades, mais il ne les attribue pas à l'action de l'aimant (4). Tode, professeur à Copenhague, prétend aussi qu'aucun succès attribuable à l'action de l'aimant n'a été observé dans cette ville (5).

(1) *Archives de neurologie*. T. I, p. 209; 1880-1881.

(2) M. Vigouroux nous semble avoir oublié que la méthode de M. Maggiorani n'est à proprement parler qu'une aimantation de passage (3-4 minutes).

(3) Il est bien entendu que nous ne nions nullement les effets produits par l'aimant sur les hystériques; nous n'entendons parler ici que des effets de l'aimantation sur les épileptiques.

(4) Bolten. *Continuation des recherches sur l'usage de l'aimant dans les maladies nerveuses*, 1775, *biblioth. univ. Allem.* T. 23, 2e partie, p. 450, citation d'Andry et Thouret.

(5) *Medicinisch chirurgische Bibliotheck*, vol. V, p. 186. Citat. d'Andry et Thouret.

Andry et Thouret terminent leur rapport par les conclusions suivantes :

« 1° On ne peut méconnaître dans l'aimant appliqué en amulette, une action réelle et salutaire.

« 2° Cette action est indépendante, dans l'aimant, des qualités ou propriétés qui lui sont communes avec les autres corps, et par lesquelles l'application des pièces aimantées peut avoir une action générale ou commune sur l'économie animale : telles sont l'impression de froid, la pression, le contact, le frottement, les plaques étant appliquées à nu et serrées étroitement sur la peau.

« 3° Cette action de l'aimant est également distincte de celle qu'il peut avoir sur le corps humain, comme substance ferrugineuse, et de celle qu'il exerce sur le fer, comme substance attractive, quoiqu'elle paraisse dépendre cependant du même principe, cette action paraissant s'affaiblir évidemment et se rétablir en même proportion que les plaques aimantées acquièrent ou perdent de leur vertu attractive ou de leur action sur le fer.

« 4° Cette action de l'aimant paraît être une action immédiate et directe du fluide magnétique sur nos nerfs, sur lesquels il paraît avoir une influence non moins réelle que sur le fer : il paraît n'en avoir aucune directe et particulière sur les fibres, sur les humeurs, sur les viscères.

« 5° Par cette action, l'aimant ne paraît pas convenir dans le traitement des affections décidément humorales ou organiques et matérielles, mais dans les affections purement ou plus particulièrement nerveuses.

« 6° Les affections de ce genre, auxquelles l'aimant convient préférablement, ne sont pas les affections dépendantes du défaut d'action des nerfs, mais celles qui reconnaissent pour cause principale l'action des nerfs augmentée : tels sont les spasmes, les convulsions, les vives douleurs.

« 7° Sous ce rapport, l'aimant se range naturellement dans la classe des antispasmodiques, classe qu'il semble ainsi enrichir, comme l'électricité a enrichi celle des substances irritantes, apéritives ou stimulantes, et c'est plus spécialement à l'espèce des antispasmodiques, toniques ou proprement dits, qu'il semble se rapprocher.

« 8° Cette action antispasmodique et nerveuse de l'aimant ne paraît être que palliative; mais rien n'annonçant qu'elle ne puisse pas devenir curative, l'efficacité même qu'on reconnaît dans l'aimant pouvant n'être pas purement nerveuse et antispasmodique, la nullité de toute autre action dans cette substance, spécialement d'une vertu stimulante apéritive, d'une action humorale et matérielle, n'étant pas entièrement démontrée, il suit de ces différents points, qu'il est important de continuer les recherches et de multiplier les épreuves sur cet objet.

9° La méthode magnétique paraissant être elle-même susceptible de plusieurs degrés de perfection, c'est une nouvelle raison de s'appliquer à la modifier, à l'observer dans tous ses effets et sous tous ses rapports.

« 10° Au moins, en se bornant à la méthode actuelle, les avantages du magnétisme en médecine ne peuvent être méconnus et contestés.

« 11° L'aimant a donc sur les corps humains un autre principe d'action que celui qui résulte de sa nature ferrugineuse, de son action attractive sur le fer, ainsi que des autres propriétés si nombreuses que l'empyrisme lui avait attribuées; et il devait un jour devenir en médecine d'une utilité, sinon aussi grande, du moins aussi réelle qu'il l'est maintenant en physique, quoiqu'on ne doive pas sans doute admettre toutes les merveilles qu'on en raconte, et qu'il y ait beaucoup à rabattre des éloges qu'on lui prodigue.

M. Burq ne croyait pas à l'action de l'aimant sur les spasmes et les autres accidents ainsi qu'il résulte d'une note contenue dans sa thèse (1).

« Il résulte » disent Trousseau et Pidoux (2), « des expériences consciencieuses qui ont été faites à ce sujet, que l'aimant n'a réellement réussi que dans les *névroses*,

(1) « Les médecins qui se servaient autrefois des *armatures d'aimant* avaient remarqué que celui-ci (nous devrions dire pour être vrai que l'acier) agissait d'autant mieux que le métal s'oxydait davantage; de là, différentes théories, etc., qui sont aussi peu fondées que l'action du courant magnétique sur les spasmes et les autres accidents. » *De l'anesthésie et de l'amyosthésie*, 1851 ; note de la page 36.

(2) Trousseau et Pidoux, *loc. cit.* p. 869.

des *névralgies*, et dans des *rhumastismes*; que ce moyen, en général fort infidèle, ne doit être mis en usage que lorsqu'on a vu échouer tous ceux qui réussissent ordinairement; que néanmoins il produit chez certaines personnes des effets plus rapidement avantageux qu'aucune autre médication. »

Pour M. Maggiorani (1), comme pour Schnitzer, l'action de l'aimant est essentiellement sédative.

La plupart de nos malades soumis au traitement par l'aimant en fer à cheval (7 enfants, 8 adultes) n'ont éprouvé aucune amélioration dans leur état. Un enfant, Pinch..., n'a eu que **57** *accès* pendant la durée du traitement, au lieu de **89** pour la période correspondante de l'année précédente; mais ce malade prend depuis longtemps du *sirop de picrotoxine*.

Un autre enfant, Dog... (2), a eu aussi moins d'accès, mais seulement pendant les deux premiers mois de l'application, et à cette époque il suivait en même temps un *traitement hydrothérapique*.

Def..., un de nos épileptiques adultes n'a eu que **52** *accès* au lieu de **79**, mais on a relevé **106** *vertiges* au lieu de **7**. Ce malade avait paru amélioré pendant les premiers temps du traitement; hâtons-nous d'ajouter que cette amélioration momentanée semble due à ce que Def..., s'adonnait alors moins fréquemment à l'*onanisme*.

Enfin, Pap..., le malade que nous avons signalé comme paraissant avoir une aura cardiaque n'a eu que **108** *accès* et *un vertige* pendant la durée du traitement (4 mois), tandis que l'année dernière pour la période

(1) L'azione della magnete è essenzialmente sedativa, e la differenza degli effeti che suscita nell'organismo dipende della disposizione diversa in cui esso trovarsi nell' atto dell' applicazione. — *La Magnete*, p. 118.

(2) Voir p. 97, l'observ. complète.

correspondante nous trouvons **115** *accès* et **14** *vertiges*. Ce serait le seul malade qui aurait bénéficié du traitement. Est-ce à l'action de l'aimant qu'est due cette amélioration?

Les trois malades soumis à l'*aimant* en fer à cheval *la nuit* n'en ont retiré aucun bénéfice (1).

Sur les sept malades soumis au traitement par les *armures*, deux ont paru améliorés.

On a relevé chez Lan... pendant les quatre mois de traitement par les armures, **25** *accès* et **2** *vertiges*; en 1881, ce malade a eu pendant les mêmes mois **58** *accès* et **11** *vertiges*, en 1880, **35** *accès* et **13** *vertiges* et en 1879, **25** *accès*. Mais nous ferons observer que l'amélioration semble dater du mois de décembre 1881 (voir le tableau des accès au Chapitre sur le *bromure d'arsenic*, p. 60) c'est-à-dire un mois avant le traitement magnétique. Marq... a eu, pendant les 4 mois de traitement, **10** *accès*; en 1881, il en avait eu **12** et en 1880, **9**. Les armures ont paru produire la disparition des *crampes* auxquelles était sujet le malade de l'observation III (2). Est-ce simplement une coïncidence? Enfin l'avortement des accès chez Cassaign... et Grar... (3), serait devenu plus facile depuis le traitement par les armures magnétiques; en résumé, les aimants en fer à cheval ne nous ont donné aucun résultat satisfaisant; doit-on attribuer aux armures magnétiques l'amélioration subie par Lan... et Marq...? Nous ne saurions le dire. — Nous croyons donc que l'aimant en fer à cheval doit être absolument rejeté du traitement de l'épilepsie. Nous ne pouvons nous prononcer au sujet des armures

---

(1) On trouvera des détails assez complets sur deux de ces malades aux observations I et II.

(2) Voir l'observation complète, p. 162.

(3) Voir p. 179.

qu'après une plus longue expérimentation, toutefois nous doutons que le résultat soit satisfaisant.

M. Maggiorani prétend que chez un hystérique ou épileptique sujet à des accès quotidiens, on peut être presque certain de provoquer par l'aimantation telle qu'il la pratique, un accès semblable ou tout au moins quelque grave trouble nerveux (1).

Bien plus, M. Maggiorani aurait trouvé dans l'aimant un moyen de diagnostic differentiel entre l'hystérie et l'épilepsie! Voici en effet ce qu'il dit (2). (Nous copions textuellement pour ne pas être accusé de dénaturer le texte de l'auteur.)

L'epilepsia ha tal somiglianza coll'isterismo a forma spasmodica da riuscir talora difficile il giudi-care a quale delle due specie morbose appartenga una ricorrente convulsione che nella donna si accompagni a perdita dei sensi e della conoscenza. La calamita può essa spargere qualche luce in mezzo alla dubbiezza lasciata dagli altri criteri? Ecco quel che mi ha insegnato l'esperienza.

1° I fenomeni soliti a insorgere per l'applicazione di questo strumento si manifestano con assai maggior prontezza nelle isteriche che non avvenga negli epilettici. Se posata appena la magnete, o decorso al più un minuto, se ne palesano rapidamente gli effetti, si può esser certi che trattasi d'isterismo. E notisi come questa differenza graduale degli effetti magnetici sulla isterica e sull'epilettica sia analoga al diverso influsso che sui due casi esercitano anche le altre potenze nocice. Cosi una perturbazione del-l'animo, un atto d'intemperanza, uno strapazzo, una privazione riproducono assai più facilmente l'accesso isterico che l'epilettico, il quale ha maggiore autonomia, assa-

(1) Talche in una isterica od in un epilettico che soffrano ogni giorno qualche insulto si puo esser quasi certi che l'esperimento ne susciterà un altro consimile o indurrà almeno un grave turbamento nel genere nervoso. — *La Magnete*, etc., p 83; » plus loin, p. 99, nous lisons : « Ho suscitato molte volte colla mia spranga magnetica di tali accessi nelle isteriche, e conto *un solo* epilettico che 'esplorato in clinica colla calamita vi respondesse con solenni parosismi di convulsioni.

(2) *La Magnete*, etc., p. 98.

lisce spontaneamente, e a dati intervalli, e spesso nelle ore della notte dopo il primo sonno.

2° Se la calamita giunge a determinare un parosismo di convulsioni in tutta la loro solennità congiunto anche alla sospensione dei sensi e dell'intelligenza, e assai più verisimile trattarsi d'isterismo che di epilessia. Ho suscitato molte volte colla mia spranga magnetica di tali accessi nelle isteriche, e conto un solo epilettico che esplorato in clinica colla calamita vi rispondesse con solenni parosismi di convulsioni. Debbo anzi aggiungere che uno di questi insulti, alla sua lunga durata, alla mancanza dirot azione dei bulbi oculari, a quel percuotersi il petto colle mani e soprattutto a quel gemito che lo accompagnò e a quel dirotto pianto che lo seguì e gli impose termine, mi offrì la forma di convulsioni isteriche assai/meglio che di un assalto di epilessia, quantunque i sintomi degli accessi notturni registrati dagli assistenti non permettessero il dubbio sull'indole loro epilepttica.

3° Se per l'applicazione della calamita su qualche punto della faccia divenga questa rubiconda, e mantengasi tale e il rossore alterni colla pallidezza, senza che la fisionomia muti espressione, si dee pensare all'isterismo; per converso se il volto acquisti una tinta plumbea, e concentrisi alla serietà, sorge allora l'idea dell'epilessia.

4° Non vidi mai lividezza alle mani per applicazione di magnete, ancorché prolungata, in isterica; la vidi bensì negli epilettici. »

Ces assertions de M. Maggiorani sont déjà bien hardies; mais les affirmations contenues dans les lignes suivantes présentent de plus un réel danger.

« La magnete adunque offre un valoroso criterio a riconoscere l'epilettico e certamente assai più sicuro e costante che non la proposta faradizzazione (1).

« Se dopo aver prolungata a quindici minuti l'applicazione della magnete sul mento o sul vertice in soggetto che si dice epilettico, non iscorgete la più piccola mutazione nel suo volto, nel respiro, nelle funzioni di motilità, voi potete esser certo che ei finge (1). »

Le récent ouvrage de M. Maggiorani contient un

(1) *La Magnete*, etc., p. 97 et 100.

paragraphe qui a pour titre : *il magnetizzamento è mezzo sicuro ed innocuo per distinguere la epilessia vera della simulata; applicazione di questo criterio ai besogni del foro e al servïzio militare* (1) où cet auteur accentue ses affirmations précédentes et nous apprend que quelques médecins italiens ont déjà usé en médecine légale des singuliers moyens de diagnostic proposés par le directeur de la clinique médicale de Palerme.

« Lo stesso dico della epilessia essenziale ove, per indugiar ch'essi facciano, i fenomeni magnetici non mancano mai : tale è almeno la mia esperienza. Sarà tavolta necessario il prolungare l'applicazione della magnete o cambiarne il sito, o sostituirne una di maggior forza alla prima che fosse troppo debole, ma alla fine gli effetti comparinano. Anche qui l'asservatore non si lasci prendere alle asserzioni del paziente, ma acuisca lo sguardo sulla fisionomia, sugli occhi, sul respiro, sul polso, sui movimenti, sull'equilibrio del corpo, sulla temperatura e l'esperimento, se l'individuo è realmente epilettico, sarà seguito dalla comparsa di alcuno o di pareochi dei noti fenomeni. Pertanto io torno a raccomandare la magnete come il mezzo più acconcio ai bisogni della Medicina Pubblica nelle sue ricerche intorno alla reale esistenza del l'epilessia, e della simulazione o dissimulazione di essa. Notai di sopra come questo argomento diagnostico sia stato già adaperato in qualche questione forense, ed abbia corrisposto felicemente al fine (V. il cap. 1 et 2) un'ospedale militare ove siano coscritti o soldati in asservazione per verificare la realtà della stessa malattia allegata come motivo di riforma, ognum vede di quanta importanza riesca il poter decidere in breve ora quel che per le vie ordinarie non si otterrebe se non con una prolungata custodia, e con una rigida serveglianza. Le prove, talora inumane, per mettere in chiarola simulazione, riprovevoli sempre, divengono inoltre superflue allorchè si possiede nel magnetizzamento un criterio sicuro ed innocuo. »

Nous nous élevons de toutes nos forces contre l'ap-

(1) Maggiorani, *Influenza del magnetismo sulla vita animale.* Napoli e Roma, 1880, p. 329-330.

plication en médecine légale des idées de M. Maggiorani. Ses conclusions qui ne reposent que sur des expériences à notre avis mal conduites sont tout au moins prématurées et demanderaient à être confirmées par des travaux plus nombreux et plus méthodiques. Les erreurs les plus regrettables ne pourraient donc que résulter de la mise en pratique des conseils du professeur italien; aussi avons-nous cru devoir nous étendre assez longuement sur ces prétendues expériences afin de permettre à chacun de les juger définitivement (1).

---

(1) Nous n'avons eu que rarement l'occasion de citer les autres ouvrages de M. Maggiorani ; il y aurait cependant beaucoup à y cueillir. Dans son livre, *Saggio di una storia fisiologica della magnete*, nous voyons que M. Maggiorani s'est encore servi de l'aimant (16 centimètres de longueur sur 2 centimètres de largeur), en lui faisant exécuter un mouvement rotatoire de 12 tours à la minute au moyen d'un mouvement d'horlogerie. Quoique sortant un peu de notre sujet nous ne pouvons nous empêcher de mentionner l'action de l'aimant sur les *ataxiques* ; selon cet auteur (p. 9) « il principale effeto della quale era apunto la pronta e completa perdita dell'equilibrio. Appogiati ad un bastone, essi poterano misurare co' lor passi la sala dirigendoli in giusta linea; ma non così, facendoli camminare con una magnete imposta sul vertice, o applicata alla nuca : tanto era il disturbo e l'infiacchimento dei moti negli arti inferiori, tanto il vacillamento del corpo. Parimente nella semplice positura verticale, ed anche appogiati alla sponda del letto gli attassici non potevano tollerare piu di due o tre minuti l'applicazione della magnete senza offrir la titubazione, e sentirsi minacciati di perdere l'equilibrio. »

Dans le même ouvrage M. Maggiorani nous apprend qu'il n'a rien obtenu par l'aimantation sur les grenouilles ; mais sur le chat en employant deux forts aimants d'une force portante d'un kilogramme chacun (on n'obtient rien avec la verge magnétique) ; on observe même pendant le sommeil des modifications du côté de la respiration, de la circulation, de la température, des mouvements convulsifs, etc. (exp. p. 10) ; appliqué sur la nuque l'aimant produit chez le chat les mêmes phénomènes que chez l'homme. Dans la seule expérience que nous ayons faite sur le chat avec un aimant en fer à cheval d'une force portante de 45 kilogrammes pour contrôler le dire de M. Maggiorani, nous n'avons absolument rien remarqué d'anormal ; l'animal mis en expérience s'est si bien trouvé de l'aimantation qu'il a passé toute une nuit le dos appuyé contre l'aimant ; le matin il ronronnait et paraissait enchanté ; nous n'avons noté aucun trouble de la respiration, etc. ; il est vrai que ce chat n'était pas un chat italien.

CHAPITRE IV.

De l'emploi des sels de pilocarpine dans le traitement de l'épilepsie.

RÉSUMÉ PHYSIOLOGIQUE.

Les sels de pilocarpine, tout en présentant les propriétés essentielles du Jaborandi, du moins toutes les propriétés utilisables en thérapeutique, en diffèrent cependant par l'absence de quelques effets physiologiques qui rendent fort désagréable l'emploi de l'infusion de Jaborandi. Ainsi ils ne provoquent presque jamais de vomissements, donnent rarement lieu à des nausées, sauf si l'individu soumis à leur influence avale une grande quantité de salive (Nothnagel et Rossbach, Hardy, etc.) On observe aussi rarement à la suite de leur administration ce sentiment d'extrême faiblesse si pénible que l'on remarque parfois après l'ingestion d'une infusion de Jaborandi. Pourtant on a cité dans ces derniers temps plusieurs cas dans lesquels les injections sous-cutanées de pilocarpine ont été suivies de l'apparition de phénomènes fâcheux (1), d'accidents graves et mêmes mortels.

Action sur la salive. — A la suite d'une solution de pilocarpine, la peau de la face rougit, puis le tégument

(1) A des doses inférieures à 0gr. 02 les accidents produits par l'injection des sels de pilocarpine ont surtout été observés chez des individus atteints d'affections cardiaques. MM. Rabow et Challand ont noté des vomissements provoqués par des doses de 2 centig. M. Dumas, qui a administré par la voie stomacale la pilocarpine à des malades du service de M. Siredey à la dose de 3, 6 et 12 centig., dit

cutané offre une légère congestion dans toute son étendue ; en même temps on y constate un peu de moiteur, la salive commence à affluer dans la bouche. La salivation est d'autant plus abondante et se manifeste d'autant plus rapidement que la dose est plus élevée.

Il suffit déjà d'une dose de 0 gr. 0005 (Nothnagel) pour voir la sialorrhée s'établir 5—15 minutes après l'injection. La sécrétion salivaire, dont la quantité serait en moyenne d'à peu près 500 centim. cubes (Robin) dure environ deux heures et persiste plus longtemps que la sécrétion sudorale. Cette salive présente une réaction acide et ne diffère pas sensiblement de la salive normale (1).

Sécrétion de la sueur. — La sécrétion de la sueur exige une dose plus élevée que celle nécessaire à la production de l'augmentation de la salive. La diaphorèse qui se produit quelques minutes après le commencement de la salivation, débute à la racine des cheveux, autour du nez, gagne le front, le devant de la poitrine, puis toute la surface du corps ; ce sont des gouttelettes très fines d'abord, qui, grossissant peu à peu, forment des flaques et s'écoulent vers les parties déclives. A ce moment le malade éprouve souvent un violent frisson. Les régions du corps sur lesquelles la sudation a commencé, sont aussi celles où elle cesse en dernier lieu. La sécrétion sudorale peut, dans des cas exceptionnels,

---

n'avoir vu dans aucun cas manquer, soit des vomissements bilieux de 100, 150 et même 200 gr., soit tout au moins de simples nausées, des envies fréquentes de vomir avec un certain sentiment de chaleur et de constriction à la gorge. La mort de la malade de l'observation 7 de la thèse de M. Dumas nous paraît devoir être attribuée à l'action de la pilocarpine (6 centig.).—*Du chlorhydrate de pilocarpine*. 1875, Paris ; p. 14, 52-54.

(1) Selon M. A. Robin, l'urée contenue dans la salive serait augmentée (0 gr. 717 par litre au lieu de 0 gr. 450) ; M. Dumas, au contraire, a noté une diminution de l'urée.

faire complètement défaut (Vulpian, Pilicier), entre autres chez certains vieillards (Vulpian), mais surtout chez les enfants.

La durée de la sudation varie de une heure à trois heures; il est à remarquer que la moiteur des parties couvertes persiste encore longtemps après la cessation de la sécrétion sudorale (Pilicier).

La quantité de la sueur sécrétée s'élèverait en moyenne à 300 ou 500 centim. cubes. Selon M. A. Robin, la quantité d'urée contenue dans la sueur serait de 2 gr. 69 par litre au lieu de 0 gr. 480 à l'état normal, les chlorures seraient de même augmentés (3 gr. 680 au lieu de 2 gr. 473).

Sécrétions diverses. — Les glandes lacrymales, les glandes muqueuses de l'arrière-gorge, de la trachée, des bronches, de l'estomac (Pilicier), sécrètent de même avec activité. Les auteurs sont toutefois loin d'être d'accord au sujet de la sécrétion du mucus bronchique, de la sécrétion urinaire. La sécrétion de la bile serait augmentée (Challand et Rabow) contrairement à l'opinion émise auparavant par Pilicier.

Circulation. — Les battements du cœur s'accélèrent au début (de 10 environ par minute) puis reviennent rapidement à l'état normal (Robin, Challand et Rabow, etc.). Quelquefois il y a un certain degré d'arythmie; ce dernier effet, rare quand le cœur est sain, serait au contraire, d'après M. A. Robin, fréquent dans le cas d'affection cardiaque (1).

(1) Selon M. Dumas le pouls marche de pair avec l'abaissement graduel de la température ; cet auteur ne parle pas de l'accélération du début que nous notons cependant dans l'observation II de sa thèse (observation recueillie par M. Bazot, externe du service de M. Siredey), où le pouls, de 96, s'élève à 120; dans les autres observations, du reste fort mal prises, personnelles à l'auteur, il est impossible au lecteur d'être fixé sur l'état du pouls et de la température au début de l'action de la pilocarpine; le pouls n'est enregistré qu'à de longs intervalles et irrégulièrement.

Respiration. — Elle ne subit généralement aucun changement sous l'influence de la pilocarpine. Quelques auteurs ont cependant signalé une légère augmentation de fréquence.

Température. — La température s'éleverait au début de l'action du médicament de 1[2.—1° (Weber, Robin, Green, Pilicier, Pitois, Fronmüller, Scotti). Dans l'observation rapportée par Rabow et Challand la température reste stationnaire au début. Suivant MM. Federschmidt, Prokop von Rokitansky, elle s'abaisserait de 0,2 à 0,8 après un quart-d'heure seulement et au bout du même temps elle reviendrait à la normale. Spillmann a noté un abaissement de 0,5 à 0,8 dix minutes environ après l'injection ; cet abaissement persistait pendant quatre à cinq heures. MM. Sydney-Ringer et Could, Bardenhewer, Dumas admettent un abaissement thermique dès le début ; Löhrisch prétend que la température n'est pas modifiée ; quant à M. Vulpian (1), il « n'a rien vu de constant sous ce rapport, il croit que l'influence des doses et surtout celle de la disposition particulière du sujet influent beaucoup sur les résultats thermométriques obtenus. » Tous les auteurs sont d'accord sur l'abaissement de la température observée à la fin de la période d'action du jaborandi et de la pilocarpine.

Pupilles. — Une solution aqueuse de pilocarpine appliquée directement sur l'œil détermine un myosis constant et très prononcé. Les auteurs ne s'entendent pas sur l'action sur les pupilles de la pilocarpine administrée soit par voie stomacale, soit hypodermiquement, pour les uns il y aurait dilatation (Dumas), pour les autres rétrécissement (Rabow et Challand).

(1) Vulpian. — *Leçons sur l'action physiologique des substances toxiques et médicamenteuses* ; T. I. Paris, 1881, p. 68,

Tous s'accordent à dire que les injections de sels de pilocarpine ne sont aucunement douloureuses et n'amènent à leur suite aucune conséquence fâcheuse. Strauss a signalé avant la salivation et les sueurs générales l'apparition autour de la piqûre d'une auréole de gouttelettes très fines de sueur. On a aussi noté au niveau des points où l'injection a été faite, le phénomène connu sous le nom de chair de poule.

Nous croyons que ce court résumé permettra au lecteur de mieux se rendre compte de l'action attribuée par quelques auteurs au principe actif du Jaborandi sur les principales fonctions de l'organisme humain. Dans le cercle restreint où nous nous sommes placé, nous avons cru préférable de nous occuper surtout des effets physiologiques que nous avons été à même d'observer sur nos malades (1).

Nos expériences nous ont permis de contrôler l'exactitude de la plupart des effets physiologiques attribués par les auteurs à l'action de la pilocarpine (2).

Chez aucun de nos malades les sels de pilocarpine n'ont provoqué de troubles digestifs (vomissements, nausées, diarrhée); et cependant beaucoup d'entre eux, en démence complète, avalaient par des mouvements de déglutition fréquents toute la salive sécrétée. Nous avons vu se produire chez presque tous nos malades la rougeur de la peau du début, ainsi que la salivation précédant et suivant la sécrétion sudorale. Celle-ci a quelquefois fait

---

(1) Le lecteur qui voudrait étudier plus longuement et plus complètement l'action physiologique du jaborandi et de la pilocarpine consultera avec fruit les ouvrages de MM. Vulpian, A. Robin, Nothnagel, Strauss, Hardy, etc., etc., auxquels nous avons fait de nombreux emprunts pour la rédaction des quelques lignes qui précedent.

(2) En injections sous-cutanées nous n'avons pas dépassé la dose de 3 cent. ; — en potion nous avons donné 4 et 5 centig., moitié le matin et le soir. — Voir plus loin, administration et doses.

à une demi-heure avant l'injection et laissé en place environ deux heures. Dans les derniers temps nous prenions simultanément la température rectale et axillaire.

Nous donnerons ici comme exemple quelques-uns des relevés pris sur des malades dont nous ne publions pas l'observation complète.

Ouelä.., 25 ans. — 27 *janvier* 1882. — Injection à 10 h. 33 de 1 centigr. de nitrate de pilocarpine.

AVANT L'INJECTION.		10 H. 45.	10 H. 1/2	12 H. 1/2.
T. R. (1).	37°,8	37°,6	37°,5	37°,8
P.	62	84	64	
R.	14	16	13	

28 *janv.* — Injection de 1 centigr. de nitr. de piloc. à 10 h. 19.

AVANT L'INJECTION.		10 H. 40.	11 H. 10.	11 H. 30	12 H. 15.
T. R.	37°,6	37°,8	37°,8	—	38°,2
P.	72	80	68	72	
R.	15	12	16	15	

Le malade n'a eu que des sueurs très légères ce jour-là ; à 11 h. 20 il n'y avait plus de moiteur.

30 *janv.* — Injection de 1 centigr. de nitrate de pilocarpine à 10 h. 37.

AVANT L'INJECTION.		10 H. 50.	11 H. 20.
T. R.	37°,6	37°,4	37°,4
P.	72	84	78
R.	16	13	12

31 *janv.* — Même injection à 10 h.

AVANT L'INJECTION.		10 H. 15.	10 H. 45.
T. R.	38°	37°8	37°,8
P.	68	112	96
R.	15	12	18

1er *février.* — Injection de 1 centigr. 1/2 de nitrate de pilocarpine à 10 h. 10.

AVANT L'INJECTION.		10 H. 25.	11 H. 00.	12 H. 15.
T. R.	38°	37°,6	37°.6	38°
P.	68	96	80	
R.	13	14	14	

(1) Thermomètre maxima.

2 *fév.* — Même injection à 10 h. 25.

AVANT L'INJECTION.	10 H. 40.	11 H. 10.	12 H. 15.
T. R. 38°,2	38°	38°	38°,4.
P. 80	92	76	
R. 12	14	12	

3 *fév.* — Même injection à 10 h. 25.

AVANT L'INJECTION.	10 H. 45.	11 H. 15.	12 H. 15.
T. R. 37°,8	37°,6	37°,4	37°,8
P. 64	88	72	
R. 12	16	14	

4 *fév.* — Même injection à 10 h. 28.

AVANT L'INJECTION.	10 H. 30.	10 H. 55.	11 H. 15.
T. R. 37°,6	37°,4	37°,4	37°,8
P. 60	100	80	
R. 12	14	12	

Nous noterons que les températures précédentes prises avec le thermomètre à maxima et à courts espaces de temps, nous montrent un abaissement de la température (il est vrai que par cette méthode nous n'obtenons jamais la température du début), sauf le 28 janvier, où pendant les 2 heures qui suivent l'injection, on relève des températures graduellement ascendantes. Nous ferons remarquer que, 1 heure 1[2 à 2 heures après l'injection, nous retrouvons la température initiale, et quelquefois même une température plus élevée. Le pouls ne suit pas la même marche que la température ; le nombre des pulsations augmente et diminue avec la sécrétion sudorale. Les mouvements respiratoires sont généralement plus fréquents, mais ici il n'y a rien de précis. Nous allons voir maintenant que la température rectale et axillaire prise avec le thermomètre clinique ordinaire laissé en place, nous permettra d'enregistrer quelques phénomènes intéressants qui nous avaient échappé dans les expériences précédentes. Il s'agit du même malade.

13 *février*. — Injection de 1 centigr. 1/2 de nitrate de pilocar-

pine à 9 h. 56 (thermomètre en place de 9 h. 30 à 10 h. 15 et de 10 h. 30-10 h. 45).

AVANT L'INJECTION.	10 H. 02.	10 H. 15.	10 H. 35.	10 H. 45.
T. R. 37°,3	37°,2	37°	37°	37°,2
P. 104	108	98	84	
R. 22	24	—	20	

A 9 h. 57. — Coloration de la face. — Salivation.

A 9 h. 59. — Moiteur du front et du thorax.

A 10 h. 15. — Urination. — Sueurs abondantes. — Tremblement suivant la marche ascendante et descendante de la sécrétion sudorale.

14 *février*. — Même injection à 10 h. 20.

AVANT L'INJ.	10 H. 25.	10 H. 30.	10 H. 35-50.	10 H. 55-11 H.	11 H. 05.
T. R. 37°	37°	36°,9	36°,8	36°,9	37°
P. 84	—	100	100	—	—
R. 16	—	16	16	—	—

10 h. 25. — Très légère moiteur du front.

10 h. 28. — Moiteur du front et du thorax. — Commencement du tremblement ; etc.

20 *février*. — Injection de 2 centigr. de nitrate de pilocarpine à 10 h. 45. — Thermomètre ordinaire en place depuis 3/4 d'heure.

AVANT L'INJ.	10 H. 47.	10 H. 50.	10 H. 55.	11 H. 10.	11 H. 40.	1 H. 00.
T. R. 37°,4	37°,4	37°,2	37°,	36°,8	36°,8	37°,
P. 72	108	104	108	108	—	—
R. 14	18	—	—	18	—	—

10 h. 47. — Coloration de la face. — 10 h. 48. — Début de la salivation. — 10 h. 49. — Légère moiteur du front ; etc.

Dans les expériences suivantes, la température est prise au moyen de deux thermomètres placés l'un dans l'aisselle, l'autre dans le rectum, au moins 20 minutes avant l'injection.

21 *février*. — Injection de 2 centigr. de nitrate de pilocarpine à 10 h. 18.

AV. L'INJ.	10 H. 25.	10 H. 30.	10 H. 35.	10 H. 40.	10 H. 50.	11 H.	11 H. 05.
T.R 37°,4	37°,4	37°,	37°,	37°,	37°,	37°,	37°,2
T.A. 37°,2	37°,2	37°,1	37°,1	37°,1	37°,3	37°,3	37°,3

11 H. 10-15
T.R. 37°,2
T.R. 37°,4

10 h. 25. — Moiteur du front et du thorax. — 10 h. 30. — Sueurs.

1er *mars*. — Même injection à 9 h. 53.

AV. L'INJ.	9 H. 55.	10 H.	10 H. 5.	10 H. 10.	10 H. 25.	10 H. 35.	10 H. 40.	10 H. 50.
T.R. 37°,2	37°,2	37°	36°,8	36°,8	36°,8	36°,9	37°	37°,1
T.A. 37°,1	37°,1	37°	36°,9	36°,9	36°,7	36°,8	36°,9	36°,9

10 h. Légère moiteur du font et du thorax.

23 *mars*. — Injection de centigr. de nitrate de pilocarpine à 9 h. 55.

AV. L'INJ.	9 H. 58.	10 H. 2.	10 H. 5.	10 H. 10.	10 H. 15.	10 H. 20.	10 H. 25.
T.R. 37°,2	37°,2	37°	36°,9	36°,8	36°,6	36°,6	36°,6
T.A. 37°,1	37°,1	36°,9	36°,8	36°,7	36°,6	36°,5	36°,5
P. 60	84	96	96	84	84	—	72
R. 13	13	—	—	12	—	—	—

10 H. 30.	10 H. 55.	11 H.
T.R. 36°,6	36°,6	36°,6
T.A. 36°,7	36°,5	36°,5
P. 72	72	64
R. 12	12	12

10 h. 5. Sueur perlée du front.

Dans les relevés précédents, la température reste stationnaire au début jusqu'à l'apparition de la moiteur; chez d'autres malades, comme chez Tot..., nous avons quelquefois noté une légère élévation à cette même période.

13 *février* 1882. — Injection de 1 centigr. 1/2 de chlorhydrate de pilocarpine à 9 h. 55.

AVANT L'INJECTION.	10. H.	10 H. 20.	10 H. 40.
T. R. 37°,6	38°	37°,6	37°,6
P. 72	88	108	84
R. 24	26	28	24

10 h. Ni sueurs, ni moiteur. Coloration de la face. — 10 h. 1. Légère moiteur du front et du thorax.

24 *février*. — Injection de 2 centigr. de chlorhydrate de pilocarpine à 9 h. 52.

AV. L'INJ.	9 H. 55.	10 H.	10 H. 05.	10 H. 10.	10 H. 15.	10 H. 20.	10 H. 25.
T. R. 37°,2	37°,3	37°,4	37°,2	37°,2	37°,2	37°,3	37°,1
T. A. 37°,5	37°,5	37°,5	37°,3	37°,3	37°,3	37°,3	37°,3
P. 72	—	84	—	88	92	84	84
R. 18	—	—	—	24	24	—	—

	10 h. 30.	10 h. 35.	10 h. 45.	10 h. 50.	11 h. 30.	12 h. 45.
T. R.	37°	37°	37°	37°	37°	37°,2
T. A.	37°,3	37°,3	37°,2	37°,1		
P.	84	84		76		
R.	22	20				

10 h. Ni sueurs ni moiteur. — 10 h. 3. Légère moiteur du front et du thorax.

Nous voyons que la température ne s'est élevée qu'avant l'apparition de la sueur. Tous nos autres malades nous ont présenté les mêmes tracés. Nous signalerons encore les chiffres suivants recueillis sur une autre malade après quelques injections sous-cutanées à doses peu élevées.

Injection de 1/2 centigr. de *chlorhydrate de pilocarpine* à 10 h. 31 (thermomètre maxima).

	AVANT L'INJECTION.	10 h. 45.	11 h. 15.	12 h. 15.
T. R.	38°	38°,2	38°,2	38°
P.	84	96	88	
R.	19	24	22	

En résumé, la température à la suite de l'administration de la pilocarpine reste stationnaire ou même s'élève quelque peu avant l'apparition de la sueur; au cas où celle-ci ne se produit pas, on voit souvent manquer l'abaissement de la température qui accompagne la diaphorèse. La température s'abaisse d'autant plus rapidement que l'apparition de la moiteur et de la sueur est elle-même plus rapide. Nous avons cependant observé, mais très rarement, quelques faits qui sont en contradiction avec les règles précédentes.

Les *urines* analysées fréquemment ont toujours été normales (ni albumine, ni sucre, etc., etc.).

Nous n'avons eu à noter d'*accidents locaux* à la suite des *injections hypodermiques* que chez trois de nos malades, accidents du reste qui, dans notre cas, ne peuvent être attribués à l'action de la pilocarpine.

Nous répéterons que nos malades ne nous ont paru nullement incommodés par le traitement ; ils ne se sont jamais plaints et l'on n'a jamais remarqué de changement dans leurs allures ou leur manière de vivre.

Poids. — Comme on peut le voir par le tableau ci-dessous tous nos malades en traitement depuis quatre mois ont subi, sauf deux (malades améliorés), une perte de poids généralement peu considérable ; on remarquera que, pendant la durée du traitement, il y a eu de nombreuses oscillations en plus ou en moins. La diminution de poids a surtout été sensible pour les malades chez lesquels le résultat du traitement a été négatif. Tous les enfants en traitement, dont trois depuis trois mois et un depuis un mois, ont subi une augmentation de poids dépassant de beaucoup l'augmention physiologique qui, selon Quetelet, serait pour les enfante de 12-16 ans (âge de nos enfants) de 400 gr. environ par mois.

NOMS.	20 Novemb. 1879.		16 Septemb. 1880.		31 Juillet 1881.		31 Janvier 1882.		6 Février 1882		16 Février 1882.		25 Février 1882.		2 Mars 1882.		7 Mars 1882.		17 Mars 1882.	
	K°.	D.	K°.	D.	K°.	D.	K°.	D.	K°.	D.	K°.	D.	K°.	D.	K°.	D.	K°.	D.	K°.	D.
Sauvoy	56	—	55	90	53	80	58	70	57	10	56	»	56	60	»	»	56	20	54	70
Restiau			63	40	63	30	66	10	63	90	66	20	66	90	»	»	62	30	63	80
Mulson					51		52	»	53	10	59	90	52	80	»	»	52	»	52	20
Grandidier					47	80	48	40	47	70	48	»	47	60	»	»	47	50	46	30
Ferry	61	—	62	20	63	70	64	60	63	80	63	50	63	»	»	»	62	80	63	50
Duchêne	50	20	41	40	44	20	49	80	49	50	46	80	45	40	45	50	48	»	48	40
Véler	66	30	66	70	67	90	68	70	68	80	68	30	69	90	»	»	69	20	68	80
Nezot	52	20	51	60	56	30	53	»	51	20	51	30	51	10	»	»	51	20	50	50
Ouelard	65	50	63	20	60	80	58	60	59	10	58	»	58	60	»	»	58	»	58	70
Totain	67	—	64	70	66	20			71	»	67	20	68	»	»	»	67	»	67	20
Courché			23	60	25	—	27	—							26	80	27	50	27	10
Mangin	26	90	27	80	31	70	32	10							33	20	32	70	32	90
Harper															38	60	38	60	40	90
Delorme																				

NOMS.	27 Mars 1882.		6 Avril 1882.		18 Avril 1882		28 Avril 1882.		8 Mai 1882.		18 Mai 1882.		28 Mai 1882.	
	K°.	D.	K°.	D.	K°.	D.	K°.	D.	K°.	D.	K°.	D.	K°.	D.
Sauvoy	54	80	55	70	54	30	55	60	54	70	54	70	52	20
Restiau	55	40	62	90	67	20	66	30	65	60	65	40	65	20
Mulson	52	60	52	20	52	20	53	50	51	90	51	90	53	50
Grandidier	47	50	48	»	47	90	48	20	46	50	47	—	47	60
Ferry	62	60	62	40	62	70	61	80	62	60	62	40	62	50
Duchêne	51	»	48	20	49	70	50	20	50	60	49	10	49	40
Véler	68	30	68	70	64	70	59	»	65	60	65	20	62	30
Nezot	49	40	52	30	50	50	51	40	51	70	52	50	52	20
Ouelard	58	10	58	70	59	70	58	60	58	50	58	50	59	10
Totain	67	50	67	80	68	20	67	»	68	70	67	—	69	20
Courché	28	10	27	80	28	50	28	70	28	10	28	60	28	80
Mangin	33	30	33	50	34	»	33	80	34	40	35	—	34	70
Harper	41	10	41	50	42	50	40	20	40	20	41	10	42	90
Delorme							24	80	24	40	27	—	27	90

défaut surtout chez les enfants quand la dose injectée était inférieure à 2 centigr. ; même à des doses supérieures nous avons parfois noté, sans pouvoir nous en expliquer la cause, l'absence de *sueurs* chez des malades qui, les jours précédents et suivants, suaient cependant abondamment sous l'influence des sels de pilocarpine donnés aux mêmes doses. La sécrétion sudorale commençait généralement à la racine des cheveux, aux ailes du nez, au front, etc. ; et cessait en dernier lieu sur les régions du corps où elle avait débuté ; nous avons toutefois noté à cet égard quelques anomalies. Quant à la durée de la sudation, elle n'a que très rarement dépassé une heure, elle atteignait son maximum une demi-heure environ après l'injection. La *sécrétion lacrymale* a presque toujours été augmentée, mais n'a jamais été très abondante. Nous avons noté fréquemment, au début des sueurs, un besoin irrésistible d'uriner, parfois aussi de défécation ; l'*urine* était abondante et contenait moins d'urée.

Quant aux *pupilles*, nous n'avons pas remarqué de changement notable de leur calibre sous l'influence des sels de pilocarpine administrés par la voie stomacale, ou hypodermiquement.

Chez un certain nombre de nos malades (8 sur 14), nous avons relevé pendant quelques semaines l'état du pouls, de la respiration et la température avant et après les injections. — Au début de nos recherches nous nous servions de thermomètre à *maxima* pour prendre la température rectale. Le thermomètre n'était placé dans le rectum que toutes les 20 minutes environ et retiré dès que la colonne mercurielle ne montait plus. Nous avons vite reconnu que ce moyen était défectueux pour suivre exactement la marche de la température, aussi nous sommes-nous ensuite servis d'un thermomètre clinique ordinaire introduit dans le rectum de 20 minutes

ADMINISTRATION ET DOSES.

Nous avons fait usage du *nitrate* et du *chlorhydrate de pilocarpine* en *injections sous-cutanées* et en *potion*. Nous n'avons jamais dépassé la *dose* de 5 centigr.; toujours nous avons débuté par de faibles doses, soit 5 milligr., un centigr., ou au maximum 2 centigr. en augmentant ensuite tous les 10 ou 15 jours environ de 5 milligr. Au delà de 4 centigr. le médicament était donné en 2 fois, moitié le matin, moitié le soir. C'est du reste la méthode que M. Bourneville emploie toujours chaque fois qu'il expérimente un médicament nouveau, en recommandant d'ailleurs avec insistance que les malades soient surveillés d'une manière spéciale et que, dès l'apparition d'un phénomène anormal, le médicament soit suspendu.

Nous avons eu plus d'une fois à déjouer les ruses employées par nos malades pour se soustraire au traitement. Tel gardait un certain temps la potion dans la bouche pour la rejeter ensuite, ou substituait à la bouteille qui contenait la pilocarpine, une autre pleine d'eau tenue en réserve dans une des poches latérales de l'habit.

OBSERVATION I.

Epilepsie procursive* (1). — *Peurs de 1 an à 4 ans.* — *Début à 13 ans.* — *Aura.* — *Description d'un vertige et d'un accès.* — *Traitement hydrothérapique.* — *Aimant.* — *Nitrate de pilocarpine.* — *Légère amélioration.

Grandidi.. (2), Charles, 21 ans, entré à Bicêtre le 2 mai 1881 (service de M. BOURNEVILLE).

---

(1) Nous publierons prochainement un travail sur ce sujet en collaboration avec M. Bourneville.

(2) Voir p. 189.

Antécédents. (*Renseignements fournis par sa mère et son grand père paternel*, 6 mai 1881). — *Père*, 48 ans, cordonnier, de petite taille, « faible de tête », se tourmente pour les choses les plus insignifiantes, n'a pas de caractère, jouit d'une bonne santé; il aurait eu, de l'âge de 13 ou 14 ans à 46 ans, des maux de tête fréquents et violents accompagnés de bourdonnements d'oreilles, mais sans vomissements, ni vision colorée; n'est ni coléreque, ni alcoolique. [*Père*, 77 ans, homme de peine; pas d'excès de boisson, pas de migraines. — *Mère*, morte à l'âge de 79 ans en 12 jours d'une *attaque d'apoplexie* avec hémiplégie gauche; elle aurait été très nerveuse, très impressionnable : impatiences, colères, *migraines* (céphalalgie violente avec vomissements glaireux) ; tremblement de toute la tête vers 30 ans augmentant par les émotions. 2 *frères* : l'un est bien portant; l'autre tremble des mains (50 ans), pas d'excès de boisson ; tous deux sont médiocrement intelligents; pas d'enfants. Pas d'aliénés, pas d'épileptiques, pas de difformes, pas de suicides, pas de criminels dans la famille.]

Mère, 56 ans, brune, de taille moyenne, bien portante, ni migraineuse, ni nerveuse ; mariée une première fois à 17 ans 1/2 a eu 5 enfants : un a été tué à Sedan; deux sont morts, l'un d'une *méningite* avec convulsions, l'autre à la naissance ; les deux autres sont bien portants; remariée à 27 ans. [*Père*, 85 ans, cordonnier, « n'a jamais vu un médecin », pas d'excès de boisson ; *Mère*, 85 ans, femme de ménage, bien portante. — Deux *frères*, morts, l'un écrasé par une voiture (aurait eu des manifestations strumeuses), et l'autre, peintre en bâtiments, de cachexie saturnine avec catarrhe pulmonaire (il avait un eczéma) ; tous deux ont laissé des enfants bien portants. — Sa *grand'mère paternelle* aurait été *aliénée* (admise à la Salpêtrière, il y a environ 50 ans, elle aurait guéri). Pas d'autres aliénés, etc., dans la famille.] Pas de consanguinité.

Deux enfants : 1° *Fille* morte à 22 ans de la poitrine; 2° *notre malade*; *Grossesse* bonne, pas de traumatisme, pas d'alcoolisme (lors de la première grossesse du premier lit, elle avait souvent l'envie de boire du cognac). *Accouchement* naturel, rapide, à terme. Rien d'anormal *à la naissance*; mis en nourrice au sein, il a été repris à 11 mois, il était alors maigre et chétif, ne marchait ni ne parlait, on ne sait s'il avait eu des convulsions, la nourrice n'a donné aucun renseignement.

On s'est aperçu que l'enfant avait des « peurs », il criait la nuit, on le trouvait avec les yeux grands ouverts; on le prenait, il cachait sa tête « dans mon estomac ». Rassuré au bout de 5 minutes on le recouchait et il s'endormait. Les peurs se sont reproduites jusqu'à 4 ou 5 ans presque toutes les nuits. Il a marché et parlé à 16 mois, a été propre à la même époque. Vers 4 ou 5 ans, les *peurs* ont disparu; on l'a envoyé à l'école où il apprenait passablement; la mémoire était assez bonne; il était doux et affectueux, très turbulent; il n'était pas colérique; le sommeil était devenu tranquille (ni secousses, ni absences, ni cris). Vers 13 ans, on s'aperçut que, tout d'un coup, en travaillant, il devenait « rouge, rouge pourpre, les yeux étaient injectés de sang, il se levait, *courait* dans la chambre; si la crise avait lieu dans la rue, il *courait* alors « très vite » tout droit jusqu'à ce que ce fût fini; il s'arrêtait « tout court », revenait à lui, et était « tout honteux. »

Au début, Grand... avait une crise tous les 8 jours, puis de 3 en 3 jours, enfin tous les jours; ces crises seraient les mêmes qu'aujourd'hui; le malade ne *tombe pas*; il ne prévient pas; il dit cependant qu'il *sent venir*. Pas de cri. Quand les crises ont lieu la nuit, il se débat dans le lit, semble donner des coups; pas de stertor, pas de miction involontaire; pas de folie; l'intelligence et la mémoire n'auraient pas diminué. Il ne serait pas devenu irascible, aurait conservé les sentiments affectifs; enfin, n'aurait pas de mauvais instincts et ne se masturberait pas. Il travaillait à la cordonnerie chez ses parents; il montrait de la bonne volonté. Pas de fièvres éruptives, pas d'accidents strumeux. « A mon idée », dit la mère, « l'enfant aurait eu une *peur* avec la nourrice, puisque mes autres enfants n'ont jamais rien eu. »

Etat actuel (17 mai 1881). — *Tête* ovale, symétrique; la région occipitale est modérément développée; les bosses pariétales, les apophyses mastoïdes ne sont pas proéminentes; les cheveux sont bruns, abondants.

Grande circonférence.	54
Diamètre antéro-postérieur. . .	17 1/2
Grand diamètre transversal . .	14 1/2
Petit	12

Le *front* moyen, assez large, présente quelques rides transversales et une ride médiane verticale s'étendant de la racine du nez à quelques centimètres au-dessus; les bosses frontales sont peu marquées. Les oreilles (5 cent. 1/2) sont bien ourlées; le lobule est complètement adhérent. Les arcades sourcillières sont assez saillantes, surtout à leur partie interne. *Face* ovale, osseuse, symétrique. Les yeux, bien fendus, n'offrent aucune lésion; iris marron: sourcils et cils noirs, assez longs et assez fournis. Le nez, droit, est un peu large. La bouche mesure 6 cent. 5; les lèvres sont minces, normales; le menton est rond.

Le *cou*, assez large, a 33 cent. — Le *thorax* est symétrique, normal; les muscles pectoraux sont bien dessinés.

L'*abdomen* est souple; le foie, la rate n'offrent rien de particulier.

Organes génitaux : la verge est très développée; le gland est découvert. Les testicules sont normaux. Poils noirs assez abondants au pénil. Les ganglions inguinaux des deux côtés sont légèrement hypertrophiés; manustupration.

Les *membres supérieurs* sont bien conformés, velus. Sur la face antérieure de chaque avant-bras, un tatouage bleu représentant une ancre. Cicatrices de vaccin.

Les *membres inférieurs* sont bien développés et velus. Sur les orteils, cicatrices provenant d'engelures. A la partie externe du genou gauche, cicatrice un peu déprimée, lisse, blanche, entourée d'un cercle brunâtre (1 cent. de diamètre); une autre cicatrice plus petite, plus déprimée, au tiers supérieur et externe de la jambe gauche; une cicatrice de même nature au-dessous du mollet droit, à la partie postéro-interne; le malade dit que ces diverses cicatrices proviendraient « de mal qui lui serait venu » il y a quelques années (furoncles?).

Le *réflexe tendineux* est très peu développé.

Tube digestif, digestion. — Les arcades dentaires sont régulières; la dentition est normale (deux dents cariées); la voûte palatine est profonde; la langue, le voile du palais, la luette, les amygdales, le pharynx sont normaux.

Les *fonctions digestives* sont normales, ainsi que les selles, qui sont volontaires.

Respiration et circulation. — Rien de particulier à noter. P. 60; R. 24.

Sensibilité générale et spéciale : normales; au dire du malade il aurait été, il y a 5 ans, atteint d'une *héméralopie* passagère qui ne se produisait qu'à la tombée de la nuit, et cela pendant

3 à 4 jours de suite; elle disparaissait alors quelque temps pour reparaître ensuite.

Le *dynamomètre* donne à droite 57 et à gauche 45.

Les *facultés intellectuelles* paraissent assez bien conservées; Grandid... est très peureux dès que la nuit est venue; un soir, étant seul et ayant entendu un chat, il a voulu se jeter par la fenêtre. Il a quelquefois des cauchemars; dans la nuit du 7 au 8 décembre, on l'a entendu appeler tout haut : « Maman! papa! »

Aura. — Le malade semble avoir une aura; il dit ressentir un engourdissement qui, partant de l'extrémité du pied droit, occuperait la face externe et dorsale de celui-ci, gagnerait la partie latérale du thorax, la moitié droite de la face, puis enfin la tête, pas d'hallucinations de la vue, pas de phosphènes; Grandid... ne ressentirait rien du côté du membre supérieur; la durée de cette aura serait très brève. Avant l'accès, il s'écriait parfois : « Oh! la! la! la! » Il tombe aussi sans être prévenu.

Description d'un vertige. — Le malade, occupé ou non, s'arrête tout à coup, porte la main droite à la joue du même côté qui présente quelques mouvements cloniques et qu'il frotte à différentes reprises. Il revient à lui presque de suite; interrogé, il dit que ce n'est qu'un vertige et qu'il a ressenti un engourdissement de la joue droite.

Description d'un accès. — Les accès sont ainsi caractérisés : le plus souvent, après avoir présenté les phénomènes de l'aura décrits plus haut, sans cri initial, *il se met à courir tout droit devant lui* si l'espace est assez vaste; si l'accès a lieu dans une salle ou dans la cour, il fait deux ou trois tours rapidement; la face est fortement congestionnée sans cyanose. Tout en courant, il secoue la tête, se frotte la joue droite et quelquefois les deux côtés de la face avec les mains; en même temps, il fait entendre une espèce de bourdonnement produit par le *tremblement des lèvres.* Il évite généralement les obstacles qui peuvent se trouver sur son passage (le malade prétend voir trouble pendant l'accès), mais parfois il s'accroche avec les mains aux objets qu'il rencontre, et, en ce cas, s'il ne les a saisis que d'une main, il s'enroule en quelque sorte autour d'eux. Il ne tombe jamais. Aussitôt arrêté, ce qui a lieu brusquement, il paraît étonné, se remet de suite et continue ce qu'il était en train de faire.

S'il est assis, il se lève, court et revient souvent à sa place tout en courant et sans avoir eu connaissance de ce qui vient de se passer. Le 4 décembre, Grandid... étant sorti et se trouvant en omnibus, en sort subitement en courant et revient. Dans la même journée, étant à table chez ses parents, il se leve, se met à courir, sort et va s'accrocher des deux mains aux doux roues de derrière d'un fiacre en marche.

S'il est au lit, quelquefois on observe les phénomènes que nous venons de décrire, mais parfois l'accès se trouve modifié; le malade ne se lève pas; on n'observe pas de période tonique, mais seulement de grands mouvements de rotation incomplète qui porte le corps de droite à gauche et de gauche à droite, les deux mains appliquées devant la face et la frottant. Dans ces derniers temps, il lui est arrivé, mais rarement, d'uriner sous lui pendant les accès.

Dans un accès auquel nous avons assisté le 6 décembre, nous avons noté de grands mouvements étendus à droite; le côté gauche était peu secoué; Grandid. faisait un demi-tour de droite à gauche, puis de gauche à droite. Pendant la durée (50 secondes) de cet accès, il émettait un son se rapprochant du mot oue répété fréquemment. Les pupilles examinées aussitôt l'accès terminé étaient légèrement dilatées, le pouls battait 84; mais presque aussitôt le pouls, les pupilles revenaient à leur état normal.

Les accès semblent dans ces derniers temps s'être quelque peu modifiés, ainsi il arrive maintenant plus fréquemment que Grandid... se lève de son lit dans ses accès; aussi doit-on l'y maintenir attaché.

Les accès sont principalement *nocturnes*.

1881. — 13 *juillet*. Le malade a été renvoyé à la cordonnerie; le chef d'atelier prétend qu'il gaspille la marchandise par méchanceté; il vole divers petits objets, est insolent, paresseux, passe son temps à faire des niches aux autres malades; il a fait manger à Ar..., malade vorace, des boulettes de viande mêlée à des matières fécales.

27 *août*. Hier Grandid... a dérobé une chaîne d'acier au malade Mart..., et comme celui-ci la réclamait, il lui a donné une « pile ».

Hydrothérapie à partir d'aujourd'hui.

12 *octobre*. Bataille avec un autre malade.

20 *oct*. Traitement par l'aimant en fer à cheval (une heure chaque matin).

1er *novembre*. Suppression des douches. L'aimant en fer à cheval, appliqué d'abord sur le vertex, est maintenant appliqué sur la nuque (en contact).

4 *nov*. Grandid... prétend que depuis près d'un mois il avait des vertiges presque continuels, mais que depuis une semaine ils sont devenus assez rares.

15 *décembre*. Suppression du traitement par l'aimant.

1882. — 30 *janvier*. Angine simple.

1er *février*. *Injection hypodermique* de 0 gr. 005 de *nitrate de pilocarpine*.

7 *fév*. Injection de 0 gr. 01 de nitrate de pilocarpine.

23 *fév*. Injection de 0 gr. 015.

3 *mars*. Cessation des injections sous-cutanées. *Julep* avec 0 gr. 025 de nitrate de pilocarpine.

1er *avril*. Julep avec 0 gr. 03.

15 *mai*. Julep avec 0 gr. 04.

	1881		1882	
	Accès.	Vertiges.	Accès.	Vertiges.
Janvier	—	—	112	»
Février	—	—	**105**	»
Mars	—	—	**143**	»
Avril	—	—	**138**	»
Mai	121	22	**149**	»
Juin	144	10		
Juillet	129	40		
Août	115	8		
Septembre	134	6		
Octobre	160	»		
Novembre	155	»		
Décembre	155	1		
Totaux	1113	87		

Durée du traitement : quatre mois.

Si nous comparons les quatre mois de traitement avec les quatre mois précédents, nous trouvons que notre malade a été légèrement amélioré : **535** *accès* au lieu de 581.

Observation II.

Epilepsie idiopathique. — Onanisme. — Convulsions à 18 mois. — Début à 5 ans. — Vertiges très fréquents. — Secousses. — Roulements. — Tournoiements. — Affaiblissement des facultés intellectuelles. — Bromure de camphre. — Hydrothérapie (1). — *Pilocarpine. — Père, mort à Ville-Evrard, d'une paralysie générale. — Mère, nerveuse. — Grand-père maternel, alcoolique, mort de la poitrine. — Grand'mère maternelle, morte d'une paralysie générale. — Grand-oncle maternel, alcoolique et épileptique.*

Harp..., Georges, 17 ans, entré à Bicêtre le 2 juillet 1872 (service de M. Bourneville).

Antécédents. (*Renseignements fournis par sa mère*, 17 mai 1882). — *Père*, mort en 1872, à l'âge de 37 ans, de paralysie générale, à Ville-Evrard ; il était commissionnaire en denrées alimentaires et vins fins, s'occupait beaucoup de réduire les alcools à la cave, était sobre ; depuis son mariage (il avait 29 ans), on ne l'avait vu ivre que deux ou trois fois ; en 1866, il avait fait des pertes commerciales, et fut ruiné complètement au moment de la guerre ; en mars 1871, il entre à Sainte-Anne. Il n'était ni colérique, ni migraineux ; souvent il éprouvait des douleurs dans les deux oreilles (pas d'écoulement) ; pas de dartres. Il fumait beaucoup. [*Père* et *mère*, pas de renseignements ; on sait seulement que la *mère* est morte hydropique ; ni frère, ni sœur. On ne croit pas qu'il y ait eu d'épileptiques, de difformes, etc., dans la famille.]

Mère, 35 ans, d'une intelligence moyenne, s'occupait de son commerce ; sobre ; elle est brune, d'une physionomie assez agréable, mais elle a perdu l'œil droit à onze mois (opacité complète) ; depuis deux ans elle a des maux des tête ; elle est très impressionnable, pleure facilement ; aurait des faiblesses après des contrariétés, mais ni attaques, ni syncopes. L'an dernier, elle aurait eu pendant quinze jours un eczéma disséminé. Elle aurait eu une ou deux fois de petites convulsions dans l'enfance. [*Père*, serrurier, mort de la poitrine à 44 ans, faisait beaucoup

(1) Voir p. 49.

d'excès de boisson, qui furent cause d'une séparation avec sa femme. — *Mère*, morte (Paralysie générale), à Sainte-Anne en 1871, a eu des *frères* morts, on ne sait de quoi, avant sa naissance; un *oncle maternel* est mort à Bicêtre; il était épileptique et alcoolique. Pas d'autres aliénés et épileptiques, etc.] — Pas de consanguinité.

Six *enfants* : 1° notre malade; 2° fille, 16 ans, intelligente, n'a jamais eu d'accidents nerveux; 3° fille, morte à 6 semaines de *convulsions internes*; 4° fille, morte à 3 jours, par suite de la non-oblitération du trou de Botal, aurait dit le médecin; 5° garçon (né d'un amant), 7 ans, bien conformé, a souvent des bronchites; 6° fille, du même père, morte à 15 jours d'une diarrhée.

Notre malade. Sa mère était très heureuse au moment de la *conception*, sa situation était régulière. La grossesse a été bonne. L'*accouchement* naturel, à terme, sans chloroforme; *à la naissance*, l'enfant était un peu cyanosé (il était resté une heure au passage). Elevé au biberon à la campagne, il a marché à 9 mois, parlé à 14 mois, il est devenu propre seulement à 2 ans; il était très intelligent, avait très bon cœur. La *dentition* s'est faite sans accidents; elle était complète à 2 ans; la première dent était sortie à 4 mois.

A 18 mois, étant couché, il avait eu quelques *accidents nerveux*; il serrait les dents, les yeux étaient retournés, le corps était froid, il y avait un peu de mousse, il a vomi (durée : dix minutes); on avait alors cru à une indigestion. Onanisme à partir de 18 mois jusqu'à 4 ans; on dut lui faire des chemises attachées par en bas. Oxyures en petites quantité. A 3 ans, en jouant, il fit une chute sur le front; il en résulta une plaie qui laissa une cicatrice. A 5 ans, témoin d'une scène violente entre son père et sa grand'mère maternelle, qui avait pris une chaise et l'avait jetée à la tête de son gendre, l'enfant avait supplié celle-ci de se calmer; il ne paraissait pas autrement effrayé. Le lendemain matin, il eut des *convulsions* : perte de connaissance complète, rigidité, yeux hagards et tournés en haut, paupières ouvertes; le côté droit était plus raide que le gauche; secousses des quatre membres (on ne sait si elles prédominaient d'un côté), parfois écume; durée : 72 heures sans retour de la connaissance. Il est resté 15 jours sans se lever : il avait le côté droit comme paralysé; mais l'intelligence était complètement revenue; au bout de deux semaines, la paralysie paraissait aussi avoir disparu. Huit jours après l'état de mal, accès de 15 minutes de durée ; puis un deuxième une semaine après ; les *accès* se sont ensuite rapprochés au point que, vers six ans, ils étaient presque quotidiens ; lors de son entrée à Bicêtre, il en avait jusqu'à 4 ou 5 par jour (chiffre maximum) ; le plus long intervalle entre les accès n'était plus que de 24 heures. Il n'aurait jamais eu d'aura ; avant les accès il n'a jamais présenté de folie, mais il était énervé, agacé. On nous décrit ainsi l'accès : pas de cri ; chute toujours en avant, *jamais sur le coude* ; rigidité générale, égale ; secousses des quatre membres, peut-être un peu plus prononcées à droite ; écume sans morsure ; stertor ; parfois miction sans défécation. Il revenait difficilement à lui, était comme « idiot », ne reconnaissait pas sa mère ; ni violence, ni idées de suicide. Accès diurnes surtout et nocturnes. Sa mère dit qu'il ne *roulait* pas avant son entrée. Les vertiges auraient paru à Bicêtre, il y a 5 ans. Il aurait eu une ophtalmie qui aurait duré trois semaines, mais jamais d'autres manifestations scrofuleuses ; à l'âge de 9 ans, étant à Bicêtre, il aurait eu la *rougeole*, puis le muguet vers 14 ans 1/2 ; pas d'autres maladies. Les facultés intellectuelles, qui avaient été respectées jusqu'à l'entrée à Bicêtre, auraient commencé à diminuer vers 1874.

Etat actuel (16 mai 1882). — *Tête* ovale à petite extrémité antérieure, proéminence de l'occipitale en arrière et surtout à gauche de la ligne médiane, au-dessus se trouve un méplat ; les bosses pariétales, frontales, et les apophyses mastoïdes n'offrent rien de particulier ; cheveux châtains foncés, nombreuses cicatrices sur toute la surface du cuir chevelu, mais principalement à droite ; ces cicatrices proviennent des chutes qui accompagnent les accès. Le *front* moyen avec quelques rides transversales présente aussi des cicatrices de même origine au niveau des bosses frontales ; les arcades sourcilières ne sont pas proéminentes.

Grande circonférence	53 1/2
Diamètre antéro-postérieur . . .	17
Grand diamètre transversal . . .	14 1/2
Petit	12 1/2

Oreilles (5 cent. 5) écartées du crâne, bien ourlées ; lobule adhérent seulement dans son cinquième supérieur. — *Face* ovale, symétrique ; joues pleines ; les yeux sont bleus, normaux ; les cils et les sourcils, assez fournis et longs, sont châtains. Le *nez*, moyen, est large, dévié à gauche dans sa partie moyenne ;

cicatrice assez large au niveau de la partie inférieure des os propres du nez.

La *bouche* mesure 5 cent. Les lèvres sont normales; la supérieure est plus proéminente; quelques cicatrices. Le menton est rond.

Cou (33 cent.), assez long, bien conformé. — *Tronc* symétrique, circonférence au niveau des mamelons : 80 cent. — Pas de déviation du *rachis*. — *Respiration* et *circulation* : l'auscultation et la percussion ne décèlent aucune lésion : les battements du cœur sont forts, parfois intermittents. *Pouls* : 90. — *Abdomen* souple; foie et rate normaux.

Digestion : les arcades dentaires sont régulières; la supérieure dépasse l'inférieure d'un demi-cent. à sa partie moyenne, et les dents ne se correspondent exactement qu'à partir de la 2e prémolaire de chaque côté. — L'incisive médiane inférieure droite manque ; toutes les autres dents (27) sont saines et ne présentent aucune anomalie. — La voûte palatine est profonde; le voile du palais, les amygdales, la luette et le pharynx sont normaux. L'appétit est bon; les selles sont volontaires, souvent accompagnées de constipation.

Organes génitaux, bien conformés; le prépuce ne recouvre qu'une petite partie du gland: les poils du pubis sont abondants; *anus* normal. Les *membres supérieurs* et *inférieurs* sont réguliers, peu velus ; leur musculature est assez développée; cicatrices de vaccin sur les deux bras; quelques cicatrices sans caractère sur les jambes et les mains. Sur le *coude gauche* se trouve une plaie de 2 cent. environ, résultant d'une chute pendant un accès; l'enfant dit s'être blessé fréquemment à cet endroit en tombant.

Sensibilité générale et spéciale : normales. — Le *réflexe tendineux* est assez prononcé. — Le *dynamomètre* donne à droite 26 et à gauche 24.

Pendant l'examen, l'enfant a eu quelques *secousses* surtout des membres supérieurs, accompagnées de dilatation pupillaire momentanée.

La *parole* est lente; les *facultés intellectuelles* sont peu développées, les idées enfantines; Harp.. paraît affectueux.

1880. — 30 *avril*. Excoriations des deux bosses frontales à la suite d'accès. *Bromure de camphre*, 4 capsules; le 5 mai : 6 capsules; le 10 mai : 8 capsules ; le 15 mai : 10 capsules.

20 *mai*. L'enfant se blesse fréquemment à la face dans ses

accès malgré la précaution que l'on a de lui faire porter un *bourrelet*; plaie récente sur la ligne médiane du front avec un peu de décollement; croûte sur la racine du nez. Vers la région temporale gauche petite plaie en voie de cicatrisation, recouverte de bourgeons charnus exubérants; autre plaie à la racine des cheveux; nombreuses autres cicatrices superficielles sur la *région temporo-malaire droite.*

12 *juin.* Cet enfant a suivi d'une façon très régulière son traitement par le bromure de camphre. Il a eu plusieurs accès depuis ce matin, il est endormi; il pousse des cris de temps en temps; plaie ulcérée à la racine du nez, autre plaie à l'angle externe de l'œil gauche; plaie en voie de cicatrisation à l'extrémité du nez.

Traitement : purgatif à l'huile de ricin; suspension du bromure de camphre jusqu'au 15 juin ; — *bromure de camphre* en commençant par 5 capsules jusqu'à 8 en augmentant d'une capsule tous les 5 jours.

1er *septembre. Douches.*

3 *septembre.* Harp., a continué à prendre chaque jour 8 capsules de bromure de camphre.

4 *septembre.* Purgatif; puis 3 capsules de *bromure de camphre*; augmentation progressive jusqu'à 8 capsules.

7 *octobre.* Suppression du bromure de camphre.

11 *novembre.* Suppression des douches. — *Bromure de sodium* : 1 gr. ; augmenter tous les 5 jours jusqu'à 6 gr.

14 *décembre.* Plaie du coude depuis un mois; les bords sont fongueux, violacés; pansement à l'huile phéniquée.

1881.—*Janvier.* La plaie du coude s'est rouverte deux jours après la cicatrisation complète, à la suite d'une chute dans un accès.

2 *mai.* 2 gr. de bromure de sodium; augmenter d'un gr. tous les 5 jours jusqu'à 7 gr.

3 *mai. Douches.*

14 *mai.* Depuis quelques jours l'enfant a des *secousses*, principalement dans les membres supérieurs; elles paraissent dominer dans le bras gauche; ces secousses soulèvent l'avant-bras, l'écartent ou le rapprochent; elles soulèvent également les bras et les épaules. D'autres fois les bras s'élèvent au-dessus de la tête; les membres inférieurs deviennent rigides, la tête est secouée.

2 *juin.* Suspension des douches depuis le 12 mai. Reprise des douches. La plaie du coude s'est rouverte.

3 *juillet*. A la suite d'une série de vertiges, Harp.. en a eu un à la fin duquel il a exécuté des *mouvements de roulements* autour de l'axe du corps et sur place; ces *roulements* se sont répétés une vingtaine de fois, ils ne se montrent pas toujours après tous les vertiges. Nous le voyons dans un de ces vertiges tomber tout d'un coup sans cri, en arrière sur les fesses, les bras demi-étendus du côté de la tête : après quelques secondes, il se met à genou et se lève; ce matin, à la suite de son quinzième vertige, il a des *secousses* presque généralisées. Il est assis par terre, tantôt les jambes seules sont soulevées, les talons sautent; tantôt les bras sont écartés brusquement, soulevés soit isolément, soit simultanément; tantôt la tête est portée d'un côté ou d'autre, tantôt le tronc est lui-même secoué. 2 gr. de bromure de sodium.

6 *novembre*. Bromure de sodium : 3 gr. Augmenter progressivement de 1 gr. par semaine jusqu'à 8.

12 *décembre*. Suppression des *douches*.

1882.—7 *janvier*. — *Description des vertiges*. Le malade debout lève le bras droit, incline le corps suivant une inflexion antéro-latérale droite, *tourne* deux fois sur lui-même autour de son axe vertical et tombe brusquement en arrière sur les fesses et les coudes ; presque aussitôt il se relève en pleurant. D'autres fois, au lieu de tourner sur place, il tourne trois ou quatre fois sur lui-même en avançant, et s'il réussit à se raccrocher aux lits ou aux colonnes, il ne tombe pas. Dans d'autres cas, il tombe sur le côté gauche, sur la tête et le coude, dont la plaie, à cause de ces chutes fréquentes, n'arrive pas à se cicatriser.

28 *février*. Harp.. se plaint par moment d'une douleur au creux épigastrique ; quand on veut l'examiner, il regarde d'un air hébété; on ne peut parvenir à lui faire tirer la langue.

1er *mars*. L'enfant agité a des hallucinations; il se lève sur son lit, qu'il bouleverse complètement pour y trouver une grenouille qu'il dit avoir perdue. T. R. 39°,4. — *Soir* : 39°,8.

2 *mars*. Le malade, à la visite, est hébété; on n'a pu le lever depuis hier; il gâte; les membres sont en résolution; il ne répond pas aux questions; cette nuit, il a été agité, et l'on a dû lui mettre la camisole. Il n'a rien voulu prendre depuis hier (*congestion méningitique*). T. R. 39°,6. — *Soir* : 39°,8.

3 *mars*. Ce matin, Harp.. est réveillé; il répond aux questions, mange; il s'assied sur son lit; il demande un purgatif pour chasser une bille qu'il aurait dans le ventre. La lan-

gue, un peu chargée, est rouge sur les bords. T. R. 39°.6. — *Soir* : 38°.

4 *mars*. Le malade est calme, notablement amélioré. *Injection sous-cutanée de* 1 *centigr. de chlorhydrate de pilocarpine* tous les matins. T. R. 38°.

3 *mars*. Injection hypodermique de 1 centigr. 1/2 de chlorhydrate de pilocarpine.

25 *mars*. Injection de 2 centigr.

1er *avril*. Suppression des injections; *julep* avec 2 centigr. 1/2 de chlorhydrate de pilocarpine.

22 *avril*. Plaie profonde du coude gauche, sur lequel le malade tombe continuellement.

25 *avril*. Décollement de la peau; l'olécrâne est à nu.

4 *mai*. Julep : 3 centigr. de chlorhydrate de pilocarpine.

15 *mai*. Julep : 4 centigr. de chlorhydrate de pilocarpine.

	1873		1874		1875		1876		1877		1878		1879		1880		1881		1882	
	Accès.	Vertiges.	Accès.	Vertiges.	Accès.	Vertiges.	Accès.	Vertiges.	Accès.	Vertiges.	Accès.	Vertiges.	Accès.	Vertiges.	Accès.	Vertiges.	Accès.	Vertiges.	Accès.	Vertiges.
Janvier.	32	—	5	—	5	—	12	—	14	—	16	—	9	—	68	85	66	130	32	57
Février	62	—	25	—	7	—	4	—	4	—	1	—	6	—	52	94	66	244	55	375
Mars.	15	—	12	—	11	—	4	—	1	—	5	—	1	—	73	98	45	143	**43**	**103**
Avril	103	—	11	—	4	—	7	—	5	—	7	—	7	—	51	57	34	95	**130**	**415**
Mai	36	—	10	—	12	—	12	—	7	—	5	—	26	—	43	75	121	246	**68**	**57**
Juin	23	—	12	—	7	—	7	—	17	—	5	—	43	—	63	90	126	84		
Juillet	50	—	8	—	12	—	4	—	5	—	6	—	63	—	64	356	162	244		
Août.	18	—	14	—	9	—	2	—	4	—	16	—	98	—	34	14	86	577		
Septembre . . .	59	—	19	—	7	—	10	—	6	—	8	—	76	—	59	258	58	475		
Octobre	64	—	18	—	13	—	9	—	5	—	14	—	73	40	45	419	102	470		
Novembre . . .	20	—	16	—	8	—	17	—	7	—	23	—	45	7	40	191	110	199		
Décembre . . .	29	—	14	—	5	—	2	—	4	—	4	—	20	10	39	268	19	71		
Totaux. . . .	511	—	164	—	90	—	90	—	79	—	110	—	459	57	628	2005	995	3048		

Durée du traitement : 3 mois (mars-mai).

Les trois mois de traitement comparés aux trois mois de l'année précédente nous donnent **241** *accès* et **575** *vertiges*, au lieu de 200 accès et 484 vertiges; la marche de la maladie semblerait donc avoir suivi son cours; toutefois nous ferons remarquer que l'amélioration a été notable pendant la dernière période du traitement surtout au point de vue des vertiges. Cette amélioration est surtout marquée depuis le 15 mai (6 accès et 37 vertiges).

OBSERVATION III.

Epilepsie idiopathique. — Début à 10 ans. — Accès surtout nocturnes. — Kleptomanie. — Automatisme. — Morsure de chien. — Bromure d'arsenic. — Aimant. — Scarlatine (1). *— Congestion méningitique. — Nitrate de pilocarpine. — Amélioration notable.*

Delorm., Jules, 12 ans, entré à Bicêtre le 10 mars 1881 (service de M. BOURNEVILLE).

Traitement. — 30 *avril. Injection* sous-cutanée de 0 gr.,02 de *nitrate de pilocarpine.* — 15 *mai :* injection de 0 gr., 03. — Interruption des *douches.*

31 *mai.* L'enfant est levé et retourne à la classe depuis quelques jours; on remarque chez lui un changement notable; il est sorti de cet état de stupeur dans lequel il se trouvait depuis le mois d'octobre dernier.

Comme on peut s'en rendre compte facilement en examinant le tableau des accès, p. 96, 151, 155, les divers traitements auxquels Del . a été soumis depuis la cessation du traitement par les arsenicaux n'ont produit aucun effet sur la marche de l'épilepsie; la maladie a été toujours s'aggravant. Le malade, traité depuis un mois par les *injections hypodermiques* de *nitrate de pilocarpine,* n'a eu dans le courant de mai que **54** *accès* et **3** *vertiges*; nous ferons remarquer que depuis le 16 mai, époque où la dose fut portée à 3 centigrammes, nous ne comptons que **15** *accès* et

(1) En janvier : *Scarlatine.* En février-mars : *Congestion méningitique.* Voir l'*Appendice.*

HEURES.	1	2	3	4	5	6	7	8	9	10	11	12	1	2	3	4	5	6	7	8	9	10	11	12	TOTAUX.	
Mai.	Matin.																		Soir.						Accès.	Vertiges.
16	»	»	»	»	»	»	»	»	»	»	»	»	»	»	»	»	»	»	»	»	»	»	»	»	»	»
17	»	»	»	»	»	»	»	»	»	»	»	1	»	»	»	»	»	»	»	»	»	»	»	»	1	»
18	»	»	»	1	»	»	»	»	»	»	»	»	»	»	»	»	»	»	»	»	»	»	»	»	1	»
19		»	»	»	»	»	»	»	»	»	»	»	»	»	»	»	»	»	»	»	»	»	»	»	»	»
20	»	»	»	»	»	»	»	»	»	»	»	»	»	»	»	»	»	»	»	»	»	»	»	»	»	»
21	»	»	»	1	»	»	»	»	»	»	»	»	»	»	»	»	»	»	»	»	»	»	»	»	2	»
22	»	»	»	»	»	»	»	»	»	»	»	»	1 v.	»	»	»	»	»	»	»	1	»	»	»	»	1
23	»	»	»	»	»	»	»	»	»	»	»	»	»	»	»	»	»	»	»	»	»	»	1 v.	»	»	1
24	»	1	»	»	»	»	»	»	»	»	»	»	»	»	»	»	»	»	»	»	»	1	»	»	2	»
25	»	»	»	»	»	»	»	»	»	»	»	»	»	»	»	»	»	»	»	»	»	»	»	»	1	»
26	»	»	»	»	»	»	»	»	»	»	»	»	»	»	»	»	»	»	»	»	1	1	»	»	1	»
27	»	»	»	1	»	»	»	»	»	»	»	»	»	»	»	»	»	»	»	»	»	»	»	»	1	»
28	»	»	»	1	»	»	»	»	»	»	»	»	»	»	»	»	»	»	»	1	»	»	»	»	2	»
29	»	»	»	»	1	»	»	»	»	»	»	»	»	»	»	»	»	»	»	»	»	»	1	»	2	»
30	»	»	»	»	»	»	»	»	»	»	»	»	»	»	»	»	»	»	»	»	»	»	»	1	1	»
31	»	»	»	»	»	»	»	»	»	»	»	»	»	»	»	»	»	»	»	»	»	1	»	»	1	»

2 vertiges, si l'on se reporte aux différents tableaux que nous avons déjà publiés p. 151, 155, on verra que l'amélioration est très notable. Les accès ont considérablement diminué, et ne sont plus toujours quotidiens.

Observation IV.

Epilepsie apoplectiforme (?) — Convulsions à 2 ans. — Peur à 10 ans. — Peu après vertiges, puis accès. — Démence complète depuis une dizaine d'années. — Père (alcoolique) et grand-père paternel fondeurs en caractères d'imprimerie. — Grand'mère paternelle morte phthisique. — Rapports fréquents des parents pendant l'ivresse. — Sœur hystérique. — Chlorhydrate de pilocarpine. — Insuccès.

Tot..., Michel, 52 ans, entré à Bicêtre le 28 novembre 1842 (service de M. Bourneville).

Traitement. — 6 *février* 1882 : *injection sous-cutanée* de 0 gr. 005 de *chlorhydrate de pilocarpine.* — 7 *fév.* : inject. de 0 gr. 01. — 8 *fév.* : inject. de 0 gr. 015. — 23 *fév.* : inject. de 0 gr. 02 — 4 *mars* : inject. de 0 gr. 025. — 22 *mars* : inject. de 0 gr. 03. — 1er *mai* : suppression des injections sous-cutanées ; *julep* avec 0 gr. 04 de chlorhydrate de pilocarpine. — 15 *mai* : julep avec 0 gr. 05.

Durée du traitement : 4 mois (février-mai).

Marche des accès de 1848 à 1864 et 1871 à 1881.

1848 :	173.	1871 :	176.
1849 :	144.	1872 :	192.
1850 :	125.	1873 :	127.
1851 :	108.	1874 :	72.
1852 :	96.	1875 :	111.
1853 :	55.	1876 :	128.
1854 :	71.	1877 :	146.
1855 :	158.	1878 :	114.
1856 :	110.	1879 :	176.
1857 :	55.	1880 :	161. 1 Vertige.
1858 :	40.	1881 :	187. 2 Vertiges.
1859 :	55.		
1860 :	78.		
1861 :	183.		
1862 :	205.		
1863 :	160.		
1864 :	153.		
.... :	... (1).		

(1) Les registres d'accès de cette époque ont été perdus au moment de la guerre franco-allemande.—Voir pour ce malade : Roque, *Des dégénérescences héréditaires produites par l'intoxication saturnine lente* ; Paris, 1872. Obs. II, p. 6.

ACCÈS DURANT	1877	1878	1879	1880	1881	**1882**
Février-Mai . . .	48	41	54	60	56	**62** et **1** Vertige.

La maladie semble avoir suivi son cours. — Nous ferons remarquer incidemment, à propos de ce malade, qu'au début du traitement nous notions que Tot... avait plus de cheveux blancs que de noirs, surtout à la partie antérieure de la tête ; aujourd'hui, après quatre mois de traitement par la pilocarpine, il nous semble que les cheveux n'ont subi aucune modification de coloration. Nous rappelons que MM. Sydney-Ringer et Bury (1) ont vu chez un homme atteint d'hémiplégie, d'éphidrose du côté droit, la moustache de ce côté, qui ne croissait plus comme celle du côté gauche, reprendre son développement normal, sous l'influence des injections sous-cutanées de pilocarpine. Un autre auteur, M. Schmitz, a prétendu que la pilocarpine activait la *pousse des cheveux* (2).

OBSERVATION V.

Epilepsie idiopathique. — Convulsions, puis accès dès la première enfance. — Vertiges nombreux. — Etats de mal vertigineux. — se-

---

(1) Citation de M. Vulpian, *loc. cit.*, p. 75.

(2) Le Dr Prentis (de Washington) a publié deux observations qui tendraient à démontrer l'inflence de la pilocarpine sur la *coloration des cheveux*. « Une jeune dame possédant une chevelure blond clair, prit, à partir du 16 décembre 1880, du chlorhydrate de pilocarpine à la dose de un centigramme ; au 28 décembre on observait déjà une modification dans la coloration de la chevelure, qui ne fit que s'accentuer toujours, si bien qu'au premier mai les cheveux étaient complètement noirs. Un enfant de quatre mois, atteint d'une angine membraneuse fut traité avec le chlorhydrate de pilocarpine. Après quinze jours, ses cheveux avaient pris une couleur très foncée. *American Journal of Pharmacy* ; vol. LIII, 4e série, vol. XI, 592 et *Archiv. der Pharmacie*, XX, 1882, p. 232). *Répertoire de pharmacie* ; T. X, n° 5, mai 1882, p. 212-213.

cousses. — Démence. — Pyromanie. — Clastomanie. — Traitements divers (1). — *Nitrate de pilocarpine.*

Courch..., Jules, 11 ans, entré à Bicêtre le 22 juillet 1880 (service de M. BOURNEVILLE).

Traitement. — 2 mars 1882 : *injection* de 0 gr. 01 de *nitrate de pilocarpine.* — 13 *mars* : inject. de 0 gr. 015. — 28 *mars* ; inject. de 0 gr. 02. — 1er *avril* : inject. de 0 gr. 025. — 4 *mai* : inject. de 0 gr. 03. — 15 *mai* : inject. de 0 gr. 04.

Nous publions ci-dessous trois tableaux comparatifs des accès et vertiges de ce malade ; ces tableaux comprennent cinq jours seulement ; il est extrêmement difficile de noter en temps ordinaire, les accès et surtout les vertiges si nombreux de cet enfant, aussi de temps à autre a-t-on l'habitude de mettre auprès de lui deux enfants intelligents chargés de le veiller sans cesse et de relever les accès et les vertiges.

Traitement par l'élixir polybromuré.

JANVIER	JOUR.		NUIT.	
1882	Accès.	Vertiges.	Accès.	Vertiges.
18	18	85	35	17
19	31	87	42	15
20	34	90	21	32
21	26	83	19	37
22	28	88	20	39
Totaux. . .	147	433	137	140

Traitement par le nitrate de pilocarpine.

Avril	JOUR.		NUIT.	
1882	Accès.	Vertiges.	Accès.	Vertiges.
1	22	80	1	7
2	29	85	3	6
3	22	80	»	4
4	18	78	»	6
5	26	98	»	2
Totaux. . .	117	413	4	25

(1) Voir p. 54 et thèse Morlot, loc. cit. p. 34-29.

Mai 1882	JOUR. Accès.	Vertiges.	NUIT. Accès.	Vertiges.
19	57	106	3	»
20	81	125	3	»
21	73	116	17	6
22	96	123	6	»
23	74	122	6	»
Totaux. . .	381	592	35	6

Ainsi qu'on peut le voir, le nombre des accès et des vertiges n'a pas sensiblement diminué pendant le jour ; en revanche, leur nombre a relativement beaucoup diminué pendant la nuit, mais nous ferons observer que nous ne saurions l'attribuer à l'action de la pilocarpine, car avant le 1er mars, c'est-à-dire, avant le début du traitement, les accès nocturnes paraissaient déjà avoir subi depuis quelque temps une modification ; ils seraient devenus plus forts qu'autrefois, mais moins nombreux.

Observation VI.

Epilepsie idiopathique. — Début à 13 ans. — Etats de mal annuels. — Violences.— Vision colorée.— Père et oncle paternels morts de phthisie.

Resti..., Charles, 24 ans, entré à Bicêtre le 24 décembre 1880 (service de M. Bourneville).

Traitement. — 30 *janvier* 1882 : *injection sous-cutanée* de 0 gr. 005 de *nitrate de pilocarpine.* — 7 *février* : inject. de 0 gr. 01. — 23 *fév.* : inject. de 0 gr. 015. — 3 *mars* : suppression des injections ; *julep* avec 0 gr. 025 de nitrate de pilocarpine. — 1er *avril* : *julep* avec 0 gr. 03. — 15 *mai* : julep avec 0 gr. 04.

	1881		1882	
	Accès.	Vertiges.	Accès.	Vertiges.
Janvier	2	»	3	»
Février	8	»	4	»
Mars	1	»	1	»
Avril	7	»	6	»
Mai	6	»	7	»
Juin	—	—		
Juillet	6	»		
Août	7	»		
Septembre	4	»		
Octobre	4	»		
Novembre	5	»		
Décembre	3	»		
Totaux	53	»		

Durée du traitement : 4 mois.

Ce malade n'a eu que 18 accès pendant les quatre mois de traitement; en 1881 il en avait eu 22 ; il semblerait donc qu'il y ait eu une légère amélioration, cependant nous noterons que les accès ont été en mai 1882 au nombre de 7 au lieu de 6 en mai 1881 ; il est donc nécessaire d'attendre le résultat ultérieur du traitement.

Observation VII.

Epilepsie symptomatique. — Convulsions du côté droit à 18 mois. — Etourdissements à 20 mois. — A 5 ans accès complets. — Aura indéterminée. — Affaiblissement des facultés intellectuelles. — Craintif. — Bégaiement. — Accidents névropathiques chez la mère. — (Nièce aliénée). — Convulsions chez des frères et sœurs. — Epilepsie hémiplégique infantile chez un cousin germain. — Chlorhydrate de pilocarpine. — Insuccès.

Mang..., Jean, 13 ans, entré à Bicêtre le 8 septembre 1877 (service de M. Bourneville).

Traitement.—Bromure de potassium depuis son entrée jusqu'au 30 avril 1882. — 1er *mars* 1882 : *injection sous-cutanée* de 0 gr. 01 de *chlorhydrate de pilocarpine.* — 13 *mars* : inject. de 0 gr. 015.— 20 *mars* : inject. de 0 gr. 02. — 1er *avril* : suppression des injections sous-cutanées; *julep* avec 0 gr. 02 de chlorhydrate de pi-

locarpine. — 4 *mai* : julep, 0 gr. 03. — 15 *mai* : julep, 0 gr. 04.
Durée du traitement : 3 mois (mars-mai).

ACCÈS DURANT	1877	1878	1879	1880	1881	**1882**
Mars-Mai. . .	—	160	73	33 (1) 4 Vertig.).	26 (1 Vertig.).	**33**
Accès annuels.	187	507	320	70 (7 Vertig.).	101 (1 Vertig.).	—

Le tableau ci-dessus indique suffisamment que la marche de la maladie n'a pas été modifiée par le traitement.

OBSERVATION VIII.

Epilepsie idiopathique. — Début probable vers 15 ans. — Longue rémission. — Reprise des accès à 32 ans 1/2 à la suite d'une peur occasionnée par la foudre. — Quelques excès de boisson. — Eternuements, hoquet, secousses la veille et l'avant-veille des accès. — Onanisme. — Rêves voluptueux. — Marche lente, mais progressive de la maladie. — Traitements divers (bromure de potassium, sirop de picrotoxine, aimant, etc.). — Nitrate de pilocarpine. — Même état.

Sauv..., Jules, 54 ans, entré à Bicêtre le 15 janvier 1880 (service de M. BOURNEVILLE).

Traitement. — 1er *février* 1882 : injection sous-cutanée de 0 gr. 05 de *nitrate de pilocarpine.* — 7 *fév.* : inject. de 0 gr. 01. — 23 *fév.* : inject. de 0 gr. 015. — 3 *mars* : inject. de 0 gr. 02. — 20 *mars* : inject. de 0 gr. 025. — 1er *avril* : inject. de 0 gr. 03. — 1er *mai* : suppression des injections; *julep* avec 0 gr. 04 de nitrate de pilocarpine. — 15 *mai* : julep avec 0 gr. 05.
Durée du traitement : 4 mois (février-mai).

ACCÈS DURANT	1875	1876	1877	1878	1879	1880	1881	**1882**
Février-Mai . .	7	7	10	11	11	11 (1 v)	14	**14**
Accès annuels.	20	30	28	35	37	31 (1 v.)	36 (3 v.)	—

Nous n'avons obtenu aucun résultat satisfaisant ; la marche des accès a été la même que l'année précédente.

---

(1) En mai et juin 1880 ce malade n'a pas eu d'accès; en juillet 1888 il eut 2 accès; en août 1 ; il n'en eut plus jusqu'à la fin de l'année.

Observation IX.

Epilepsie idiopathique. — Convulsions à 4 ans. — Vertiges à 13 ans. — Premier accès à 15 ans. — Alcoolisme. — Onanisme. — Mauvais instincts. — Affaiblissement des facultés intellectuelles. — Violences. — Mère alcoolique, morte de phthisie. — Amélioration.

Muls..., Charles, 19 ans, entré à Bicêtre le 14 avril 1881 (service de M. Bourneville).

Traitement. — 1er *février* 1882 : *injection sous-cutanée* de 0 gr. 005 de *nitrate de pilocarpine.* — 7 *fév.* : inject. de 0 gr. 01. — 23 *fév.* inject. de 0 gr. 015. — 3 *mars* : inject. de 0 gr. 02. — 1er *avril* : inject. de 0 gr. 03., — 1er *mai* : suppression des injections; *julep* avec 0 gr. 04 de nitrate de pilocarpine. — 15 *mai* : julep avec 0 gr. 05.

	1881		1882	
	Accès.	Vertiges.	Accès.	Vertiges.
Janvier	—	—	22	1
Février	—	—	**10**	»
Mars	—	—	**18**	»
Avril	5 (1)	4	**9**	»
Mai	8	1	**11**	»
Juin	12	2		
Juillet	5	»		
Août	22	»		
Septembre	9	»		
Octobre	12	2		
Novembre	11	3		
Décembre	20	»		
Totaux	104	12		

Durée du traitement : 4 mois (février-mai).

Nous ne pouvons comparer la période de traitement avec la période de l'année précédente parce que le malade n'est entré qu'au milieu d'avril; mais si l'on compare les accès des quatre mois de traitement (48) avec les quatre mois précédents (65 accès, 6 vertiges) on trouve une amélioration, soit une diminution de 17 accès.

(1) Maximum des accès en un jour avant son entrée à Bicêtre : 6.

Observation X.

Epilepsie symptomatique. — Premières convulsions du côté gauche à 19 mois. — Depuis, convulsions ou séries d'accès, une ou deux fois par mois. — Hémiplégie gauche ayant atteint son maximum à 25 ans. — Démence complète. — Onanisme simien. — Père, grand'-mère paternelle alcooliques. — Cousine germaine atteinte de folie à double forme. — Insuccès.

Nez..., Gustave, 39 ans, entré à Bicêtre le 10 juin 1872 (service de M. Bourneville).

Traitement. — 26 *janvier* 1882 : *injection sous-cutanée* de 0 gr. 005 de *nitrate de pilocarpine.* — 27 *janv.* : inject. de 0 gr. 01. — 1er *février* : injec.! de 0 gr. 015. — 15 *fév.* : inject. de 0 gr. 02. — 3 *mars* : inject. de 0 gr. 025. — 22 *mars*. inject. de 0 gr. 03. — 1er *avril* : suppression des injections ; *julep* avec 0 gr. 03 de nitrate de pilocarpine. — 1er *mai* : julep, 0 gr. 04. — 15 *mai* : julep avec 0 gr. 05.

Durée du traitement : 4 mois (février-mai).

Accès durant	1872	1873	1874	1875	1876	1877	1878	1879	1880
Février-Mai.	—	40	34	32	36	40	39	41	54
Accès ann.	118	126	88	99	117	112	133	139	175 (1 v.

Accès durant	1881	**1882**
Février-Mai. . .	26 (1 vertige).	**59** (15 vertiges).
Accès annuels .	134 (1 vertige).	

La maladie semble s'être aggravée ; et le nombre des accès (59) pendant le traitement a été non seulement de beaucoup supérieur à celui de l'époque correspondante de l'année précédente, où une amélioration s'était produite, mais encore a dépassé le nombre (54) relevé en 1880 ; de plus les vertiges ont beaucoup augmenté. Le résultat est donc négatif et la maladie parait reprendre sa marche croissante interrompue en 1881.

Observation XI.

Epilepsie idiopathique. — Débilité mentale. — Bromure de zinc. — Nitrate de pilocarpine. — Amélioration légère.

Ferr..., François, 21 ans, entré à Bicêtre le 3 juillet 1875 (service de M. Bourneville).

Traitement. — *Bromure de zinc*, du 29 juin 1880 au 5 décembre 1881. — 26 *janvier* 1882 : *injection* de 0 gr. 005 de *nitrate de pilocarpine.* — 27 *janv.* : inject. de 0 gr. 01. — 1er *février* : inject. de 0 gr. 015. — 15 *fév.* : inject. de 0 gr. 02. — 3 *mars* : inject. de 0 gr. 025. — 22 *mars* : inject. de 0 gr. 03. — 1er *avril* : suppression des injections sous-cutanées; *julep* avec 0 gr. 04 de nitrate de pilocarpine.

Durée du traitement : 4 mois (février-mai).

Accès durant	1876	1877	1878	1879	1880	1881	**1882**
Février-Mai. .	15	31	17	18	18	25	**22**
Accès annuels	65	102	61	47	124 (20 v.)	100 (4 v.)	

Nous ne notons chez ce malade qu'une très légère amélioration, soit une diminution de trois accès seulement sur la période correspondante.

Observation XII.

Epilepsie idiopathique. — Périodes d'excitation maniaque. — Hallucinations de l'ouïe et de la vue. — Débilité mentale. — Bromure de potassium. — Chlorhydrate de pilocarpine. — Insuccès.

Vel.., Félix, 22 ans, entré à Bicêtre le 23 juillet 1870 (service de M. Bourneville).

Traitement. — 3 *février* 1882 : *Injection sous-cutanée* de 0 gr., 005 de *chlorhydrate de pilocarpine.* — 4 *févr.* : inj. de 0 gr., 01. — 10 *févr.* : inj. de 0 gr., 015. — 14 *févr.* : suppression des injections. 16 *févr.* : *julep* avec 2 centigr. de chlorhydrate de pilocarpine. —

3 *mars* : julep avec 0 gr., 03 chl. de pil. — 1er *mai* : julep avec 0 gr., 04 chl. de pil. — 15 *mai* : julep avec 0 gr., 05.
Durée du traitement : 4 mois (février-mai).

ACCÈS DURANT	1871	1872	1873	1874	1875	1876	1877	1878	1879	1880
Février-Mai. .	—	—	—	—	—	—	—	—	75	107
Accès annuels	145	329	432	329	195	300	155	250	249	281

ACCÈS DURANT	1881	**1882**
Février-Mai. . .	97	**132**
Accès annuels .	307	

Le nombre des accès a considérablement augmenté; les périodes d'excitation maniaque ont été, semble-t-il, tout aussi nombreuses; en somme résultat négatif.

Observation XIII.

Epilepsie idiopathique. — Débilité mentale. — Nitrate de pilocarpine. Amélioration.

Ouel..., Louis, 24 ans, entré à Bicêtre le 6 juillet 1872 (service de M. Bourneville).

Traitement. — 26 *janvier* 1882 : *injection sous-cutanée* de 0 gr., 005 de *nitrate* de *pilocarpine.* — 27 *janv.* : inject. de 0 gr., 01. — 1er *février* : inject. de 0 gr., 015. 15 *fév.* : inject. de 0 gr., 02. — 3 *mars* : inject. de 0 gr., 025. — 22 *mars* : inject. de 0 gr., 03. — 1er *mai* : suppression des injections sous-cutanées; 0 gr., 04 de nitrate de pilocarpine dans un *julep.*
Durée du traitement : 4 mois (février-mai).

ACCÈS DURANT	1872	1873	1874	1875	1876	1877	1878	1879	1880
Février-Mai.	—	—	—	—	—	33	68	70	82 (1 v.)
Accès ann..	104	246	174	138	164	128	214	192	245 (1 v.)

ACCÈS DURANT	1881	**1882**
Février-Mai . . .	94	**80**
Accès annuels. .	311 (4 v.)	

Si nous comparons le nombre des accès pendant les quatre mois de traitement (80) avec celui de la période correspondante de l'année précédente (94), nous constatons une amélioration réelle ; nous notons même une légère diminution des accès sur les quatre mois correspondants de l'année 1880 (82 accès et 1 vertige).

OBSERVATION XIV.

Epilepsie idiopathique. — Idiopathie. — Gâtisme. — Amélioration assez notable.

Duch..., Pierre, 20 ans, entré à Bicêtre le 18 décembre 1876 (service de M. BOURNEVILLE).

Traitement. — 27 *janvier* 1882 : *injection sous-cutanée* de 0 gr., 01 de *nitrate de pilocarpine.* — 1er *février* : inject. de 0 gr., 015. — 15 *févr.* : inject. de 0 gr., 02. — 1er *mars* : suspension des injections. — 11 *mars* : inject. de 0 gr., 005 de nitrate de pilocarpine. — 20 *mars* : inject. de 0 gr., 01. — 1er *avril* : suppression des injections ; 0 gr., 02 de nitr. de pil. dans un *julep.* — 1er *mai* : 0 gr., 03. — 15 *mai* : julep avec 0 gr., 04.

On a dû interrompre le traitement du 1er au 11 mars ; le malade avait beaucoup maigri, ne mangeait presque plus ; depuis la reprise du traitement le médicament a été toujours bien supporté.

ACCÈS DURANT	1877	1878	1879	1880	1881	**1882**
Février-Mai . .	116	182	92	84	77	**52**
Accès annuels .	331	458	317	252	226 (2 vert.)	

Ce tableau, si l'on examine les accès durant la période du traitement ou le chiffre des périodes annuelles, montre que les accès ont une tendance sensible à diminuer : en 1880, de février à mai, le malade a 8 accès de moins qu'en 1879 ; en 1881, 7 de moins qu'en 1880, enfin en 1882 il a eu 25 accès de moins qu'en 1881 ; nous croyons que cette dernière amélioration plus accentuée que les précédentes peut être mise à l'actif de la pilocarpine.

Pendant les dix premiers jours de mars (5 accès : un le 1er mars, deux le 10, deux le 11), le traitement a été suspendu; le malade avait éprouvé une perte de poids de 4 kilogrammes 300 grammes en un mois, et avait perdu l'appétit. Depuis la reprise du traitement le poids a subi des oscillations diverses, mais les poids enregistrés ont toujours été peu différents du poids du début (31 janvier 1882).

EFFETS THÉRAPEUTIQUES.

Les *sels* de *pilocarpine*, que nous ne sachions, n'ont encore été employés dans le traitement de l'épilepsie que par MM. Challand et Rabow (1); ces auteurs n'ont du reste donné aucun détail sur les malades qu'ils ont traités; « les épileptiques et les paralytiques, » disent-ils, « n'ont donné lieu à aucune remarque spéciale. »

Sur quatorze malades en traitement à Bicêtre nous avons relevé sept cas d'amélioration, deux cas douteux et cinq insuccès. — Sur les sept cas d'amélioration, nous avons eu une amélioration très notable (2) (Obs. III), une amélioration assez notable (Obs. XIV), deux améliorations (Obs. IX et XIII) et trois améliorations légères (Obs. I, VI et XI).

En résumé nous pensons que les résultats obtenus jusqu'ici sont assez encourageants, et qu'il y a lieu de continuer les essais.

Nous n'avons pas eu l'occasion d'employer les sels de pilocarpine dans l'*état de mal épileptique*. En pareil

(1) Rabow et Challand, médecins de l'hôpital des aliénés du Bois de Cery, près Lausanne : *Quelques recherches sur le chlorhydrate de pilocarpine de Merck* ; *Bulletin da la Société médicale de la Suisse romande*, 11e année, nos 2 et 3, février et mars 1887 ; p. 83.

(2) Cette amélioration a été beaucoup moins notable en juin 1882.

cas, d'ailleurs, nous pensons, M. Bourneville, et moi, que l'on devra agir avec précaution, car on peut redouter de voir survenir les symptômes graves de suffocation, déjà notés par plusieurs auteurs dans le traitement de l'éclampsie par la pilocarpine (1).

(1) *Progrès médical* du 22 avril 1882.

APPENDICE

§ 1. Note sur l'influence des maladies intercurrentes sur la marche de l'épilepsie.

Pneumonie.

Barat... (p. 65).

		Soir.	
14 janvier 1881		39°,4	1 accès.
15 —	40°,8	40°	Pas d'accès.
16 —	40°,2	40°2	—
17 —	40°,4	39°,4	—
18 —	36°,2	37°,8	—
19 —	38°,2	40°	—
20 —	37°,8	37°,8	—
21 —	37°,6	37°,6	—
22 —	37°,6	37°,8	—
23 —	37°,4	38°	—

Dum... (p. 62).

26 mai 1881.	41°,8	40°	Pas d'accès.
27 —	41°,2	41°,2	—
28 —	41°,4	41°	—
29 —	41°	39°,8	—
30 —	—	—	—
31 —	39°,6	39°,8	—
1er juin 1881.	39°,8	39°,8	—
2 —	39°	39°,4	—
3 —	39°	39°	—
4 —	38°,8	38°,6	—
5 —	38°	38°,4	—
6 —	38°,2	38°	—
7 —	37°,8	37°,8	—
8 —	37°,8	—	—

Scarlatine.

Cantr... (p. 20).

14 juin : Début de l'éruption.
Du 8 juin au 8 décembre 1881 il n'a pas eu d'accès.

Del... (p. 152).

		Soir (11 h.).	(11 h. 30 Soir).
1er janvier 1882.		40°	1 accès.
2 —	40°,2	39°,8	Pas d'accès.
3 —	39°	39°,6	—
4 —	39°	39°	—
5 —	39°	39°,2	—
6 —	39°,4	38°,6	—
7 —	38°,8	38°,8	—
8 —	37°,8	38°	1 accès.
9 —	37°,8	38°	—

Angine diphthéritique.

Franç... (p. 178).

10 février 1882.	38°,8	38°,4	Du 9 au 23 février pas d'accès.
11 —	38°,2	39°	
12 —	38°,4	39°	
13 —	38°,4	39°,	
14 —	38°	38°,6	
15 —	38°	38°	
16 —	38°	38°	
17 —	38°	37°,8	

Phthisie pulmonaire.

Maill... (p. 89).

Ce malade a présenté une diminution notable des accès pendant l'année 1881, année du début de sa phthisie pulmonaire.

Erysipèle.

Soularu... (p. 60).

25 février 1880.	39°	39°,4	Pas d'accès.
26 —	39°	39°,6	—
27 —	39°,4	40°	—
28 —	39°,8	39°,8	—
29 —	38°,8	39°	—
1er mars 1880.	38°	38°,8	—
2 —	38°	38°,2	—
3 —	37°	—	—

Charm... (p. 16).

18 mai 1881.	39°,6	41°	8 accès.
19 —	40°,6	40°,2	1 —
20 —	39°,2	39°	2 —
21 —	38°	38°,2	3 —
22 —	38°	39°,4	3 —
23 —	40°,2	40°,6	0 —
24 —	39°,6	39°	0 —

25	—	38°,6	38°,6	0 —
26	—	38°,4	38°,4	0 —
27	—	38°,4	38°,2	1 —
28	—	38°	37°,8	

Courch... (p. 54 et 00).

28 octobre 1880.	—	40°,6	97 accès ou vertig.
29 —	39°,2	40°,4	36 —
30 —	38°,8	—	25 —
31 —	37°,8	38°,2	47 —
1er Nov. 1881.	38°,8	38°,8	39 —
2 —	37°,8	38°,	50 —

Schadl... (p. 44) (1).

9 mars 1881.	—	40°,2	2 accès.
10 —	40°,2	39°	3 —
11 —	39°	41°	3 —
12 —	39°,2	39°,6	2 —
13 —	39°	38°,8	0 —
14 —	38°,4	38°	1 —
15 —	37°,8	—	0 —

Rougeole.

Charm... (p. 12-13).

12 janvier 1881.	39°,8	40°,4	—
13 —	40°	39°,4	1 accès
14 —	39°,6	38°,4	0 —
15 —	38°,8	39°,8	1 —
16 —	39°,8	39°,8	Pas d'accès.
17 —	38°,8	40°	—
18 —	39°,8	40°	—
19 —	40°	39°,3	—
20 —	38°,5	39°	—
21 —	38°	38°,8	—
22 —	38°,6	38°,6	—
23 —	38°	38°	—
24 —	38°	38°,2	—
25 —	37°,8	38°	—
26 —	37°,8	37°,8	—
27 —	37°,6	37°,8	—

Bronchite.

Charm... (p. 13).

3 avril 1881.	—	40°,2	2 accès.
4 —	39°,4	39°,6	0 —
5 —	38°,8	38°,4	1 —
6 —	37°,8	7°,8	0 —

(1) Voir l'observation complète de ce malade dans la thèse de M. Roux; *loc. cit.*

17

Congestion méningitique.

Charm... (p. 14).

14 mars 1882.	—	38°,4	2 accés.
15 —	38°,4	38°,6	2 —
16 —	38°,4	38°,6	1 —
17 —	38°,4	39°	3 —
18 —	39°	39°,2	6 —
19 —	39°,1	39°,6	8 —
20 —	39°,4	39°	7 —
21 —	39°	39°,2	6 —
22 —	39°	39°,2	6 —
23 —	39°	39°	5 —
24 —	39°	38°,6	5 —

Delor... (p. 153).

22 février 1882.	40°	40°	1 accès.
23 —	39°,4	40°	Pas d'accès.
24 —	38°	39°	—
25 —	39°	40°	—
26 —	39°	39°,6	—
27 —	39°,4	39°,8	—
28 —	38°,6	38°	—
1er-10 mars.	38°.		

Reprise des accès le 3 mars.

Harp... (p. 153).

1er mars 1882.	39°,4	39°,8	4 accès.
2 —	39°,6	39°,8	2 —
3 —	39°,6	38°	3 —
4 —	38°	—	2 —

En résumé dans deux cas de pneumonie et de scarlatine (1) et dans un cas d'angine diphthéritique, les accès ont été suspendus. Dans les autres maladies de nature diverse dont ont été atteints nos malades, les accès ont été tantôt suspendus complètement, tantôt simplement diminués, ou bien encore aussi nombreux qu'auparavant.

Nous n'avons pu saisir une relation précise entre le nombre des accès et la température. Ainsi dans notre cas d'angine diphthéritique, la température n'a jamais dépassé 39°

(1) Toutefois Del... le soir même du début de la scarlatine a eu un accès à 11 h. 30 ; T. R. à 11 h. : 40°. Ensuite le malade n'a plus eu d'accès ; voir plus haut.

et cependant les accès ont été interrompus pendant toute la durée de la maladie. D'autre part nous avons relevé des accès avec des températures élevées dépassant 39° et plus. par exemple, chez Charm... (érysipèle, rougeole et congestion méningitique), chez Schadl... (érysipèle).

La cause de l'interruption des accès chez certains épileptiques atteints de maladies aiguës intercurrentes nous paraît encore inconnue.

§ 2. Note complémentaire au chapitre sur le bromure d'arsenic.

Quand nous avons rédigé les quelques pages que nous avons consacrées aux arsenicaux, nous n'avions pu consulter le traité de thérapeutique de M. Cantani. Cet auteur croit à l'utilité des préparations arsenicales dans le traitement de l'épilepsie; la liqueur de M. Clemens n'est, selon lui, qu'un simple mélange de bromure de potassium et d'arsénite de potasse.

Nous extrayons de l'ouvrage de M. Cantani les lignes suivantes qui ont rapport à notre sujet :

« La soluzione bromo arsenicale non e neppure un preparato chimico, ma solo una miscela di bromuro di potassio ed arsenito di potassa in acqua ed il nome di bromuro d'arsenio che gli dá Clemens, non e giustificato. Perdendo il bromo per evaporazione, si trasforma col tempo in simplice liquore di arsenito di potassa con un leggero accesso di potassa. (1) »

« E dove io stesso lo vidi impiegare con fortuna da Jaksch in no pochi casi e la impiego io stesso sovente con molto vantaggio. Per parte mia devo dichiarare, che l'arsenico solo giova bensi assai poco contro l'epilessia; ni rarissimi casi le dosi spinte di arsenico arrivarono da loro sole a rendere i parossisma da frequentissimi rarissimi

(1) Arnaldo Cantani. — *Manuale di materia medica e terapeutica.* 1877. T. II: p. 1290-1291. Milano-Napoli.

(tre-quattro per anno). Ma combinato con una cura contemporanea di bromuro potassico, esso ajuta consederevolmente l'azione di questo perchè in parecchi casi, in cui il solo bromuro mi dava risultati troppo meschini, l'uso contemporaneo (in altre ore pero del giorno) dell'arsenico assicurava l'effetto del bromuro (1) ».

Nous n'ajouterons que quelques lignes au sujet de la brochure de M. Gelineau (*Des névroses spasmodiques*, premier fascicule ; Paris, 1879). Trois éléments entrent dans la composition de ses dragées : 1° le bromure de potassium ; 2° le bromure d'arsenic ; 3° la picrotoxine. L'auteur a publié un certain nombre d'observations, tant personnelles qu'empruntées à différents auteurs ; malheureusement il est difficile en les lisant, de se rendre compte de l'action de son médicament déjà si complexe sur la marche de l'épilepsie ; le peu de renseignements sur la marche de la maladie, le nombre des accès, etc., ne permettent pas de se prononcer en connaissance de cause. M. Gelineau n'indique du reste pas dans quelles proportions sont combinés les divers éléments qui entrent dans ses dragées ; il ne dit absolument rien sur leur mode de préparation, etc., etc. — En tous cas il nous est permis d'affirmer pour les raisons que nous avons exposées précédemment au chapitre II que ses dragées ne contiennent pas de bromure d'arsenic.

§ 3. Note additionnelle au chapitre sur l'aimant (2).

Nous croyons devoir donner ici d'après le journal de médecine et de chirurgie pratiques, un résumé du rapport de Dumont, sur le travail de Beydler qui se trouve cité page 201

(1) Arnaldo Cantani ; *loc. cit.* p. 1280.

(2) L'ouvrage de Bulmerincq (*Beiträge zur ärztlichen Behandlung mittelst des mineralischen magnetismus* ; Berlin, Hirschwald ; 1835) que nous avons pu nous procurer contient un certain nombre d'observations de maladies diverses (migraines, maux de dents, etc.), traitées soit par les armures, soit par l'aimant en fer à cheval, mais il ne semble pas que l'auteur ait eu l'occasion d'employer le magnétisme minéral contre l'épilepsie.

dans le passage que nous avons emprunté au traité de M. Delasiauve.

En Belgique, les expérimentateurs se sont servis de grands aimants portant de 12-15 kilogrammes que l'on passait légèrement le long de la partie souffrante en dirigeant les deux pôles vers l'organe endolori. M. Beydler avait lu devant la Société médicale de Gand, puis publié dans ses annales cinq observations de malades atteints de sciatique, d'ophtalmie rhumatismale et de diverses autres douleurs qui avaient résisté à beaucoup de médications.

Quelques frictions avec l'aimant ont diminué ou dissipé ces accidents. Cependant M. Dumont fait remarquer que cette méthode est peut être vicieuse, car il paraît que chaque pôle magnétique ne jouit pas de la même propriété. Ainsi plusieurs observateurs ont constaté qu'avec l'un on enlevait la douleur, qu'avec l'autre on la reproduisait. M. Dumont a voulu s'assurer par lui-même de l'existence de ce phénomène singulier, et il a saisi l'occasion de le constater dans l'observation suivante.

« Un plombier, » dit-il, « atteint de cette névralgie douloureuse des articulations, commune aux gens de sa profession s'était adressé à M. Bayly, qui déjà plusieurs fois l'avait débarrassé de sa douleur par l'aimantation. Mais craignant de continuer un traitement dont il ne connaissait pas les effets, sans consulter un docteur, ce patient s'adressa à moi et me pria instamment de vouloir aimanter son poignet; je le fis en effet et j'eus le plaisir de lui enlever son mal dans l'espace de quelques minutes en promenant le pôle nord de mon aimant sur l'articulation malade; mais curieux de constater l'effet contraire du pôle sud, je le passai à plusieurs reprises sur le poignet. Après 3-4 minutes le patient, que je n'avais prévenu de rien me dit qu'il éprouvait un fourmillement continuel au bout des doigts. Cette sensation augmenta rapidement et devint si vive, en même temps que le poignet devenait le siège d'une douleur poignante, que le malade retira brusquement la main et ne voulut pas me laisser continuer, prétendant que mon aimant n'était pas le même que celui de M. Bayly. Ce n'est que lorsque je lui promis positivement de le délivrer de sa douleur qu'il m'abandonna de nouveau sa main. Je fis passer le pôle nord le long de l'articulation et la douleur disparut. » Ce fait est assurément fort remarquable et nous sommes étonné qu'après la publication d'un si grand nombre d'observations dans lesquelles l'aimant a produit des effets avantageux on ne l'emploie pas plus fréquemment pour dissiper ces douleurs nerveuses qui résistent avec tant d'opiniâtreté à la plupart de nos moyens thérapeutiques (1).

(1) *Journal de médecine et de chirurgie pratiques*; n° 2355. T. XIII, 1842, p. 49-50. Analyse du rapport de M. Dumont sur le travail de M. Beydler.

TABLE DES MATIÈRES

PARIS. — IMP. V. GOUPY ET JOURDAN, RUE DE RENNES, 71.

PARIS. — IMP. V. GOUPY ET JOURDAN, RUE DE RENNES, 71.

www.ingramcontent.com/pod-product-compliance
Ingram Content Group UK Ltd.
Pitfield, Milton Keynes, MK11 3LW, UK
UKHW012202240726
13966UKWH00002B/525